全国卫生职业教育康复治疗类应用技能型
人才培养"十三五"规划教材

供康复治疗类专业使用

康复心理学

主　编 陆建霞　苏　红　刘　洁

副主编 兴　华　万　谊　彭　辰　方福如　肖　薇

编　委（以姓氏笔画为序）

万　谊　南京特殊教育师范学院

王　熙　湖北医药学院

方福如　湖南环境生物职业技术学院

艾春启　湖北医药学院

刘　洁　阿克苏职业技术学院

兴　华　郑州铁路职业技术学院

苏　红　重庆城市管理职业学院

杜乐乐　广州体育学院

肖　薇　随州职业技术学院

张婷婷　锡林郭勒职业学院

陆建霞　江苏医药职业学院

柯　红　辽宁医药职业学院

娄书伟　郑州澍青医学高等专科学校

彭　辰　桐乡市卫生学校

曾　姝　武汉民政职业学院

U0362800

华中科技大学出版社
http://www.hustp.com
中国·武汉

内 容 简 介

本书是全国卫生职业教育康复治疗类应用技能型人才培养"十三五"规划教材。

全书分为四个项目,内容包括认识康复心理学、康复心理学的基础理论、康复心理的临床技能、临床常见病症患者的心理康复。在内容体系上,突出专业特点,围绕康复心理学的基础理论、基本知识和技能,以必需、够用为原则选择合适内容,同时吸纳康复心理学和康复医学领域国际前沿理念、知识和技术。在体例设计上,体现职业教育的特色,突出"项目化教学""任务驱动"的教学理念,设置"案例引导""目标检测"等模块,引导学生学习。

本书可供康复治疗类专业使用。

图书在版编目(CIP)数据

康复心理学/陆建霞,苏红,刘洁主编. —武汉:华中科技大学出版社,2020.8(2024.1重印)
ISBN 978-7-5680-4678-7

Ⅰ.①康… Ⅱ.①陆… ②苏… ③刘… Ⅲ.①康复医学-精神疗法-高等职业教育-教材 Ⅳ.①R493

中国版本图书馆 CIP 数据核字(2020)第 137245 号

康复心理学　　　　　　　　　　　　　　　　　　陆建霞　苏　红　刘　洁　主编
Kang fu Xinlixue

策划编辑:罗　伟
责任编辑:罗　伟　马梦雪
封面设计:原色设计
责任校对:刘　竣
责任监印:周治超
出版发行:华中科技大学出版社(中国·武汉)　　　电话:(027)81321913
　　　　　武汉市东湖新技术开发区华工科技园　　　邮编:430223
录　　排:华中科技大学惠友文印中心
印　　刷:武汉市洪林印务有限公司
开　　本:880mm×1230mm　1/16
印　　张:15.75
字　　数:451 千字
版　　次:2024 年 1 月第 1 版第 6 次印刷
定　　价:49.80元

全国卫生职业教育康复治疗类
应用技能型人才培养"十三五"规划教材

编委会

网络增值服务使用说明

欢迎使用华中科技大学出版社医学资源网yixue.hustp.com

1.教师使用流程

（1）登录网址：http://yixue.hustp.com （注册时请选择教师用户）

（2）审核通过后，您可以在网站使用以下功能：

管理学生

建立课程　　　　　布置作业

下载教学　　　　　　　　　　查询学生学习
资源　　　　　教师　　　　　记录等

2.学员使用流程

建议学员在PC端完成注册、登录、完善个人信息的操作。

（1）PC端学员操作步骤

①登录网址：http://yixue.hustp.com （注册时请选择普通用户）

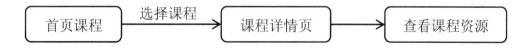

② 查看课程资源

如有学习码，请在个人中心-学习码验证中先验证，再进行操作。

首页课程 → 选择课程 → 课程详情页 → 查看课程资源

（2）手机端扫码操作步骤

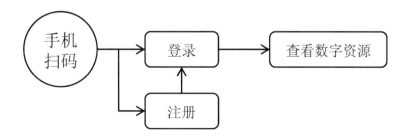

手机扫码 → 登录 → 查看数字资源
注册 → 登录

总 序

随着我国经济的持续发展和教育体系、结构的重大调整,职业教育办学思想、培养目标随之发生了重大变化,人们对职业教育的认识也发生了本质性的转变。我国已将发展职业教育作为重要的国家战略之一,高等职业教育成为高等教育的重要组成部分。作为高等职业教育重要组成部分的高等卫生职业教育也取得了长足的发展,为国家输送了大批高素质技能型、应用型医疗卫生人才。

康复医学现已与保健医学、预防医学、临床医学并列成为现代医学的四大分支之一。现代康复医学在我国已有30多年的发展历史,是一个年轻但涉及众多专业的医学学科,在我国虽然起步较晚,但发展很快,势头良好,在维护人民群众身体健康、提高生存质量等方面起到了不可替代的作用。

2017年国务院办公厅发布的《关于深化医教协同进一步推进医学教育改革与发展的意见》中明确指出"以基层为重点,以岗位胜任能力为核心,围绕各类人才职业发展需求,分层分类制订继续医学教育指南,遴选开发优质教材"。高等卫生职业教育发展的新形势使得目前使用的教材与新形势下的教学要求不相适应的矛盾日益突出,加强高职高专医学教材建设成为各院校的迫切要求,新一轮教材建设迫在眉睫。

为了更好地顺应我国高等卫生职业教育教学与医疗卫生事业的新形势和新要求,贯彻落实《国家中长期教育改革和发展规划纲要(2010—2020年)》中"以服务为宗旨,以就业为导向"的思想精神,以及国家《职业教育与继续教育2017年工作要点》的要求,充分发挥教材建设在提高人才培养质量中的基础性作用,同时,也为了配合教育部"十三五"规划教材建设,进一步提高教材质量,在认真、细致调研的基础上,在全国卫生职业教育教学指导委员会专家和部分高职高专示范院校领导的指导下,我们组织了全国近40所高职高专医药院校的近200位老师编写了这套以医教协同为特点的全国卫生职业教育康复治疗类应用技能型人才培养"十三五"规划教材,并得到了参编院校的大力支持。

本套教材充分体现新一轮教学计划的特色,强调以就业为导向、以能力为本位、以岗位需求为标准的原则,按照技能型、服务型高素质劳动者的培养目标,坚持"五性"(思想性、科学性、先进性、启发性、适用性)和"三基"(基本理论、基本知识、基本技能)要求,着重突出以下编写特点:

（1）紧扣最新专业目录、教学计划和教学大纲，科学、规范，具有鲜明的高等卫生职业教育特色。

（2）密切结合最新高等职业教育康复治疗技术专业教育基本标准，紧密围绕执业资格标准和工作岗位需要，与康复治疗士/师资格考试相衔接。

（3）突出体现"医教协同"的人才培养模式，以及课程建设与教学改革的最新成果。

（4）基础课教材以"必需、够用"为原则，专业课程重点强调"针对性"和"适用性"。

（5）内容体系整体优化，注重相关教材内容的联系和衔接，避免遗漏和不必要的重复。

（6）探索案例式教学方法，倡导主动学习，科学设置章节（学习情境），努力提高教材的趣味性、可读性和简约性。

（7）采用"互联网＋"思维的教材编写理念，增加大量数字资源，构建信息量丰富、学习手段灵活、学习方式多元的立体化教材，实现纸媒教材与富媒体资源的融合。

这套规划教材得到了各参编院校的大力支持和高度关注，它将为新时期高等卫生职业教育的发展做出贡献。我们衷心希望这套教材能在相关课程的教学中发挥积极作用，并得到读者的青睐。我们也相信这套教材在使用过程中，通过教学实践的检验和实际问题的解决，能不断得到改进、完善和提高。

全国卫生职业教育康复治疗类应用技能型人才培养
"十三五"规划教材编写委员会

医学心理学是一门医学与心理学交叉的学科,康复心理学是医学心理学的一个分支。随着医学模式的转变及健康概念的改变,人们对健康的需求日益提高。在康复工作中,要用全面、整体的观点看待和服务患者,能识别和处理影响患者功能康复、回归家庭和社会的心理问题,为他们提供个性化的康复计划,促进其全面康复,维护健康,真正地回归家庭、回归社会,提高生活质量,实现康复的最终目标,其中,心理康复不容忽视。因此,康复心理学是康复治疗技术专业重要的学习内容。

本书编写遵循"三基"(基本理论、基本知识、基本技能)、"五性"(思想性、科学性、先进性、启发性和适用性)的原则,针对高职高专康复治疗技术专业人才培养目标,与康复医学治疗技术(士)资格考试大纲衔接,构建教材的框架体系和内容体系。

全书力求体现以下几个特点:①在框架体系上,按从初步认知到基本理论,再到基本技能,最后到临床应用的整体编写框架,符合学生的认知规律。②在内容体系上,突出专业特点,围绕康复心理学的基础理论、基本知识和技能,以必需、够用为原则选择合适内容,同时吸纳康复心理学和康复医学领域国际前沿理念、知识和技术。内容编排注重内在逻辑联系,又尽量避免各项目之间及与本系列其他教材内容的重复。③在内容表述上,力求科学严谨,简明扼要,可理解性强,符合专业和层次特点。④在体例设计上,体现职业教育的特色,突出"项目化教学""任务驱动"的教学理念,设置"案例引导""目标检测"等模块,引导学生学习,注重理论联系实际,强调对学生知识技能综合运用能力及临床思维能力的培养。本教材配有配套的数字化资源,便于学生及时查阅,进行自主学习,也可供教师教学参考。

本书的编写团队包括全国多所高职高专院校教学经验丰富的康复医学和心理学专业教师,在此也感谢各位编委的辛勤付出与不懈努力。本书内容紧贴教学实际和康复临床应用,主要适用于高职高专院校康复治疗技术专业学生,也可作为从事临床康复工作者的参考书。

本书在编写过程中参阅了有关专家、学者的著作和文献,也得到了各编者所在单位的大力支持,在此一并致谢!

尽管我们高度重视本书的编写,对书稿进行了反复的核对和修改,但由于能力和水平有限,难免有不尽如人意之处,恳切希望广大师生在使用本教材过程中提出宝贵意见,以便再版时修正。

陆建霞　苏　红　刘　洁

目　录

MULU

项目四　临床常见病症患者的心理康复

项目一　认识康复心理学

学习目标

1. 掌握：心理学、心理现象、康复心理学的概念；康复心理学与医学心理学的区别；康复医学的定义。

2. 熟悉：康复心理学的研究对象、研究内容及其作用；医学心理学关于健康和疾病的基本观点；康复心理学与康复医学的关系。

3. 了解：康复心理学的发展状况；康复心理学与其他相关学科的关系；医学心理学的研究任务；康复医学的相关内容。

子项目一　心理学与康复心理学

任务一　心理学概述

一、心理学的定义

心理学(psychology)是研究心理现象发生、发展规律的科学。心理现象是以神经系统和脑的活动为基础的,大脑是神经活动的物质基础,脑的神经活动是生理的、生化的过程。心理是神经系统和脑的功能,虽然是脑的产物,但却不是物质的产品。心理现象作为脑的功能是以活动的形式存在,心理活动则是在这些过程中发生的对外界刺激作用的反应活动,是对外界信息的加工。

心理学一般可分为基础心理学和应用心理学,将两者区分开来只是具有相对的意义,因为两者除研究目的不同之外,在其他方面,如研究的领域、研究的对象,乃至运用的概念和研究的方法等都是相互交叉的。基础心理学着重于理论体系的建立和基础规律的探讨;应用心理学则将心理学的理论运用于实际生活,服务于提高人们的生活质量和工作质量。而从心理学的研究领域来看,又包含了许多分支:从心理现象发生、发展的角度进行研究,形成了动物心理学和比较心理学;从人类个体心理的发生和发展的角度进行研究,形成了发展心理学,其中包括儿童发展心理学、老年心理学等;研究社会对心理发展的制约和影响,形成了社会心理学;研究心理现象的神经

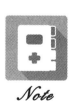
Note

1

机制,形成了生理心理学。把心理学研究的成果运用于解决人类实践活动中的问题,以服务于提高人们的工作水平,改善人们的生活质量,又形成了应用心理学的众多分支。例如,服务于人类心理健康的临床心理学,服务于教育的教育心理学,服务于组织管理的管理心理学。此外,还有工程心理学、环境心理学、体育运动心理学、司法心理学、航空航天心理学、文艺心理学、心理测验学等心理学分支。

二、心理现象

(一)心理现象的概念

心理现象是心理活动的表现形式,是自然界最复杂、最奇妙的一种现象。人眼可以看见五彩缤纷的世界,人耳可以聆听优美的乐曲,人脑可以存储丰富的知识,人能运用自己的思维探索自然界和社会的各种奥秘。人有七情六欲,人能通过活动去满足自己的各种需要,能在所处的环境中留下自己意志的足迹。人的心理现象丰富多彩,表现形式多种多样,心理现象可分为心理过程与人格两大方面(图 1-1-1)。

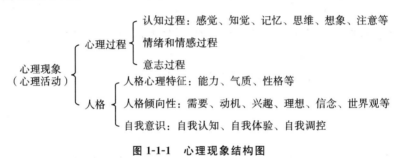

图 1-1-1 心理现象结构图

心理过程是人的心理活动的动态过程,包括认知过程、情绪和情感过程及意志过程。通过认知过程人们可以认识客观世界,在认识周围世界的过程中,人们会产生对事物的态度,引起满意、喜爱、厌恶、憎恨等主观体验,这就是情绪和情感过程。人们还能根据自己的认识确定行动目的,制订计划,克服困难,最后把计划付诸行动,这就是意志过程。它们之间不是彼此孤立的,而是相互联系、相互渗透、相互制约的。人们通过对客观事物的认识而产生了态度体验并引发了相应的意志行为。与此同时,人们的情感和意志也将使认识活动得到进一步深化。

人们在认识和改造客观世界的过程中,还表现出每个人心理活动的不同特点,即构成了人们心理面貌上的差异,所谓"人心不同,各如其面"指的就是人格。人格中与先天遗传因素有关的相对稳定的心理特征,称为人格心理特征。人格心理特征影响着每个人的言行举止,使我们每个人都各不相同,成为一个独立的个体。人格中,与后天社会环境条件及实践活动有关,且随环境而变化的心理倾向性反应,称为人格倾向性。人格倾向性决定个人对事物的态度和行为的内部动力系统。我们做每一件事都需要一定的动力,这个动力来自人格心理倾向。自我意识是个体对自己作为客体存在的各方面的意识,它对人格中的各种心理成分进行调节和控制,以保证人格的和谐、完整和统一。

(二)心理是脑的功能

心理活动与脑有密切的关系,人类的心理现象是人脑进化的结果。大脑是由大量神经细胞借助神经突触而形成的一个巨大的网络系统。从动物进化角度来看,随着神经系统特别是脑的进化,动物的心理从无到有、由简单到复杂在逐渐发展变化着,如类人猿的大脑皮质能够借助于表象和简单的思维能力,在一定程度上反映事物之间的关系,并解决一些相对复杂的问题。不同的动物其大脑皮质的发展也是不同的,如人和猿猴相比,颞区、顶区和额区的面积显著地增大,这些脑区正是对信息进行加工、综合、储存、控制等的部位。大脑既可同时接受各种刺激信息,还受过去所经历过的刺激的影响,加上反馈作用,使得心理变得极为复杂。个体研究也发现,心理的发生发展也是以脑的发育为物质基础的。现代的生理解剖和临床医学证明,人脑由于外伤或疾病受到损伤,相应的心理活动也会发生改变,例如大脑右半球病变时就会引起视空间、注意和情绪障碍,证明了心理是脑的功能。

（三）心理是脑对客观现实主观能动的反映

脑是心理产生的器官,是一切心理活动的物质基础,但是大脑本身并不能凭空产生心理活动,客观现实是心理活动的内容和源泉,没有客观现实就没有心理活动。

1. 客观现实是人的心理活动的内容和源泉 心理反映的内容来自客观现实,人的一切心理现象都是对客观现实的反映。健全的大脑给心理现象的产生提供了物质基础,然而如果没有客观事物的刺激作用,大脑也不能产生任何心理现象。如对于感觉来说,人的感觉器官和脑的感觉中枢具备了产生感觉的条件,但看到什么、听到什么、闻到什么,这些内容都不能由人的主观意志决定,而是取决于外部环境中的客观事物。因此,心理活动的内容来源于客观现实,离开了客观现实,人的心理活动就不会发生和发展。

2. 心理是对客观现实主观能动的反映 脑对客观世界的反映不是像照镜子一样机械被动,而是在实践中积极能动地反映客观现实。人在反映客观世界的过程中,心理活动会因主体的情感、需要、兴趣、信念等不同对现实产生不同的反映,形成不同的心理活动。人的心理活动对自己的行为实践活动具有指导和调节作用,人不像动物那样被动地适应环境,而是能够积极主动地改造现实。人的心理的能动性还表现在人的心理活动不是静止的,而是在实践中发展变化的。

3. 社会生活实践对心理起制约作用 人不仅生活在自然环境中,更重要的是生活在一定的社会环境和社会关系中。一个人的社会关系状况影响其心理活动的内容。高度复杂的社会需求导致人的心理有高度复杂的主观能动性。人的心理活动会随着社会生活条件和社会关系的变化而不断发展变化,并通过行为来适应或者改变社会性制约的客观条件。

任务二 康复心理学概述

一、康复心理学的定义

（一）康复心理学的概念

康复心理学（rehabilitation psychology）是心理学的一个特殊领域,是针对残疾和慢性健康问题人群,研究和应用心理学知识和技能以帮助其最大限度获得健康、福利、机遇、功能和能力、社会角色参与的心理学分支。通过心理干预,使其克服消极心理因素,发挥心理活动中的积极因素,唤起他们的乐观积极情绪,调动起主观能动性,发挥机体的代偿能力,使其丧失的功能获得恢复或改善、心理创伤获得愈合、社会再适应获得恢复、最大限度地提高其生活质量。

目前,康复心理学的概念已明显扩大,就其目的而言,康复心理学要解决患者的心理功能、社会功能的恢复或适应;就采用的手段而言,主要包括各种心理行为技术的应用;就工作对象而言,主要包括伤、病、残患者的心理功能障碍,慢性病患者的心身恢复过程和儿童、老年人的心身问题;其工作内容是解决康复对象的一系列心理行为问题、心理障碍,帮助患者接受残疾的现实并逐渐适应,充分挖掘其潜能,使之重新回归家庭和社会。同时,康复心理学还探索残疾人与社会的相互影响,心理与躯体的相互作用及对残疾的相互影响等问题。

随着社会发展,对康复心理学的需求日益增加,不同年龄阶段的慢性健康问题(如儿童时期的发育障碍到老年人群的认知功能障碍)、因病因伤致残(如各种灾难的幸存者)等均需要心理康复。病残人群的心理障碍不仅影响其本人康复,也影响着照料者,更影响其自身权利和责任发挥。具有认知损害的病残者(如脑卒中、脑外伤)更加需要对其神经心理进行评估和干预,这是帮助其走向康复的关键点。所以,康复心理学是系统研究和提供情感、认知、家庭、社会、职业恢复治疗的学科。

(二)康复心理学的研究对象

康复心理学的研究对象十分广泛,现代康复医学已明确提出:①康复的对象包括残疾人,各种功能障碍者,影响正常生活、学习、工作的慢性病患者,老年病患者等;②康复内容包括医学康复、教育康复、职业康复、社会康复等方面;③康复的目标是全面康复、重返社会。这些观点表明,现代康复医学随着生物-心理-社会医学模式的建立,其内涵已有较大范围的扩展。因此,康复心理学的研究对象具体包括以下几个方面。

1. 残疾人 康复医学仍以先天性残疾、非传染性疾病所致残疾和外伤性疾病患者为主要对象,这些患者因各种原因导致言语、智力、视力、肢体和精神等残疾,影响生活和工作,需要心理上的支持和社会援助。因此,这些患者是康复心理学的主要研究对象之一。

2. 老年患者 现代社会中,老年人的生活、工作等方面受到的压力明显增加。老年人由于受社会角色的转变等诸多因素的影响,易产生孤独感、自卑感、失落感。还有一些老年人的饮食、休息、运动不规律、不合理,或者长期不运动,造成身体素质下降。这些因素导致老年人出现各种身心问题。因此,心理康复对老年患者心理和躯体功能的恢复具有深远影响。通过心理康复可以使患者习得新的应对技巧,以提高应对能力、促进身心健康。

3. 儿童患者 儿童的大脑结构和功能正在发展完善中,缺乏对自主神经和情绪活动的有效调节,极易受到体内外各种因素的影响,容易罹患各种疾病。由于年龄小,儿童患者对疾病缺乏深刻认识,加上患病带来的痛苦,住院治疗又要离开父母,常引起一系列的心理变化,且不同年龄阶段儿童的心理活动差异较大。残疾儿童由于生理上的缺陷,听觉、视觉、智力受损或肢体残疾影响智力充分发展,同时也使他们社会交往范围狭小,参与社会的机会受到不同程度的限制,由此导致其个性、认知、情感及智能方面的发展受到不同程度的阻碍,影响了残疾儿童的心理健康。在临床心理康复工作中,应根据儿童患者的心理活动特点,采取有针对性的心理康复措施,以促进疾病康复。

4. 各种慢性病患者 近年来心脑血管病、肿瘤、内分泌疾病等心身疾病的发病率明显增高,心理康复受到极大的关注。当疾病确诊后,患者面对诸多社会问题、家庭问题、职业问题等,心理反应均比较明显,心理问题突出。在康复过程中,通过心理咨询帮助患者化解心理压力,消除心理障碍,最大限度地发挥自身潜能,实现全面康复、重返社会的目标。

5. 精神障碍患者 精神障碍是指由于各种因素作用,导致大脑功能失调,出现感知、思维、情感、意志行为、智力等心理过程失调,通过言谈、书写、表情、动作等行为表现出来的疾病。运用心理治疗方法改善精神障碍患者的心理状态,使之掌握自我控制的调适方法,避免复发的诱因,降低复发率,提高康复质量。精神病患者经过一段时间的抗精神病药物治疗,急性症状缓解后,即进入康复期,仍存在不同程度的心理问题。患者对客观事物虽有一定的分析观察能力,但由于缺乏对精神疾病相关知识的了解,不能正确地对待自己和周围事物,而产生消极、抑郁、焦虑、紧张、苦闷、恐惧等心理问题。同时,随着患者自知能力的逐步恢复,出现相应的心理变化,影响其社会功能的恢复。因此,对康复期精神病患者,应早期采取适当的心理干预和康复指导,尽可能地消除影响康复的心理因素,使患者早日康复,回归社会。

(三)康复心理学的研究内容

心理康复是一个促进患者适应生活、工作和社会的过程。康复心理学的研究内容包括以下几个方面。

1. 揭示心理行为与伤、病、残的关系 康复心理学研究心理、社会及行为因素如何造成残疾,应如何改造环境、改造行为模式,减少残疾的发生;研究伤、病、残患者的心理行为反应及其适应过程,包括心理因素对慢性病和伤残的影响及其适应过程,例如研究哪些心理行为因素容易促进慢性疾病及其并发症的发生与发展;研究慢性疾病和伤残患者的心理行为特点及其适应过程;研究如何转变心理行为障碍以减少疾病并发症与伤残的发生和发展,从而及时正确地为这些患者提供心理学的帮助与指导。

2. 对慢性病患者和伤残者开展综合性的临床咨询 工作重点是给患者以心理支持,特别是帮助患者克服紧张、焦虑、抑郁等常见的心理问题。同时,帮助其进行认知重建,协调人与人、个人与社会的关系,从而使其能在新的起点上适应生活、工作与环境,减少因伤、病、残造成的痛苦和不安。心理咨询的重点是危机干预,即帮助患者度过短期内出现的情绪危机,包括给予心理支持、心理调适等。

3. 各种心理行为治疗技术的应用 康复心理学的心理治疗主要解决因残疾而发生的心理行为问题和因心理行为因素而造成残疾改变的问题。在康复实践中,康复心理治疗师或康复治疗师根据患者情况,采用相应的方法为患者解除痛苦。针对慢性疼痛,如肌肉痉挛、肩手综合征、截肢或截瘫后的幻肢痛、三叉神经痛等,用多种方式强化良好的行为减轻疼痛行为,例如自我调整疗法、松弛训练、生物反馈、针灸和音乐治疗等。其中,集体心理治疗在康复医学中有特殊的意义,许多具有类似问题的伤、病、残患者和慢性病患者,定期集中进行心理治疗,患者在治疗过程中互相交流治疗经验和心得,有利于提高疗效。由于每一个成员都有机会得到其他成员心理上的支持和鼓励,因此患者在整个治疗过程中能保持稳定的情绪和坚定的信念。此外,对于慢性病患者和老年人的康复问题,集体治疗也具有同样的积极意义。

4. 对康复患者的心理评定 应用各种心理测量手段,测验和评定伤、病、残患者的心理行为变化状况和心理特征,目的在于了解残疾者心理障碍的性质和程度,掌握康复过程中的心理行为变化状况,研究残疾者心理变化规律等。常用的测验有智力测验、个别能力测验、人格测验以及情绪评定等。康复心理测验可提供给康复心理治疗师或康复治疗师一个有规律的参考系统和量化的指标,以便估计达到最高程度心理康复的范围,为心理健康咨询、指导和相应的矫治措施提供科学依据。

从另一角度分析,康复心理学探讨的课题和具体工作的主要内容也可以概括如下。

(1)制订医疗康复计划,对丧失能力的康复对象,除采用物理治疗、工娱治疗和体育疗法等使其尽量恢复功能外,同时给予心理治疗和心理护理,加速康复进程,使其心理的适应功能得到恢复,达到康复所需要的最佳心理状态。

(2)进行职业康复训练,对有潜在能力的残疾者给予适当的职业训练,直接改善身心功能,帮助他们获得一定的独立生活能力。

(3)开办监护性工厂,使康复对象在特殊照顾的环境中,从事集体生产劳动,增加与社会的接触,提高社会适应的能力。

(4)安排实施各种形式的特殊教育措施,以减轻康复对象的痛苦和困难。

(5)开展心理咨询,把心理咨询作为康复心理治疗的关键环节。

(6)通过各种心理测验和鉴定,为康复对象提供相应的评估和指导。

(四)康复心理学的研究方法

自1879年冯特在德国莱比锡大学建立第一个实验室以来,心理学在研究方法上遵循了一般科学的研究路线,一切结果来自不同的实验过程。康复心理学作为心理学和康复医学的交叉学科,其研究方法从属于现代心理学和现代康复医学,但又有自身学科的特殊性。

由于康复心理学研究中常同时涉及社会学、教育心理学、生物学等有关学科的因素和变量，加之康复心理学的基础理论还比较薄弱，且许多心理现象的定量难度很大，本身常有一定的主观性，因此运用好研究方法尤为重要。

根据所使用的手段，康复心理学的研究方法可分为观察法、访谈法、问卷法、测验法和实验法。

1. 观察法　观察法是指研究者直接记录个体或团体行为活动，从而分析研究 2 个或多个变量之间相互关系的一种方法。观察法是科学研究中最古老、应用最广泛的一种方法，所有的心理学研究都要用到。人的言行举止、表情、外貌、衣着、兴趣、爱好、风格、对人对事的态度、面对困难或患病时的应对方式等都可作为观察的内容。根据预先设置的情境，观察法一般可以分为以下 2 种。

（1）自然观察法：是指在不加任何干涉的自然情境中对研究对象的行为直接观察记录，而后分析解释，从而获得行为变化的规律。如康复治疗师及护士通过康复治疗、康复护理、巡视病房等患者的心理活动和行为方式进行的观察。

（2）控制观察法：是在预先控制观察的情境和条件下，进行观察，如重度创伤、烧伤患者的重症监护病房，观察其心理反应；在装有"单向玻璃"的病房观察儿童自闭症患儿与同伴的交流和游戏活动等。在特定情境中的情绪和行为反应的观察即属于控制观察法。其优点是可取得被试者不愿意或者没有能够报告的行为数据，无须人为地对被试者施加任何影响就能掌握许多实际资料。缺点是资料可靠性差，观察质量在很大程度上依赖于观察者的能力，而且观察活动本身也可能影响被观察者的行为表现，使观察结果失真，且结果有一定的局限性，适用于 A 群体的，可能不适用于 B 群体。

分析研究结论的最重要条件，是所得资料必须具有真实性与代表性，因此，使用观察法时，必须考虑如何避免观察者的主观因素导致的误差。观察法在研究患者的心理活动、心理评估、心理咨询、心理健康教育中被广泛使用。

2. 调查法　调查法是通过访谈、问卷等方式获得研究资料加以分析研究的方法。

（1）访谈法：通过与被试者交谈，了解其心理活动，同时观察其访谈时的行为反应，以补充和验证所获得的资料，记录和分析得到的研究结果。访谈法通常采用一对一的访谈方式，其效果取决于问题的性质、研究者本身的知识水平和方法技巧。此法既可用于患病人群也可用于健康人群，是心理康复最常用的方法之一。常在访谈过程中完成预先拟定的各种调查问题并做记录，常用于研究伤残在不同阶段的心理反应。如创伤患者、癌症患者的心理反应等。

（2）问卷法：指采用事先设计的调查问卷，现场或通过信函交由被试者填写，然后回收问卷分门别类地分析研究。适用于短时间内收集大范围人群的相关资料，如了解"残疾群体的心理健康状况""残疾者的主观幸福感""残疾者对社会保障的满意度"等均可采用此法。问卷法的质量取决于设计者事先对问题的性质、内容、目的和要求的明确程度，也取决于问题内容设计的技巧和被试者的合作程度。例如，问卷中的问题是否反映所要研究问题的实质，设问的策略是否恰当，回答的要求是否一致，结果是否便于统计处理，以及内容是否会引起调查对象的顾虑等。问卷法常用的定量方法是序量化，某些客观指标可用直接定量。

问卷法简便易行，信息量大，可在较短的时间内获得大量信息，但结果的真实性、可靠性因受各条件因素的影响而有所不同。因此，必须以科学客观的态度分析、报告问卷所获得的研究结果。

（3）测验法：也称心理测验，是指以心理测验作为个体心理反应、行为特征等变量的定量评估手段。使用经过信度、效度检验的测验工具或量表，如人格量表、智力量表、行为量表、症状量表等。临床心理康复研究中常运用行为评定量表、症状评定量表、人格评定量表对康复对象的心理行为进行测评，对实施心理康复手段后的效果进行评定。例如，针对癌症患者术前和术后的焦虑、抑郁、恐惧程度，实施心理干预以及干预后的效果等的评定。

（4）实验法：指在控制的情况下，研究者有系统地操纵自变量，使之系统地改变，观察因变量所受的影响，以探究自变量与因变量的因果关系。实验法是科学研究方法中最严谨的方法，能完整体现陈述、解释、预测、控制4个层次的科学研究目的。但试验研究的质量很大程度上取决于实验设计，例如，由于实验组与对照组相匹配受到许多中间变量的干扰，可影响实验结果的可靠性。实验法在心理学研究领域，除实验室研究外，还常将研究延伸至自然环境下进行实验研究，也称现场实验，如在临床工作或学习情境中对研究对象的某些自变量进行操作，观察其反应，以分析和研究其中的规律。现场实验的情景更加接近现实生活，具有研究范围广泛、不受实验情景影响、接近真实生活、结果易于推广等优点。因此，实验法是康复心理学研究中被较多采用的一种研究方法。但在许多情况下，难以实现对实验条件的控制，而实验结果难以判断，若分析不当可能做出错误的解释。实验法在具体操作时，一般都要严格按照实验设计的基本原则进行分组、抽样，对获得的数据进行统计学处理和显著性检验。与观察法、访谈法等比较，实验法不仅明确研究问题是什么，而且注重研究为什么。因此，这种方法常被用于对某一学说的证实和某种手段、方法的效果研究。

二、康复心理学的作用

（一）康复心理学的地位

康复心理学与临床心理学、咨询心理学和社会心理学具有同等的地位。康复心理学采用心理和行为科学的临床、咨询、组织方法，它和临床、咨询、职业、工业和社会心理学有很多相同之处。康复心理学是在特定的业务机构里执行的，这种机构有明显的康复名称或标志，例如康复中心、康复医院等。康复心理学专业人员的主要任务是为伤、病、残患者提供心理学方面的服务，以促进其适应生活、工作和社会，从而最大限度地减轻其残疾程度。康复机构可单独成立康复心理科（室），聘用经过训练的心理治疗师参加伤、病、残患者的康复专业治疗组，参与综合功能评定和制订、参与全面康复治疗计划。康复医师和护士等其他康复专业人员也应具备康复心理学的基本知识，以便密切配合治疗。

（二）康复心理学的应用及作用

1. 培养积极的情绪状态 通过心理干预、社会支持和相应的指导措施，鼓励伤、病、残患者，形成乐观、自信、顽强、自尊的心理状态，以提高机体的抗病能力，发挥器官、肢体的代偿功能。例如，组织残疾人参加文艺工作队、残疾人运动会等。其指导思想是通过战胜困难，培养合理的乐观情绪，提高生存能力和生存质量。

2. 动员心理的代偿功能 人类的心理活动功能有很大的潜力，当由于不幸丧失了某种身心功能时，其他心理功能则会给予代偿。

3. 纠正错误认知活动，建立正确的求医行为 错误的认知活动会歪曲客观事实，偏见和偏信会干扰和阻碍康复过程的进行。通过健康宣教，介绍卫生保健知识，抵制愚昧落后的影响，揭露、批判、制止散布迷信活动的诈骗行为，抵制或消除引人误入歧途的舆论，指导残疾人和患者正确的求医行为。同时，社会也应向病残者提供求医条件和求医途径。

4. 正确运用心理防御方式 正确的心理防御方式，可以帮助人们树立勇气，寻求新的途径，以应对人生的不幸遭遇。善于运用心理防御方式的残疾人，可维护心理平衡、消除心理障碍、促进心身康复，实现人生和社会价值。

5. 提供心理咨询和心理治疗的帮助 心理咨询可以为伤、病、残患者排忧解难，使其在困难和不幸中找到光明和希望。而心理治疗则进一步指导伤、病、残患者消除他们的特殊痛苦和障碍，并帮助其选择人生道路，坚定康复的信心和决心。

6. 发展社会福利事业 全面考虑伤、病、残患者面临的不幸和困难，在学习、特殊训练、就业、职业选择、恋爱和婚姻等方面提供指导和支持,使伤、病、残患者均能得到全社会的关心和援助,并使得人格受到尊重,享受正常人应有的待遇。

7. 防止医源性影响 医务人员和一切医疗设备,本是为患者解除痛苦的,但由于某些医务人员的医德不佳、心理素质不良和业务水平不高,往往会加重残疾人和患者的痛苦和不幸。要为康复创造良好的条件,就必须针对医务人员存在的上述问题,进行教育和培训,使医务人员能真正按心理疾病发展规律指导康复工作,全力为患者服务。

(三)康复心理学在康复医学中的作用

随着社会的发展,心理康复服务逐步从机构走向社区和家庭。心理康复工作者在工作中主要研究残疾人及其家属的行为、经历、态度,评定康复治疗的有效性,评估残疾人及其所处的环境,设计和实施康复方案,并控制整个实施过程。在临床康复心理实践中主要处理各种社会、心理和实际问题,诸如社会活动状态、情绪好坏、家庭关系、日常生活、就业和独立等。经过50余年的发展,康复医学从一个跨科性的学科变为一个学科群,康复心理学已成为康复医学学科群中一个重要学科。

康复医学的作用体现在对患者进行医学康复、社会康复、职业康复的全面康复中,而康复心理学贯穿于患者功能康复的整个过程,并且在患者心理社会适应能力的高层次康复中发挥重要的作用和影响。在运动疗法、作业疗法、言语矫正和康复护理等方面,心理康复也起到了积极的作用。

1. 心理康复与医学康复 患者在患有躯体功能障碍的同时往往伴有不同程度的心理障碍,两者通过神经、内分泌等因素相互影响,相互制约,形成恶性循环,从而影响患者全面康复。因此,在开展医学康复的同时通过认知疗法、行为疗法、理性情绪疗法等措施进行心理康复,实现心身康复的目标。

2. 心理康复与教育康复 康复人员应在开展教育康复的同时,通过帮助患者克服挫折感、树立自信心等解除其心理障碍,从而提高教育康复的效果,实现全面康复和重返社会的最终目标。

3. 心理康复与职业康复 康复对象因其身心功能障碍,从事社会劳动受到多方面限制。在开展职业康复前对患者进行职业心理评估,掌握患者的职业心理特征,以便有的放矢地进行职业咨询。同时,在职业康复操作中应用心理学的理论和原理予以指导,可以使职业康复顺利、有效地进行,实现全面康复的目标。

4. 心理康复与社会康复 首先,心理康复是社会康复的重要措施。患者在家庭生活(婚姻、生育及衣、食、住、行等)、升学就业、消遣娱乐、公共服务及政治生活等方面,均存在大量心理相关问题,需要通过心理康复予以消除。其次,心理康复是实现患者重返社会的关键环节。通过功能和环境条件的改善使患者回归社会,在社会生活方面受到同等对待,独立自主地参与社会和生活,成为社会的有用之人。最后,提高患者社会适应能力,增强患者的心理承受能力和对外界不良刺激的免疫力,及时解除心理障碍,以便能更好地适应社会工作。

近20年来,社会的进步和科学的发展为康复心理学的发展创造了条件,为康复心理学提供了多学科的理论和实践指导,康复心理学在功能康复中的作用也日益显现。通常根据功能康复的不同要求将其分为5个层次,即日常生活活动能力、学习能力、劳动能力、家庭生活能力、社会生活能力。康复心理学在高层次的功能康复中有着重要的作用和影响。

三、康复心理学的发展

(一)国外康复心理学的发展现状

康复心理学几乎与康复医学同时出现,并随着康复医学的发展而发展。康复一词,源于拉丁语 rehabilitation,意思是恢复到原来正常或良好的状态。1898 年美国克利夫兰市成立克利夫兰康复中心,是康复心理作为一项专门的研究课题和工作任务的标志。第一次世界大战结束后,美国专门为残疾者草拟了"国家职业康复计划"。1920 年美国国会曾为残疾军人制定了一项特别的职业康复法案,最早在政府部门扮演一个为身体残障人士提供简单的职业建议和指导的角色,但当时仅提供一些肢体康复的咨询服务。

第二次世界大战的爆发,导致数以万计的士兵和平民发生肢体和心理残障,使战后的经济发展陷入困境。直到 1943 年,美国联邦政府通过了 Barden-Lafollette 法案,允许为精神心理障碍人群进行职业康复咨询服务。由此,美国的职业康复咨询领域才冲破限制,得到发展。同时,心理康复的加入,使心理康复与肢体康复变得同等重要。咨询师在治疗患者时不仅要评估生理功能,同时也要评估、测定其心理功能,以帮助残障个体独立应对各种社会及个人问题,进行未来规划。这也促进专业的康复职业教育得到建立和发展,推动了康复心理学的前进,使之形成体系。

第二次世界大战后,经过美国 Howard 和英国 Ludwig Guttmann 等学者的积极实践和大力倡导,康复医学成为一门独立的学科。与此同时,由于战争而引起的情感创伤,人们需要心理学家医治,出现了康复心理学的工作机构。20 世纪 50 年代初期,随着康复中心的增加,康复心理学得到承认和发展。同时产生了康复心理学的组织,如美国心理学会成立的"失能的心理因素全国理事会"后来发展成为美国心理学会的康复心理学部。康复心理学部的目标有 8 个:①鼓励会员推广和交流与康复有关的心理学学术成果和资料;②召集与心理学问题研究有关的同道们更好地宣传为残疾者服务的心理和社会因素;③发展残疾者与组织的联系;④与其他有共同目标的组织合作;⑤向民众宣传残疾者的心理和社会的因素;⑥向立法与管理机构解释康复工作中的心理和社会因素的重要性和康复心理学的价值;⑦促进康复心理学成为一门独立的职业专科;⑧努力为康复心理学家们创造合适的训练标准和方案。1954 年,美国又对此法案进行了修订,把职业康复、社会康复、心理康复以及教育康复融为一体,进行全面考察和统筹安排,实行综合管理,丰富了康复工作的内容和服务范围,提高了康复工作的效率。由于心理学家、社会学家及教育学家相继加入康复医疗工作,有力地推动了康复心理学的发展。各种形式的康复机构,如社区康复中心、康复医院、职业训练中心、监护工厂等,均采用了多种心理治疗技术及咨询方式,以及时改善或解决伤、病、残患者或老年人的心理问题。经过几十年的发展,康复心理学已成为康复医学学科群中的重要分支学科。

（二）我国康复心理学的发展现状

我国康复心理学起步于 20 世纪 40 年代末 50 年代初,我国心理学家黄嘉音教授在精神科尝试运用心理学原理对患者的病因进行分析和解释,并进行了支持疗法的实践,标志着我国康复心理治疗迈出了第一步。50 年代后,老一代医学心理学工作者创立地对神经衰弱的"快速综合治疗方法"受到学术界和社会的重视。

20 世纪 80 年代以后,改革开放和经济快速发展,为康复医学、医学心理学提供了发展的契机。政府的支持和社会的需求,使得高等医学院校普遍开设了康复医学、医学心理学等课程,全国各省市级医院、康复中心、高等医学院校附属医院建立了心理康复病房。许多医务工作者在心血管疾病、老年病和精神病等康复领域进行了大量实践和研究。随着国际、国内学术交流的增加,西方发达国家的心理治疗理论和技术如系统脱敏疗法、合理情绪疗法、交互作用分析法、整合式心理疗法和人本主义理论被国内学者所接受并得以应用。心理咨询与心理治疗服务领域和内容不断多样化,康复心理测验、治疗和咨询也得到不断地发展。1994 年中国康复医学会成立康复心理学专业委员会,推动了我国康复心理工作的开展。

从我国心理康复领域文献的增长数量及文献主题上看,可分为 3 个时期:奠基期、增长期和调整期。在奠基期和增长期,尽管文献数量有了快速增长,但在内容上较少有新的突破。但

1996年后,文献内容与之前有所不同,发生了小规模的主题转变。进入21世纪是我国心理康复研究在内容上深化的一个转折期,在研究内容上已经与前一阶段有了很大不同。

Ⅰ期:奠基期(1996年以前)。因子分析显示,这一阶段的主要研究内容是以社会心理、患者心理、康复措施、伤残者、康复效果、心理压力等与"心理"和康复有关的内容为主。

Ⅱ期:增长期(1996—2003年)。根据内容的转换,本期可分为3个阶段。第1阶段:增长前期(1996—1997年),这一时期的主要研究工作是将心理手段作为康复措施引入康复心理学中,并且对后期心理康复的学科独立发展起到了基础理论准备作用。在这以后,心理康复开始具有了自己独立的研究模式。第2阶段:增长中期(1998—1999年),这一阶段最主要的特征是脑功能或神经心理学的研究开始逐渐增多,使心理康复研究有了进一步的深入发展。第3阶段:增长后期(2000—2003年),该阶段主要特征是将心理康复应用于不同疾病,如脑出血、心肌梗死、脑卒中、精神分裂症等,或应用于不同人群,如运动员、老年人等。在方法上,此阶段心理康复开始偏重于临床方法,如对照分析、出院指导、整体护理、行为疗法、社会支持等。一方面是医护人员在临床康复治疗中,注重了心理问题干预;另一方面是临床心理学工作者针对患者的康复心理治疗研究。

Ⅲ期:调整期(2004—2009年)。根据研究内容的发展,本期可分为2个阶段。第1阶段:调整前期(2004—2007年),此阶段康复心理学主要侧重于理论探讨,主要包括认知、人格、评定、分析等基础性研究。本阶段的另一个热点是心理疗法的应用,关注诸如创伤后应激、网络成瘾、危机干预等高度专业性的话题,以及卒中单元这种专门化的研究主题。第2阶段:后期(2008—2009年),这一时期,创伤后应激障碍、心理康复治疗、损伤、卒中单元、网络成瘾等研究领域逐渐成为热点趋势,2008年汶川地震的灾后心理康复也成为康复热点。

我国心理康复逐渐步入以接受过心理专业训练的人员为主的轨道。综合国内心理康复发展脉络,由此初步构建了我国心理康复的发展阶段和基本框架。我国心理康复的发展呈现出研究领域由粗到精、研究主体由非专业到专业的总体趋势,符合科学发展的一般规律。我国的康复心理学虽然在不断地发展,但在学术观念、机构设置、从业人员、教学研究等方面与国外发达国家相比尚有一定差距。一是医患双方观念陈旧,医务工作者往往重视救命而忽视康复,重视生物因素而忽视心理因素在其中所起的作用。大多数患者对心理疾病不够重视,缺乏求医的意识。二是专业人员和专业机构少,缺乏完善的专业教育标准和资格认证制度等,职业化程度尚低。相关数据显示,目前我国每百万人口有13.3名心理学工作者,而其中硕士学位不足19%,而早在1991年,美国的统计资料显示美国每百万人口大约有550名心理学工作者,其中87%的心理学从业人员具有心理学或者哲学博士学位,这之间还存在较大差距。三是在研究方法等方面尚不够深入和系统,缺乏适合我国文化和国情的本土化研究。

(三)康复心理学的发展展望

随着我国现代化进程发展,民众在关注身体健康的同时,对心理健康的要求也越来越高,对于残疾和慢性病患者的康复水平也在提高,近年来政府加大投入,鼓励更多的机构开展康复治疗,康复费用也纳入了医疗保障的支付范畴。面对新的社会发展趋势和机遇,正是康复心理学发展的大好时机。康复心理学的发展可表现为以下几个方面。

1. 建立心理康复系统

(1)健全个体心理调节机制:心理康复的过程是让患者建立个体心理调节机制的过程,让病残人群通过接受系统的心理干预,逐渐适应生活、学习、家庭或者工作等方面发生的变化,主要面对出现的各种困难,并在此基础上形成积极的心理调节机制,以应对可能出现的各种心理问题,保持心理的健康。

(2)建立有关人员(同事或家属等)协助支持系统:病残人群生活在一定的群体之中,相关人员的态度对于其心理状态有着重要的影响,特别是家属、同事等一些联系比较密切的人员的态度,对于其心理状态的调节十分重要。因此,心理康复不仅要重视患者本身的心理及其变化,也要注意这些人员的心理辅导工作,让他们理解残疾造成的心理问题,并且要解除由于家庭与小团体中出现病残人群患者而造成的心理压力,从而为他们的心理康复创造一种良好的心理氛围。

(3)建立专家协助支持机制:心理康复是一个长期的调节过程,病残人群在这个过程中要接受专家的指导与帮助,逐渐摆脱消极心理的影响,建立起积极的人生目标。康复心理治疗师是接受专门训练的人员,他们必须掌握心理咨询与治疗的理论和方法,具有从事心理治疗的技能与临床经验,以及敏感的观察力与分析问题和解决问题的能力。康复心理治疗不同于其他临床医疗,有其特殊性,只有经过专门训练的人员才能从事此项工作。

(4)建立社区辅助支持系统:残疾的康复过程常常是伴随其一生的过程,当病残人员回到家庭与社会后,社区辅助支持系统的支持就显得非常重要。要发挥社区中有关专家与相关人员的作用,在病残人群出现心理问题的时候,随时给予必要的支持与帮助,从而能够更好地为残疾者的心理康复提供保障。

2. 研究运用各类康复心理治疗方法 康复心理治疗是康复心理治疗师运用心理学的原则与方法,治疗病残者的各种心理困扰,包括情绪、认知与行为等问题,以解决其所面对的心理障碍,减少焦虑、抑郁、恐慌等精神心理症状,改善其非适应社会的行为,建立良好的人际关系,促进人格的正常成长,较好地面对有缺陷人生、面对生活和很好地适应社会。康复心理治疗有其特殊性,又具有所有心理治疗的共性,如何运用各种心理治疗的理论,特别是结合当时当地的本土文化选择适宜的心理治疗方法是当前康复心理学需要关注的问题。

3. 研究运用现代科技开展心理康复 现代多媒体技术可以运用计算机图形图像及自动化控制技术,通过声、光、动、影、气、触还原一个能够给人以视觉、嗅觉、触觉、动觉、平衡觉、方位方向觉的真实情景,具有还原真实性强、实施方便、版本升级空间大、经济等优点。这些技术有可能在心理测试、心理干预等方面创新应用、灵活组合,为心理康复带来方便有效的现代化手段。目前可以运用的多媒体技术有:①三维摄影技术:成本低,影像效果清晰,通过佩戴三维眼镜,患者可以看到逼真的影像。②图形图像合成技术:将真实的或经过计算机制作的影像分成若干图像,事先合成或与临时对象即时合成真实的视频影像,可用于营造虚拟现实治疗相关心理问题。③三维动画技术:能够完成人们任何奇思妙想的视觉图画。④角色扮演与动态捕捉技术:在三维动画中应用动态捕捉技术,同时也能够完成即时成像类工作,如当前角色扮演游戏中的角色动作与画面的实时呈现。⑤体感游戏技术:是用身体去感受的电子游戏,是一种通过肢体动作变化或电脑辅助工具对人体的相应刺激来进行(操作)的新型电子游戏。可以令操作者恍如置身在设定的情境中,感受逼真的环境体验。⑥计算机系统工程自动化控制技术:可以运用其进行声、光、电、动、影、气味的系统控制设备的研发。

4. 新型心理治疗技术的运用

(1)音乐治疗:是以专门的音乐为媒介进行心理治疗的一种方法。音乐治疗因具有非语言的沟通特质,治疗的对象较一般心理治疗更为广泛。凡智能不足、幼儿、老人、丧失语言功能者,都能适应音乐治疗,是建立治疗关系的有效方法。可促进幼儿的感觉统合,亦可加强个案的康复。音乐治疗可以提供能被社会接受而不伤害他人的发泄方式,形成自发与自控的行为,并由此使得情绪得以疏解和缓和。

(2)绘画治疗:是采用绘画这种非语言的象征方式表达出潜意识中隐藏的内容,患者不会感觉被攻击,阻抗较小,容易接受,有利于收集真实信息的方法。绘画治疗不受患者语言、年龄、认知能力及绘画技巧的限制。治疗的实施不受地点和环境的限制,并且可以灵活采取单独或集体进行的方式。绘画治疗可以使患者通过正当的方式完全地释放毁灭性能量,使患者的焦虑得到缓解,心灵得到升华。绘画治疗的测验可以多次使用而不影响诊断的准确性。适用于不能说话

Note

11

或不想说话的患者,或其他方法均无疗效的情绪障碍、创伤后应激障碍等心理疾病的患者。

（3）沙盘游戏治疗:是以荣格分析心理学为理论依据,通过象征的方式激发来访者内在自我疗愈和自我整合的力量,以解决来访者的心理问题,实现心理治疗的方法。沙盘中的各种场景是来访者内心的展现,这些场景(可以称之为意象或者心象)帮助心理工作者很容易地了解和理解来访者,便于建立良好的咨询关系。沙盘游戏是一种无声的、心与心交流的工具,这使得它在儿童心理康复中有着巨大的优势。同时,对于比较内敛的成人,因其不太喜欢用语言表达自己的内心,而喜欢所谓的默契、心有灵犀,沙盘游戏则刚好可以满足这一要求。

（四）康复心理学的挑战

1. 康复心理学与其他学科的进一步融合 康复心理学的理论与治疗技术的发展离不开基础心理学、社会心理学、临床心理学、咨询心理学、心理治疗学以及临床其他学科。当一个个体遭遇病残时会出现一系列的心理变化过程,而且其康复与疾病治疗、康复治疗、心理康复、社会支持密不可分,所以康复心理学必须与其他学科很好融合才能发展。

2. 康复心理学实践在多学科干预的强化 康复采用的是多学科工作方法,心理康复从躯体康复开始的那一刻就开始了。实际上,心理康复不仅是康复心理治疗师的工作,任何参与康复工作的人员都必须具备康复心理学的基本知识。

3. 康复心理学本土化 康复对象来自不同地区,具有不同的文化背景。中国与其他国家和地区的文化也具有很大的差异。康复对象的心理是具有强烈的文化色彩的,只有深刻理解文化的含义,特别是对西方康复心理学有关理论和技术本土化,才能更好地为我国康复对象服务。

4. 新医改中康复心理学的地位需要加强 医疗支付形式影响着康复治疗的发展,支付能力越强其康复要求越高,新医改中康复心理的支付程度将在一定程度上影响康复对象心理康复的需求。

（彭　辰）

子项目二　康复心理学与其他学科的关系

任务一　康复心理学与医学心理学

康复心理学是研究康复领域中有关心理问题的学科。与医学心理学有诸多相通之处,部分医学心理学成果、方法可在康复心理学领域应用,有学者认为康复心理学是医学心理学的一个分支。同时,康复心理学是康复医学和心理学的交叉学科,它把心理学的系统知识应用于康复医学的各个方面,主要研究伤、病、残患者的心理现象,特别是心理因素对残疾的发生、发展和转归作用等。

一、医学心理学的定义

医学心理学(medical psychology)尚未形成一致公认的定义。目前,国内有许多研究者认为医学心理学是心理学和医学相结合的一门交叉学科,是心理学在医学领域中的应用。医学心理

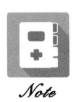

学兼有心理学和医学的特点,重点研究医学领域中的心理学问题,侧重研究心理社会因素对人类健康与疾病的影响以及在健康与疾病相互转化过程中所起的作用及其规律,并运用心理学的理论和方法预防、诊断和治疗疾病,以维护和促进人类的整体健康。

医学心理学研究心理社会因素在疾病的发生、诊断、治疗及预后中的作用,是心理学与医学相结合的产物。其中研究心理与疾病关系的科学,就是心身医学或身心医学,前者研究致病的心理因素,后者研究疾病与身体残疾对心理的影响。在疾病的诊断与治疗方面,医学心理学强调医患之间和谐、互相信任、互相尊重的关系的建立。医学心理学主张运用心理学的知识,研究维护人的心理健康的各种手段,达到预防疾病的目的。医学心理学还包括临床心理学,临床心理学的主要任务是研究变态心理与变态行为的矫正和治疗,如对各种神经症和精神疾病的诊断与治疗等。因此,可以把康复心理学看作是医学心理学的分支学科或重要的相关学科。当然两者之间也有一定的区别(表 1-2-1)。

表 1-2-1　康复心理学与医学心理学的区别

学科名称	康复心理学	医学心理学
对象	伤、病、残患者,慢性病患者,精神障碍者等	心理社会因素对人体健康和疾病相互转化过程中的作用规律
目的	解决患者的心理功能、社会功能的恢复或适应,使之重新回归家庭和社会	运用心理学理论和方法预防、诊断和治疗疾病,以维护和促进人类整体健康
方法	康复的、心理的、家庭和社会的	医学的、心理学的
负责人员	从事康复和心理学工作的各类人员	从事医学和心理学工作的各类人员

二、医学心理学的研究对象与任务

医学心理学以心理社会因素在人体健康和疾病相互转化过程中的作用规律作为研究对象。具体研究任务如下。

1. 研究心理社会因素在疾病的发生、发展和变化过程中的作用规律　在人类的疾病谱中,疾病大体可分为三类:一是躯体疾病,二是心身疾病,三是精神疾病。对于躯体疾病而言,虽然心理因素不是直接诱因,但患者不同的心理状态对疾病的进展有不同的影响,好的心理状态能够产生正面的影响,反之,则产生负面影响,有的还产生明显的心理障碍。在另外两种疾病中,心理社会因素是致病或诱发因素,同时也可表现在疾病的症状上。

2. 研究心身相互作用机制　心身之间是相互联系、相互影响、相互作用的,人的心理的改变必然伴随着生理的变化。医学心理学研究心身相互影响及作用的规律,探索其内在机制,为预防和治疗疾病提供理论依据。

3. 研究疾病过程带来的心理行为变化及干预措施　健康人与患者的心理活动是不同的,人在患病后,心理活动会发生改变。医学心理学研究患者的心理反应的特点、性质等规律,以掌握患者的心理活动特点,并研究针对性的干预措施,帮助患者解除心理困扰和痛苦,促进康复。

4. 研究人格特征在健康和疾病及其转化中的作用　人格素质在健康与疾病相互转化中有什么作用以及如何完善患者的人格以促进其疾病康复,这是医学心理学研究的重要课题之一。人格特征决定一个人对事物的认识、态度和行为方式,不同人格素质的个体在面对各种环境刺激时会产生各不相同的生理和心理反应,这些特征和反应对疾病的发生和康复有着重要的意义。如 A 型人格与冠心病、C 型人格与癌症等有密切关系。

5. 研究如何将心理学的知识和技术应用于医学的各个方面　如何运用心理学的手段(心理评估、心理咨询、心理治疗及心理护理等),帮助人们改善心理状态,预防或治疗疾病,保持健康或促进患者病情好转,增强患者的社会适应能力,提高生活质量,这是医学心理学重要的研究任务。

三、医学心理学关于健康和疾病的基本观点

我国医学心理学工作者经过多年的工作实践和科学研究,在对人的健康与疾病问题上建立了自己的理论体系。概括起来大致有以下四个基本观点。

1. 心身统一的观点 完整的个体包括心身两部分,对外界环境的刺激,心身是作为一个整体来反应的。心理反应总会伴随生理反应,而生理的变化也会导致心理上发生相应的变化。所以在面对健康与疾病问题时,应同时考虑心身两方面因素的影响。

2. 个体与社会保持和谐的观点 人是生物人,也是社会人。每个人都生活在特定环境之内,处于各种不同层次的人际关系网中。各种不同自然环境和社会因素对个体的心身健康都会产生影响。所以,在面对健康和疾病问题时,必须要具有“人-自然-社会”的系统观,不仅要注意其所处的自然环境,而且还要注意其所处的社会环境,如文化背景、教育状况、经济状况、家庭人际关系、职业及社会地位等因素的综合影响。

3. 认知评价的观点 社会因素能否影响健康或导致疾病,不完全取决于社会因素的质和量,更主要的是取决于个体对这些外界刺激的主观认知和评价。社会因素必须通过心理的中介作用后,才能引起心身的整体反应,从而来影响个体的健康和疾病。

4. 主动适应与调节的观点 人作为一个整体要对各种变化的外环境与机体内环境随时主动适应和调节,保持与外界的动态平衡,以促进健康、抵御疾病。在成长发育过程中,个体不能总是被动顺应环境,而应主动地做出一些适应性努力,或改变社会环境和自然环境,或调整自我的认知,以适应变化的环境,这是个体保持健康和抵御疾病的重要力量。

以上四个观点是学习医学心理学的指导思想,贯彻于医学心理学各个领域,并指导医学心理学各个方面的工作和研究。这些观点对认识和学习康复心理学也有很大帮助。

四、医学心理学的研究方法

医学心理学与康复心理学的研究方法基本相同,主要包括观察法、访谈法、问卷法、测验法、实验法、个案法。其中个案法常用于某些特殊案例的研究,在医学心理学研究中,个案法适用于心理问题的干预、心身疾病的研究分析等。

任务二　康复心理学与康复医学

一、康复医学

康复医学是一门研究残疾人及患者康复的医学应用学科,其目的在于通过物理疗法、运动疗法、饮食疗法、生活训练、技能训练、娱乐康复、言语训练和心理咨询等多种手段使伤病残患者尽快得到最大限度的恢复,使身体残留部分的功能得到最充分的发挥,达到最大可能的生活自理、劳动和工作的能力,为伤病残患者重返社会打下基础。

（一）康复医学的定义

康复医学(rehabilitation medicine)是主要利用医学的措施,治疗因外伤或疾病而遗留功能障碍,并导致生活、工作能力暂时或永久性地减弱或丧失的残疾人,使其功能得到最大程度的恢复,为他们重返社会创造条件的医学学科。

康复医学是医学的一个重要分支,具有独特的理论基础、功能评定方法及治疗技术,旨在促进人体伤病后的恢复,研究功能障碍的预防、评定、治疗等问题,帮助残疾人提高生活质量,回归社会。

（二）康复医学的对象与范围

1. 康复医学的对象 康复医学的对象主要是各种急、慢性疾病或损伤导致的功能障碍和能力减退的伤病残者、衰老所带来的功能障碍者、先天发育障碍的残疾人等。

康复心理学以患者心理功能、社会功能的恢复或适应为目的。康复医学则主要是以恢复身体功能障碍为主,为回归社会的目标打基础。所谓功能障碍是指人体的组织器官和心理活动本应具有的功能不能正常发挥的状态,如脑血管病后的运动功能障碍、心肌梗死后的心功能障碍、慢性阻塞性肺疾病的呼吸功能障碍等,功能障碍分为可逆的和不可逆的。一般的疾病经过治疗可得到痊愈,不导致功能障碍;有些疾病后可导致暂时的功能障碍,经过治疗后能够逆转;致残性的伤病,经过临床医学手段不可治愈的,可导致不可逆的功能障碍。功能障碍与伤病的关系大体可分为三种情况:与伤病共存的功能障碍,伤病后遗留的功能障碍,与疾病无关、独立存在的功能障碍。这些功能障碍,存在于各个系统的各类疾病。因此,康复医学的服务对象涉及临床医学的各个学科。康复医学发展的初期,是以骨科和神经系统疾病康复为主,以后逐渐开展了慢性疼痛、心脏疾病、肺部疾病、癌症等多种疾病的康复治疗（表 1-2-2）。

表 1-2-2 康复治疗的主要病种

神经系统疾病	骨关节肌肉疾病	脏 器 疾 病	其 他
脑血管病	截肢与假肢佩戴	冠心病	精神分裂症
颅脑损伤	骨折	高血压病	抑郁症
帕金森病	人工关节置换	周围血管疾病	神经症
格林巴利综合征	关节炎	慢性阻塞性肺疾病	人格障碍
去皮质状态	运动损伤	慢性肺源性心脏病	听力及语音残疾
缺氧性脑病	腰腿痛及颈椎病	糖尿病	智力残疾
周围神经疾病、损伤	脊柱侧弯	肥胖症	视力残疾
儿童脑性瘫痪	手损伤		肿瘤
脊髓损伤	进行性肌萎缩		疼痛
脊髓灰质炎后遗症	肩周炎		烧伤

按世界卫生组织的《国际残损、残疾和残障分类》（International Classification of Impairments, Disabilities and Handicaps, ICIDH）,功能障碍可分为组织器官水平的功能障碍、个体水平的能力障碍和社会水平的障碍三个层次。世界卫生组织新颁布的《国际功能、残疾和健康分类》（International Classification of Functioning, Disability and Health, ICF）将这三种功能障碍统称为残疾。残疾可分为暂时性残疾和永久性残疾两类,残疾状态持续不到 12 个月为暂时性残疾,持续 12 个月及以上时为永久性残疾。康复医学的对象应该是临床医学各科中患病后遗留暂时性和永久性残疾的所有患者。随着康复医学的发展,康复医学的服务对象会继续扩展,康复医学在人类防病、治病的过程中将发挥越来越重要的作用。

2. 康复医学的范围

（1）康复医学范围:康复医学的对象是暂时性和永久性残疾人,通常采取医学的手段,主要由从事康复医学工作的各类人员完成。

（2）康复医学知识体系的构成:康复医学是一门综合性的医学学科,它的知识内容由康复基

Note

础学、残疾学、康复评定学和康复治疗学四部分构成。具体内容包括：①康复基础学的主要内容包括人体发育学、运动学、运动生理学、神经系统解剖学、神经生理学、神经病理学、骨骼肌肉系统解剖学等。②残疾学的内容包括神经系统残疾学、循环系统残疾学、呼吸系统残疾学、运动系统残疾学、精神心理残疾学、功能障碍学等。③康复评定学的内容包括躯体功能评定、听力语言功能评定、心理功能评定、职业能力评定和社会功能评定等。④康复治疗学的内容包括物理治疗学、作业治疗学、言语治疗学、心理治疗学、康复护理学、文体治疗学、康复工程学、传统康复治疗学等。

（3）康复医学的基本对策：康复医学本质上是功能医学，它主要是研究患者的功能障碍及伴发功能障碍而产生的各种残疾，旨在提高康复治疗效果、改善患者功能障碍、提高患者的生活自理能力。

因疾病的种类、疾病的程度、患者的不同状态等，康复治疗手段介入的时间有所不同。总的原则是只要患者病情稳定，无禁忌证，康复治疗越早越好。康复手段的介入，应该在功能障碍出现之前开始，而不是功能障碍形成以后。康复介入可分为三个步骤：第一步，通过康复知识的宣教、康复预防措施，防止造成残疾的疾病发生；第二步，一旦疾病出现，应采取积极有效的康复医疗措施避免或减少残疾的出现；第三步，如果出现残疾，应及时通过科学的康复治疗手段，控制残疾的程度，避免造成严重残疾，并解决残疾带来的一切问题。只有这样，才能把康复医学的方法和措施应用到残疾的防治中去，这是一个很重要的医学观念。整体康复是康复医学的一个原则，采取的康复措施具有多学科性、广泛性和社会性，充分体现出康复医学具有生物-心理-社会的医学模式。

各种原因导致的功能障碍可表现在三个层面上，即器官水平的障碍、个体水平的障碍、社会水平的障碍。康复医学应针对不同层面的功能障碍，采取不同的对策进行处理。以脑出血为例：脑出血后肢体瘫痪为器官水平障碍；由于脑出血所致瘫痪、认知障碍、失语等，影响了患者生活自理能力等，使得这一个体存在了障碍，这种情况为个体水平障碍；这类患者除了躯体疾病外，还影响他们参与社会活动，即为社会水平障碍。对于器官水平的功能障碍在促进功能恢复的同时，还应对并发症、废用综合征、误用综合征、过用综合征等进行预防和治疗。对于个体水平的功能障碍，要在医疗措施的基础上，采取适应的代偿措施。如用轮椅及其他辅助器具等，以辅助实现患者整体功能的提高，进而提高日常生活活动能力。对于社会水平障碍的对策，除了提高患者的个人能力外，还应改善生活和工作环境，进行适应社会生活训练，使其顺利地回归社会。对残疾儿童、少年应确保接受教育，对残疾成年人应促使就业，对老年人要使他们过有意义的生活，构造健康的社会生活环境。

（三）康复医学的原则

康复医学的目的是最大限度地恢复其功能，提高生活自理能力，为实现重返社会的目标创造基本条件。做好这项工作应遵循以下基本原则。

1. 早期介入　早期治疗是指从疾病的预防、疾病或残疾发生后，早期介入康复医学的手段，以尽可能地避免或减轻残疾的出现，维护其最佳功能状态。

早期康复治疗，一方面对原发病进行处理，应用康复医学的方法尽早融入整个治疗过程中；另一方面要对并发症尽早进行康复医学方法干预，避免或减轻继发性残疾，特别是尽可能地减少废用综合征、误用综合征、过用综合征等的出现。

早期康复治疗的效果，已经被许多临床研究工作所证实。一般认为，只要患者病情稳定，没有康复治疗禁忌证，就应该尽早地进行康复治疗。早期康复医学治疗与其他临床医学治疗同步进行，以提高整体治疗效果。

2. 主动参与　主动参与有两个含义。一是把康复医学的理念和方法主动应用到各类疾病的诊疗过程中,扩大康复医学的作用;二是在争取患者主动参与到康复治疗过程中,提高治疗效果。前者可实现康复医学治疗与其他临床医学治疗同步进行,争取治疗的良好时机,取得理想的治疗效果;后者能充分地调动患者的潜能,使得康复医学的技术和方法能得到更好的应用。患者的主动参与对顺利完成康复治疗起着非常重要的作用。可通过与患者及其家属、朋友等交流、健康宣教等形式获得患者的主动参与。在交流过程中,既要详细了解患者的疾病情况、家庭情况、生活情况、社会参与情况、心理状态等为其制订合理的康复治疗方案和目标,又要让患者及其家属、朋友了解所患疾病及相关知识、康复治疗的目的和方法、需要患者完成的内容等,争取患者的积极、主动配合。

3. 功能训练　康复医学是研究患者的功能障碍、伴发功能障碍而产生的各种残疾,提高康复治疗效果、改善患者功能障碍、提高患者的生活自理能力的学科。它以恢复人体的正常功能为主要目的,重点关注伤病引起的功能变化。这一目的的完成,需要采取多种方法进行功能训练,提高言语、感觉、运动、心理、日常生活、社会活动等各方面能力的功能训练包括针对患者肢体或脏器的功能训练、辅助器具使用训练、环境利用能力训练等多个方面,使患者能够尽快适应家庭和社会生活。

4. 整体康复　康复医学把人体视为一个整体,研究功能障碍带来的一切问题,并从整体水平上开展治疗。以多学科的优势在生物、心理、社会各方面进行全方位的康复治疗。

整体康复治疗包括两方面的含义。一是从医学角度上采取多学科、多专业合作的方式,针对伤病带来的各种问题进行处理;二是从全面康复的角度上采取医学、教育、职业、社会的各种方法,解决因残疾而带来的各种问题。

5. 团队协作　康复医学的特点是采用多学科、多专业结合起来的小组工作形式进行康复治疗。康复医学面临的任务是艰巨、复杂的,任何单一的专业或学科均难以解决因伤病所带来的全部问题。因此,康复医学的实践中逐渐形成了多学科、多专业合作的团队工作形式,在残疾的防治工作中起到了非常重要的作用。只有采取这种工作方式,综合协调地发挥各学科和专业的作用,才有可能改善患者的功能,提高参与家庭、社会的能力,完成康复目标。

6. 提高生活质量　生活质量又称生命质量,是指人们在躯体上、精神上及社会生活中处于一种完全良好的状态。提高残疾人的生活质量是康复医学的重要目标。这一目标是使残疾人在躯体上、心理上、社会上、职业上等全面地得到康复,能够像正常人一样地生活。

二、康复心理学与康复医学的区别和联系

残疾人康复工作的完成与康复医学有十分紧密的关系,康复医学本质上是功能医学,它主要是研究患者的功能障碍、伴发功能障碍而产生的各种残疾,以及提高康复治疗效果、改善患者功能障碍、提高患者的生活自理能力。这与康复心理学研究方向有很大不同(表 1-2-3),但康复心理学是在康复医学的基础上,贯穿于伤病残患者功能康复的整个过程,在培养患者积极的情绪状态、提高患者心理社会适应能力中发挥重要的作用和影响。

表 1-2-3　康复心理学与康复医学的区别

学科名称	康复心理学	康复医学
对象	伤、病、残患者,慢性病患者,精神障碍者等	暂时性和永久性残疾人
目的	解决患者的心理功能、社会功能的恢复或适应,使之重新回归家庭和社会	恢复残疾人的功能,为他们重返社会创造基本条件
方法	康复的、心理的、家庭和社会的	医学的、工程的
负责人员	从事康复和心理学工作的各类人员	主要由从事康复医学工作的各类人员完成

康复心理学在康复医学中,贯穿于患者功能障碍的整个过程,在物理疗法、作业疗法、言语治疗、康复护理及传统康复治疗等方面,康复心理起着积极的作用。康复对象由于躯体功能障碍和身心功能障碍,两者通过神经、内分泌等因素相互影响,相互制约,从而影响患者全面康复。因此在开展医学康复的同时,必须同时开展心理康复,通过认知疗法、行为疗法、理性情绪疗法等措施,达到心身康复的目标。

康复医学的目的是让患者通过康复的手段重返家庭和社会,而心理康复是社会康复的重要措施。患者由于身心功能障碍,从事社会劳动、回归家庭生活均会受到多方面的限制,存在的大量心理问题需要通过心理康复予以消除。在开展职业康复前对患者进行职业心理评估,掌握患者的职业心理特征,通过功能和环境条件的改善使患者回归社会,提高患者的社会适应能力和心理承受能力,以便更好地适应社会工作。由此可见,康复心理在高层次的功能康复中有着重要的作用和影响。康复心理贯穿于整个医学康复中,为实现全面康复起到了积极的推动作用。

(杜乐乐 肖 薇)

目 标 检 测

一、单选题(请从以下每一道题下面 **A、B、C、D、E** 五个备选答案中选择一个最佳答案)

1. 下列关于康复心理学表述不正确的是( )。

A. 交叉学科　　　　　　　B. 边缘学科　　　　　　　C. 思想教育学科

D. 心理学的分支　　　　　E. 康复医学的重要分支

2. 康复心理学研究各种疾病患者的( )。

A. 康复期的临床表现

B. 生物理化致病因素

C. 康复期患者特殊的心理行为表现

D. 康复期心理行为变化和心理康复方法及技术

E. 康复期患者心理行为变化的一般规律

3. 康复心理学发展的理论依据为( )。

A. 生物医学理论模式　　　B. 社会医学理论模式　　　C. 生物-社会模式

D. 生物-社会-心理模式　　E. 生物-心理-社会模式

4. 在不加任何干涉的情境中对研究对象的行为直接观察记录,而后分析解释,从而获得行为变化的规律的方法为( )。

A. 实验法　　B. 自然观察法　　C. 控制观察法　　D. 测验法　　E. 问卷法

5. 关于康复心理学的地位叙述错误的一项是( )。

A. 康复心理学是心理学的一个分支,是临床心理学、咨询心理学和社会心理学的分支学科

B. 康复心理服务是一项专业性较强的工作,需要受过充分训练的心理学专业人员来承担

C. 康复心理学是采用心理和行为科学进行临床、咨询、组织的方法

D. 康复机构可单独成立康复心理科(室),聘用经过训练的心理治疗师参加伤、病、残者的康复专业治疗组,参与综合功能评定,制订且全面参与康复治疗计划

E. 康复心理学专业人员的主要任务是为伤、病、残者提供心理学方面的服务,以促进其适应工作、适应生活和适应社会的过程

6. 对医学心理学不合适的描述是( )。

A. 研究心理因素在疾病的发生、诊断、治疗及预后中的作用

B. 心身医学研究治病的心理因素

C.身心医学研究疾病与体残对心理的影响

D.医学心理学主张运用心理学的知识,研究维护人的心理健康的各种手段,达到预防疾病的目的

E.偏重于研究相对正常的行为

7. 有关行为学派的心理康复理论与方法描述不正确的一项是(　　)。

A.认为现代疾病和心理障碍都是由不良行为引起

B.主张研究意识

C.反对内省,主张应用实验方法

D.主张研究可以观察的行为

E.不研究心理的内部结构和过程,否定研究意识的重要性

8. 人本主义学派的心理康复理论的主题是(　　)。

A.人的心理特征和社会本质的关系　　　　　B.人的本性

C.人的本性对未来自身发展的影响　　　　　D.研究影响个人与社会进步的因素

E.人的本性及其社会生活的关系

9. 在不加任何干涉的情景中对研究对象行为直接观察的方法为(　　)。

A.测验法　　　B.访谈法　　　C.实验法　　　D.自然观察法　E.控制观察法

10. 通过与被试者交谈,了解其心理活动的方法是(　　)。

A.问卷法　　　B.观察法　　　C.调查法　　　D.实验法　　　E.访谈法

二、多选题(请从以下每一道题下面 A、B、C、D、E 五个备选答案中选择正确答案)

1. 属于康复心理学研究对象的有(　　)。

A.精神障碍患者　　　　　　B.慢性病患者　　　　　　　C.老年病患者

D.儿童患者　　　　　　　　E.残疾人

2. 下列各项属于康复心理学研究内容的有(　　)。

A.揭示心理行为与慢性病及伤残的关系

B.对慢性病患者和伤残者开展综合性的临床咨询

C.各种心理行为治疗技术的应用

D.研究康复期心理行为的物理学基础

E.对康复患者的心理评定

3. 康复心理学常用的研究方法有哪些?(　　)

A.观察法　　　B.调查法　　　C.访谈法　　　D.测验法　　　E.实验法

4. 下列选项中属于调查法的有(　　)。

A.问卷法　　　B.观察法　　　C.调查法　　　D.实验法　　　E.访谈法

5. 以下属于康复心理学任务的有(　　)。

A.纠正错误认知活动,建立正确的求医行为　　　B.正确运用心理防卫方式

C.培养积极的情绪状态　　　　　　　　　　　　D.提供心理咨询和心理治疗的帮助

E.动员心里的代偿功能

三、问答题

1. 什么是康复心理学?它在康复医学中的地位如何?

2. 康复心理学在康复医学中的作用是什么?

3. 作为康复治疗师,如何在康复实践中,运用康复心理学理论和方法,对患者的残损、残疾、残障问题进行心理干预?

Note

项目二　康复心理学的基础理论

心理学的研究对象是心理现象,心理学是研究心理现象发生、发展和活动规律的科学。心理现象可分为心理过程和人格两个方面,两方面相互联系、相互依存。一方面,人格是通过心理过程形成和发展的,没有心理过程,就无法形成人格;另一方面,人格也制约着心理过程,使心理过程带有每个人独具的特点。

子项目一　心理过程

学习目标

1. 掌握:各种心理现象的基本概念;感觉的一般规律、知觉的特性、遗忘的规律、思维的特征、想象的分类、注意的种类和品质。
2. 熟悉:记忆的过程、遗忘的原因和影响遗忘的因素;思维的分类、问题解决的思维过程;情绪的分类以及情绪情感的功能。
3. 了解:意志的品质;动机冲突的类型。

心理过程包括认知、情绪情感和意志,它们都要经历发生、发展和结束的不同阶段,是以过程的形式存在的。

任务一　认知过程

案例引导

老猫和小猫一块儿在河边钓鱼。蜻蜓飞来了,小猫放下钓鱼竿去捉蜻蜓,但没捉着,老猫却钓着了一条大鱼。蝴蝶飞来了,小猫又去捉蝴蝶,没捉着,空着手回来,看到老猫又钓着了一条大鱼。小猫说:"我怎么一条小鱼也钓不着?"老猫看了看小猫,说:"钓鱼就钓鱼,你三心二意的,一会儿捉蜻蜓,一会儿捉蝴蝶,怎么能钓着鱼呢?"小猫听了老猫的话,就一心一意地钓鱼。蜻蜓又飞来了,蝴蝶又飞来了,小猫就像没看见一样。不大一会儿,小猫也钓着了一条大鱼。请问:这个童话故事说明了什么?

Note

认知过程是指人们获得知识和应用知识的过程,是人们认识世界的过程,包括感觉、知觉、记忆、想象和思维。人通过认知过程主观地、能动地反映着客观事物及事物之间的内在联系。各种事物直接作用于感觉器官,通过神经系统的作用使我们听到了声音、看到了颜色、嗅到了气味、触摸到了冷热软硬等,这些是感觉。人们还能将事物的各种属性综合起来进行反映。如说到橘子,我们就能在头脑中反映出橘子的颜色、气味、味道等各种属性,这是知觉。能够回忆起经历过的人或者事物,这是记忆。把头脑中记忆的形象进行加工改造,形成新形象的过程是想象。利用头脑中的概念等进行分析、判断、推理、综合的过程是思维。这些心理过程都属于认知过程。

一、感觉

(一) 感觉的概述

1. 感觉的概念　感觉(sensation)是人脑对直接作用于感觉器官的客观事物的个别属性的反映。虽然感觉只能反映事物的个别属性,如颜色、声音、气味、软硬等,是最简单的心理现象,但是一切较高级、较复杂的心理现象,都是在感觉的基础上产生的。感觉是人认识世界的开始。如果一个人丧失了感觉,就不能产生认知,也不会有情绪情感和意志。如果感觉被剥夺,人的心理就会出现异常。

2. 感觉的种类　根据刺激的来源,感觉可以分为内部感觉和外部感觉。接受机体内部刺激并反映它们的属性的感觉称为内部感觉,包括运动觉、平衡觉、机体觉等。接受外部刺激并反映它们的属性的感觉称为外部感觉,包括视觉、听觉、嗅觉、味觉、皮肤感觉等。

3. 感觉的意义　人的身心要想保持在正常的状态,就要不断地接受外界的刺激,产生相应的感觉。当感觉被剥夺后,人会产生难以忍受的痛苦,各种心理功能也会受到不同程度的损伤。1954年,加拿大心理学家做了感觉剥夺实验,实验中的志愿者戴上半透明的塑料眼罩、纸板做的套袖和厚厚的棉手套,躺在一张床上什么也不做(除了吃饭和如厕)。没过几天,志愿者们就纷纷退出。他们说,他们感到非常难受,根本不能进行清晰的思考,哪怕是很短时间的注意力都无法集中,思维活动似乎总是"跳来跳去"。更可怕的是,有人出现了幻觉,包括视幻觉、听幻觉和触幻觉。如出现光的闪烁的视幻觉,似乎听到狗叫声、打字声、滴水声等的听幻觉,感到有冰冷的钢板压在前额和面颊,或感到有人从身体下面把床垫抽走的触幻觉。可见,感觉对人类具有重要意义,丰富多变的环境刺激是人类生存的必要条件。

(二) 感觉的一般规律

1. 感觉的适宜刺激　大多数感受器只对一种刺激特别敏感,并且感受器与刺激种类的关系是固定的。例如视觉感受器感受光的刺激,听觉感受器感受声波的刺激,嗅觉感受器感受有气味的气体的刺激等。感觉器官最敏感的那种刺激就是该感受器的适宜刺激。视觉感受器的适宜刺激是波长为380～780 nm的电磁波,听觉感受器的适宜刺激是16～20000 Hz的空气振动,嗅觉感受器的适宜刺激是能挥发的、有气味的物质。

2. 感受性和感觉阈限　每个人的感觉器官的感受能力是不同的。同样的声波刺激,有人能听到,有的人却听不到,这就是感觉能力的差别。感受器官对适宜刺激的感受能力称感受性。感受性的高低可以用感觉阈限来衡量。能引起感觉的最小刺激量称感觉阈限。感受性与感觉阈限之间呈反比,感觉阈限低则说明感受性高。

感受性可分为绝对感受性和差别感受性,感觉阈限也可分为绝对感觉阈限和差别感觉阈限。刚刚能引起感觉的最小刺激强度称绝对感觉阈限,可以衡量绝对感受性的高低。绝对感觉阈限越小,绝对感受性越高。刚刚能引起差别感觉的最小变化量称差别感觉阈限,可以衡量差别感受性的高低。某人觉察到的差别越小,也就是差别感觉阈限越小,说明他的差别感受性越强。

3. 感觉适应与感觉后像　感觉适应(sensory adaption)是指在外界刺激的持续作用下,感受

Note

性发生变化的现象。例如,"入芝兰之室,久而不闻其香;入鲍鱼之肆,久而不闻其臭",说的就是感觉适应现象。各种感觉都有适应现象,但适应性的高低有很大差别。嗅觉很快产生适应,痛觉则很难适应。有些感觉适应表现为感受性的降低,有些感觉适应则表现为感受性提高。人从亮的环境到暗的环境,开始看不到东西,后来逐渐能看到东西,这是暗适应;从暗的环境到亮的环境,开始觉得光线刺得眼睛睁不开,很快就不觉得刺眼了,这是明适应。暗适应是感受性增强的现象。在实际生活中,感觉适应是利弊兼具的一种心理现象。

音乐停止后,声音还在耳朵里萦绕;电灯熄灭了,灯泡的形象还能在眼睛里保留一会儿。这种外界刺激停止作用后,感觉形象还能暂时保留一段时间的现象,称为感觉后像。感觉后像有正后像、负后像两类之分。正后像在性质上和原感觉的性质相同,负后像的性质则同原感觉的性质相反。比如:注视电灯一段时间后,关上灯,仍有一种灯好像在那亮着的感觉印象,这是正后像;眼睛盯着目标颜色一段时间后,转向背景会产生目标色的补色的视觉效应,这是负后像。

4. 感觉对比与联觉　不同刺激作用于同一感受器时,感受性在强度和性质上发生变化的现象称感觉对比。如灰色在黑色的背景上要比在白色背景上显得更亮一些。人们常说"红花还得绿叶扶",就是因为有了绿色的对比,红色看起来更加鲜艳了。除了视觉有对比,嗅觉、味觉和皮肤感觉都有对比现象。如患者喝过苦的药水,再吃甜的东西,会觉得更甜;触摸过冷的东西再摸热的东西,觉得更热了。

当我们听到节奏感很强的音乐时,会觉得灯光也和音乐节奏一起闪动。这种一个刺激不仅引起一种感觉,同时还引起另一种感觉的现象称联觉(synesthesia)。联觉现象在日常生活中非常普遍。教室和病房需要安静,其装饰常常采用冷色调,冷色使人感到清凉平静。电冰箱大多数是白色为主的冷色调,因为红色等暖色调会让人产生其制冷效果不好的错觉。

5. 感觉的发展与补偿　在不同的生活实践中,人的感受性发展也不尽相同。尤其是通过专门的训练可使人的某种感觉比常人敏感。如调音师的听觉比常人灵敏。如果一个人丧失某种感觉,由于生活的需要,会使其他感觉更加发达来补偿。如盲人的听觉和触觉往往更加灵敏。

二、知觉

(一) 知觉的概念

知觉(perception)是人脑对直接作用于感觉器官的客观事物的整体属性的反映。知觉与感觉都是人脑对直接作用于感觉器官事物的反映,但是感觉只反映事物的个别属性,知觉则反映事物的整体属性;知觉对事物的反映依赖于个人的知识经验,并受人的主观态度影响,而感觉则不依赖于个人的知识和经验。

(二) 知觉的特性

1. 知觉的整体性　知觉的对象由不同的部分组成,有不同的属性,但我们并不把它感知为个别孤立的部分,而总是把它作为具有一定结构的整体来反映,甚至当某些部分被遮盖或抹去时,我们也能够将零散的部分组织成完整的对象,知觉的这种特性称为知觉的整体性。格式塔心理学家们曾对知觉的整体性进行过许多研究,提出知觉是把组成事物的各个部分,按照一定的规律,以稳定且连贯的形式组织起来。知觉的整体性是知觉的积极性和主动性的一个重要方面,它不仅依赖于刺激物的结构(即刺激物的空间分布和时间分布),而且依赖于个体的知识经验。例如,在阅读中,由于我们对整个词语或句子是熟悉的,即使其中有个别字词没有看清楚,也能把它很流畅地读出来。知觉的整体性提高了人们感知事物的能力。

2. 知觉的选择性　每时每刻作用于感觉器官的事物有很多,人不能把所有作用于感觉器官的事物都纳入自己的意识范围,而总是把某一事物作为知觉的对象,周围的事物作为知觉背景。知觉对象清楚突出,而知觉背景模糊不清。这种对外界事物进行选择的知觉特性,称为知觉的选择性。由于知觉选择性,人能集中注意少数重要的刺激或刺激的重要方面,而排除次要刺激的干扰。例如,在课堂上,教师在黑板上写字,黑板上的字是学生的知觉对象,至于附近的墙壁等则是背景,当老师讲解挂图时,挂图便成了知觉对象,而黑板上的字则成为背景了。因此,知觉的对象不是固定不变的,知觉对象与知觉背景的关系是相对的,可以互相转换,但可保证有意义的客体内容成为知觉对象。双关图形很好地说明了这一点(图 2-1-1)。

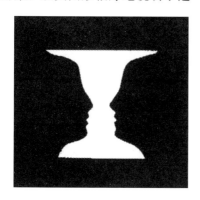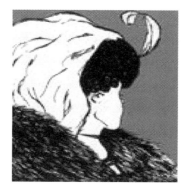

图 2-1-1　双关图

影响知觉选择性的既有客观因素,也有主观因素。刺激的变化、对比、位置、运动、大小程度、强度、反复等,属于客观因素;经验、情绪、需要、兴趣等,属于主观因素。

3. 知觉的恒常性　知觉的恒常性是指由于知识和经验的参与,使知觉并不随着知觉条件的变化而变化。例如,对于墙上挂着的一台挂钟,我们在 0.5～10 m 的距离内,不论我们从正面还是从侧面看,其大小和形状都是一样的。虽然就视觉而言,随着观察的距离、角度等的不同,视网膜的成像是不同的(图 2-1-2),但是我们能够对输入的信息进行校正,始终会把挂钟知觉为圆形。这样就不至于在面对复杂多变的外部环境时不知所措。由于知觉这种相对稳定的特性,使人能够在不同的情况下,始终按事物的真实面貌来反映事物,从而有效地适应环境。因此,知识经验越丰富,就越有助于知觉对象的恒常性。知觉恒常性现象在视知觉中表现得很明显、很普遍,主要表现为大小恒常性、形状恒常性、明度恒常性、颜色恒常性。

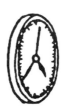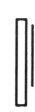

图 2-1-2　知觉的恒常性

4. 知觉的理解性　知觉的目标之一是以自己的过去经验来解释知觉的对象,并用词汇或概念对其进行命名或归类,即给知觉对象赋予一定的意义。这种人们以已有的知识经验为基础,去理解和解释事物,使它具有一定的意义的特性,称为知觉的理解性。即便在非常困难的条件下,人也能够依据特别微小而零散的线索试图对知觉对象命名,并把它归入到熟悉的一类事物之中。知觉的理解性是以知识经验为基础的,有关的知识经验越丰富,对知觉对象的理解就越深刻、越全面,知觉也就越迅速、越完整、越正确。另外,言语对人的知觉具有指导作用。言语提示能在环境相当复杂、外部标志不很明显的情况下,唤起人的回忆,运用过去的经验来进行知觉。言语提示越准确、越具体,对知觉对象的理解也越深刻、越广泛。例如,在知觉斑点图形时,初看时,难以知觉出它是什么东西,但只要提示说这是小孩和狗的图形,人们就会很容易理解这是小孩和狗在奔跑的侧影图(图 2-1-3)。实际上这是人们根据以往的经验,将图中所缺少的线条做了补充。

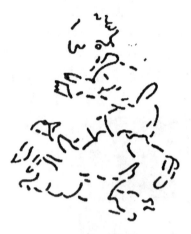

图 2-1-3 斑点图

（三）知觉的分类

知觉是多种分析器协同活动的结果。根据何种分析器在知觉过程中占主导地位，可以将知觉分为视知觉、听知觉、嗅知觉、味知觉等；根据人脑所认识的事物特性，可以把知觉分为空间知觉、时间知觉和运动知觉。空间知觉处理物体的大小、形状、方位和距离的信息；时间知觉处理事物的延续性和顺序性的信息；运动知觉处理物体在空间的位移等信息。知觉还有一种特殊的形态称错觉。

1. 空间知觉 空间知觉是人脑对物体的空间特征的反映，包括形状知觉、大小知觉、方位知觉、距离知觉等。空间知觉在人与周围环境的相互作用中有重要作用。一个人不能认识物体的形状、大小、方位、距离等空间特征，就不能正常地生活。空间知觉是通过后天学习获得的，它是由视觉、触觉、动觉等多种感觉系统协同活动的结果，其中视觉起着主要的作用。

（1）形状知觉：是靠视觉、触觉和动觉来实现的。物体在视网膜上投影的形状，眼睛观察物体时沿着对象轮廓进行运动的动觉刺激，都是物体形状的信号。在用手摸索感知物体形状时，触觉和动觉也起着重要的作用。所有这些连续性的刺激，给大脑提供了物体形状的信息，经过大脑的分析和综合，产生了形状知觉。

（2）大小知觉：也是靠视觉、触觉和动觉来实现的。在同等距离时，大的物体在视网膜上的成像大，小的物体在视网膜上的成像小，因此根据视网膜上物像的大小就可以知觉对象的大小。在不同距离时，远处的大物体的成像可能与近处小物体的成像相等，甚至远处大物体的成像反而小于近处小物体的成像，但是，人们仍然能比较正确地反映它们的实际大小，保持知觉大小的恒常性。这是因为对象通常是在比较熟悉的环境中被知觉，所以熟悉的物体就提供了对象距离和实际大小的线索，这些线索同视觉、触觉、动觉所提供的信息在一起，形成了大小知觉。但是要说明的是，在距离过远时，大小知觉的恒常性就会降低，而视网膜成像大小的作用就会增大。

（3）方位知觉：是对人或物体的空间位置与方向的知觉。动物和人都具有方位知觉的能力。例如，信鸽从千里之外能准确飞回自己的老窝，人能分辨上下、前后、左右等。方位知觉是各种感觉协同活动的结果。不同物种在方位知觉中凭借的感官不完全相同。例如，鸽子主要是受地球磁场的影响，蝙蝠主要依靠回声定位，而人则主要是使用视觉和听觉来辨别方位。

（4）距离知觉：也就是深度知觉和立体知觉。外部世界在视网膜上的投影是平面的二维视像，但却能被知觉为三维的图像，并对图像的远近距离做出正确的判断。人眼睛晶状体的调节作用、双眼视轴辐合、运动视差、双眼视差等均构成使人产生距离和深度知觉的线索。

2. 时间知觉 时间知觉是人对客观现象延续性和顺序性的反映。有四种形式：①对时间的分辨，例如，先吃饭，再午休，接着去上课，能够按时间顺序把这些活动区别开来，就是对时间的分辨；②对时间的确认，例如，知道今年是 2020 年，去年是 2019 年等；③对持续时间的估量，例如，知道这节课已上了一刻钟了，这门课程已开了两个月了等；④对时间的预测，例如，知道再有十天就要参加英语等级考试了，两个月后就是寒假等。人可以根据计时器、昼夜交替、四季变换及人体的生物钟等对时间进行知觉。生物钟不仅可以估计时间还可以调节人的行为活动。判断时间的感觉通道性质、人们所从事活动内容的丰富性和趣味性、主体对事件所持有的态度和情绪等均可以影响时间知觉的准确性。

3. 运动知觉　运动知觉是人脑对物体空间位移的知觉。物体的运动总是在一定的时间和一定的空间中进行的,因此,运动知觉与空间知觉、时间知觉有着不可分割的联系。

运动知觉对人的适应性行为有重要意义。它为人类正常的生活与工作提供了前提条件。例如,行人穿越马路,既要估计来往车辆的距离,也要估计它们行驶的速度;球场上的接球与传球,也都离不开对物体运动速度的正确估计。运动知觉也是通过多种分析器协同活动实现的,并且十分复杂,实际运动的物体可以被知觉为运动的,实际不动的物体也可以被知觉为运动的。这样,运动知觉就分为真动知觉和似动知觉。

(1) 真动知觉:是指物体发生实际的空间位移所产生的运动知觉,即物体在按一定的速度或加速度从一处向另一处连续位移时,人所产生的物体在运动上的知觉。运动知觉直接依赖于对象运动的速度。如果物体运动得太慢,人是感觉不到它的移动的,例如手表上时针的运动、自然中花朵的绽放等。如果物体运动得太快,人同样感觉不到它的移动,例如电风扇的叶片、高速转动的车轮、宇宙中光线的穿越等。

人们知觉到的物体的运动速度与实际的物体的运动速度常常很不一致。这种现象跟观察者与运动物体的距离有关。运动物体距离近时,看起来运动快;运动物体距离远时,看起来运动慢。这种现象也跟运动物体所在的空间有关,物体在广阔的空间运动看起来慢,物体在狭窄的空间运动看起来快。这种现象还跟物体运动的方向有关,在垂直方向上运动比在水平方向上运动看上去速度要快得多。

(2) 似动知觉:是将实际不动的物体知觉为运动的,或在没有连续位移的地方看到了连续的运动。似动现象的主要形式有三种:①动景运动。当两个刺激物按一定的空间距离和时间间隔相继呈现时,人会感觉到一个刺激物在向另一个刺激物做连续运动,这就是动景运动。例如,给被试者呈现两条直线,一条水平,一条垂直。当两条直线呈现的时距低于 30 ms 时,人们感觉到两条直线是同时出现的;当两条直线呈现的时距高于 200 ms 时,人们感觉到两条直线是相继出现的;当两条直线呈现的时距为 60 ms 左右,人们感觉到一条直线在向另一条直线运动。电影和霓虹灯都是按照动景运动的原理制成的,其实质在于视觉后像,即在视觉刺激消失后,感觉仍保留一段时间而不立即消失。②诱发运动。由于一个物体的运动使相邻的一个静止的物体产生运动的印象,称为诱发运动。例如,夜空中的月亮是相对静止的,而浮云是运动的,可是,由于浮云的运动,使人们感觉到好像是月亮在云朵间穿行。③自主运动。如果你在黑暗的房间紧盯一个燃烧的烟头,过一段时间后,便会感觉它似乎在不停地游走,这就是自主运动。这三种都是似动现象,因为人所感觉到的运动都不是物体在真正发生位移。因此,似动现象也可以看作是一种运动错觉。

(四) 错觉

错觉是对事物的一种不正确的知觉。错觉不同于幻觉,错觉是在客观事物刺激作用下产生的一种对刺激的主观歪曲的反映。错觉是客观存在的,通过主观无法克服,有固定的倾向。只要具备条件,错觉就必然产生,这是有规律的。错觉的种类很多,常见的有大小错觉、视错觉、听错觉、形重错觉、时间错觉、运动错觉等。当掂量相同重量的铁块和棉花时,人往往感觉到铁块重、棉花轻,这是形重错觉。当坐在飞驰的火车上看窗外的景色,会感觉到路旁的树在一排排向后倒去,这是运动错觉。在众多的错觉中,视错觉最为普遍,常发生在几何图形的认知上。图 2-1-4 是常见的几何图形错觉。了解错觉对人类生活具有重要意义。在建筑设计、服装设计、图案设计、室内装饰中巧妙地利用错觉原理能引起良好的心理效应,给人们的生活带来舒畅愉悦。另外,飞行员在海上飞行,由于水天一色,失去了环境中的视觉线索,很容易产生"倒飞"现象;学生在学习立体几何时,容易轻信图形的表面知觉。这些都是要加以克服与避免的。

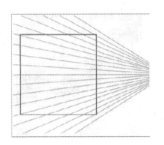
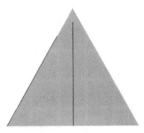
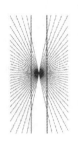
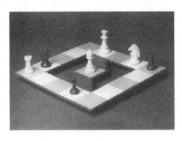
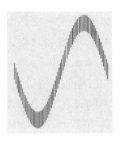

图 2-1-4 错觉

三、记忆

(一) 记忆的概念

记忆(memory)是过去的经验在头脑中的反映。感知觉是反映当前作用于感觉器官的事物,而记忆是对过去经验的反映。凡是过去的经验都可以储存在大脑中,在需要的时候又可以把它们从大脑中提取出来,只有这样人们才能不断地积累知识和经验,并通过分类、比较等思维活动,认识事物的本质和事物之间的内在联系。所以,记忆是人脑对输入的信息进行储存、编码和提取的过程。因为记忆把过去的心理活动和现在的心理活动联系起来,所以记忆是心理发展的奠基石。通过记忆,人们不断积累知识与经验,所以记忆也是人类智慧的源泉。

(二) 记忆的种类

根据记忆的内容,可将记忆分为形象记忆、情景记忆、语义记忆、情绪记忆和动作记忆。

1. 形象记忆　对感知过的事物形象的记忆称为形象记忆。通常以表象形式存在,因此也称表象记忆。这种记忆是对客观事物的形状、大小、体积、颜色、声音、气味、滋味、软硬、温冷等具体形象和外貌的记忆。直观形象性是形象记忆的显著特点。

2. 情景记忆　对亲身经历过的事件的记忆称为情景记忆。如人对包含时间、地点、人物和情节的事件的记忆。

3. 语义记忆　语义记忆是用词语的形式对事物的性质、意义等方面的记忆,也称逻辑记忆。这种记忆不是保持事物的具体形象,而是以概念、判断、推理等为内容,是人类特有的记忆形式,也是在我们的学习过程中最常见的一种记忆。

4. 情绪记忆　对自己体验过的情绪和情感的记忆称为情绪记忆,也称情感记忆。如对某些事件愉快的记忆,对某些事件痛苦的记忆。情绪记忆常成为人们当前活动的动力,推动人去从事有愉快记忆的活动,回避那些有痛苦记忆的活动。典型的情绪记忆甚至把引起情绪的事物全部忘却,而只把某一情境和某种情绪联系起来。

5. 动作记忆　对身体的运动状态和动作技能的记忆称为动作记忆,也称运动记忆。如某些生活习惯和一些工作生活的技能等,都是动作记忆。例如一个人从小学会游泳,长大后多年不游,也能较快地恢复,这是过去习得的运动技能得以保持的结果。这一类记忆比较牢固。动作一

Note

旦掌握并达到一定的熟练程度,会保持相当长的时间,这是动作记忆显著的特征之一。

上述记忆的分类是相互联系的。在记忆事物时,常有两种或者多种记忆形式参与。

(三) 记忆的过程

记忆由识记、保持和再现三个基本环节组成。

1. 识记　识记是记忆的开始,是外界信息输入大脑并进行编码的过程,也是人们学习和取得知识经验的过程。识记可分为无意识记和有意识记两种。

(1) 无意识记:是没有预定目的,也不需要付出努力的识记。一般说来,有重大意义的事物、人们感兴趣的事物和许多知识经验都可以通过无意识记进行记忆。但是无意识记具有片面性、偶然性等特点,系统的学习知识不能依靠无意识记来完成。

(2) 有意识记:是事先有明确目的,并需要付出努力的识记。如外语单词的记忆。有意识记是系统学习和掌握知识的主要手段,在学习和工作中具有重要意义。根据记忆材料的识记,有意识记还可分为机械识记和意义识记。意义识记比机械识记持久,并且更易于回忆或再认。

2. 保持　保持是知识经验在大脑中储存和巩固的过程。保持是信息储存的动态过程,随着时间的推移,保持的内容在量和质两方面发生变化。由于每个人的知识和经验不同,信息保持的变化也不尽相同。识记获得知识经验,保持将识记的内容储存在大脑中,识记的次数越多,知识和经验保持越牢固。

3. 再现　再现是储存的信息提取的过程,包括回忆和再认。从大脑中提取知识经验的过程称为回忆;如果识记过的材料重现在眼前,再从大脑中提取的过程称为再认。再认和回忆都是从大脑中提取已经储存的信息,只是形式不同。

记忆的过程是一个完整的过程,这个过程的三个环节是密不可分的,缺少任何一个环节,记忆都不能完成。识记是保持和回忆的前提,没有识记就没有保持,更不会有回忆和再认;识记了没有保持,就不会有回忆和再认,保持是识记和回忆的中间环节;回忆是识记和保持的结果,有助于所学知识的巩固或经验的获得。

(四) 记忆的三个系统

根据信息编码和储存时间的长短以及信息提取的方式不同,记忆可分为瞬时记忆、短时记忆和长时记忆三种记忆系统(图 2-1-5)。

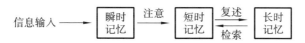

图 2-1-5　记忆的信息加工系统

1. 瞬时记忆　瞬时记忆又称感觉记忆或感觉登记,是指外界刺激以极短的时间呈现一次后,信息在感觉通道内迅速被登记并保留一瞬间的记忆。瞬时记忆的信息以感觉的形式保存,以刺激的物理特性进行编码。前面所说的感觉后像就是一种感觉记忆。瞬时记忆的容量很大,但保留的时间很短,图像记忆保存 0.25～1 s,声像记忆可超过 1 s。瞬时记忆因注意可转入短时记忆。

2. 短时记忆　短时记忆是指外界刺激以极短的时间一次呈现后,保持时间在 1 min 内的记忆。在短时记忆对信息的编码方式中,语言材料多为听觉形式编码,非语言材料以视觉表象为主。短时记忆既有从瞬时记忆中转来的信息,也有从长时记忆中提取出来的信息,都是当前正在加工的信息,因此是可以被意识到的。短时记忆的容量一般为 7±2 个组块。组块是短时记忆信息加工的单位,可以是字、词、短语或句子甚至更大的单位。每一个单位的内部是由非常熟悉的内容组成的。短时记忆的容量实际上取决于组块的大小。短时记忆中的信息经过复述可以进入长时记忆,如果不复述则随时间延长而自动消失。

3. 长时记忆　长时记忆是指信息保持时间大于 1 min 的记忆,是对经过深入加工的信息的记忆。长时记忆的信息保持时间可以是几分钟、几天、几个月、几年甚至终生难忘。长时记忆的容量无论是信息的种类还是数量都很大。长时记忆的信息编码有语义编码和形象编码两种。研究表明,长时记忆的材料组织程度越高,越容易提取。当长时记忆储存的信息因为自然衰退或受到干扰时,就会产生遗忘。

（五）遗忘及其规律

1. 遗忘的概念　如果储存在大脑中的信息既不能回忆也不能再认,或者发生了错误的回忆或再认,就是发生了遗忘。遗忘可能是永久性遗忘,如果不重新学习,就永远不能回忆或者再认;也可能是暂时性不能回忆或者再认,在适当条件下还可以再恢复。

2. 遗忘的原因　遗忘可能是由于储存的信息没有得到强化而逐渐减弱直至消退,也可能是前后获得的信息相互干扰。如果先前学习获得的信息对新近的学习产生干扰,称为前摄抑制。如果是后来学习获得的信息对新近的学习产生干扰,称为倒摄抑制。

3. 遗忘的规律　德国心理学家艾宾浩斯（Hermann Ebbinghaus,1850—1909）是对记忆和遗忘进行研究的创始人。他在识记后不同的时间间隔里检查被试者的记忆保存量,结果发现,在识记的最初阶段遗忘的速度很快,但是,随着时间的推移,遗忘的速度越来越慢。他的研究成果表明了遗忘的规律。后人用他的实验数据,以间隔的时间为横坐标,以保存量为纵坐标,绘制了遗忘进程曲线,如图 2-1-6 所示。从遗忘曲线上看,遗忘的速度是越来越慢的。

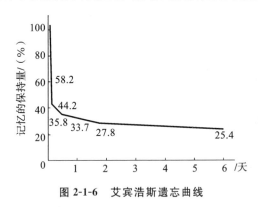

图 2-1-6　艾宾浩斯遗忘曲线

根据这一遗忘规律,我们在学习知识时,要取得良好的记忆效果,应该及时复习。如不及时复习,由于起初遗忘的内容多,因此学习记忆的效果差。如果在还没遗忘多少的时候进行复习,就能取得事半功倍的效果。

4. 影响遗忘的因素　遗忘受个人的兴趣、爱好以及信息是否有意义、是否能够被理解等因素的影响。个体感兴趣、喜欢的信息,或者自认为对自己很重要的信息,或者是能够真正理解其含义的信息往往不容易遗忘。

四、思维

（一）思维的概念和特征

1. 思维的概念　思维是人脑对客观事物的本质和事物之间的内在联系的反映。在思维的形式上,思维是对客观事物间接的和概括的反映;在反映客观事物的时间上,思维可以反映当前的事物,也可以反映过去的事物,甚至未发生的事物。只有人类能透过事物的外部现象,认识到事物的本质,认识到事物之间的内在联系,产生思维。所以,思维是心理发展的最高阶段。

2. 思维的特征　思维作为事物内在联系的反映形式,具有间接性和概括性的特征。

（1）间接性:思维对客观事物的反映不是直接的,而是根据以往的经验或者以其他事物为媒介,对没有直接作用于感觉器官的客观事物加以认识和反映,这就是思维的间接性。例如早上起来看到大地很湿,可以推断出昨天夜里下了雨。虽然没有亲眼看见下雨,但是从眼前的情景可以推断出来。再如,临床医生通过对患者心脏的听诊,以及通过心电图等手段来了解心脏的状况。另外,由于思维的间接性,人们可以对尚未发生的事物做出预见,例如气象台的天气预报等。

(2)概括性:思维可以把某一类事物的共同属性抽取出来,形成这一类事物共同的、本质的及规律性的认识,这就是思维的概括性。一个概念概括一类事物的共同属性,并以词的形式表现出来。例如,把各种蔬菜的共同特点抽取出来加以概括,形成蔬菜的概念;把各种水果的共同特点抽取出来加以概括,形成水果的概念。概念的形成,先是把事物的特性从事物本身中抽取出来,然后再把抽取出来的事物的属性加以分类,用词语把这一类事物标记出来,这就是思维的概括。思维的概括水平随着知识的丰富、经验的增多、言语的发展,由低级向高级不断发展。思维的概括水平越高,越能认识事物的本质和规律。

(二)思维的过程

思维是通过把新输入的信息与原来储存的信息进行分析与综合、抽象与概括、分类与比较等一系列活动,来揭示事物本质的特征及事物之间内在的、规律性的联系。

1. 分析与综合 分析是将事物整体分解为各个部分或各个属性的思维过程;综合是将事物的各个部分或各个属性结合起来形成一个整体的过程。分析与综合是同一思维过程中相反而又紧密联系的两个方面。在分析与综合的过程中,达到认识事物本质的目的。

2. 抽象与概括 抽象是舍弃事物的非本质属性和特征,而抽取事物的共同属性和本质特征的思维过程;概括是把抽取出来的共同属性和特征结合在一起,并推广到同类的其他事物中去的思维过程。

3. 分类与比较 分类是根据不同事物之间的共同点、不同点以及事物的主要特征和次要特征把事物归入相应的某一类;比较是把不同的事物或现象放在一起,确定它们的共同点、不同点及其相互关系。

(三)思维的分类

1. 根据思维的形态分类 根据思维的形态,思维可分为动作思维、形象思维和抽象思维。动作思维是在思维过程中,以实际动作为支撑的思维。婴幼儿掌握的语言少,主要靠动作思维来解决问题。动作思维具有直观和具体的特点。形象思维是用表象来解决问题的思维。如作家在文艺作品中塑造人物形象,建筑设计师设计房屋都是形象思维。抽象思维是以概念、判断、推理的形式来反映客观事物的运动规律、本质特征和内在联系的认识过程。如医生将患者的症状、体征及实验室检查等因素结合在一起,进行思考得出临床诊断的过程。抽象思维是发展较晚的一种高级形式。一般情况下,成人在解决问题进行思维时,往往是三种思维相互联系、交叉运用的。由于任务不同,三种思维参与的程度也不同。

2. 根据思维的方向分类 根据思维的方向,思维可分为辐合思维和发散思维。辐合思维是把可以解决问题的各种信息集中起来得出最好的答案的思维,也称求同思维。如在标准化考试中的单项选择题,就是在几个答案中选择一个最佳答案。发散思维是沿着不同的方向或者从不同角度探索解决问题的答案的思维,也称求异思维。当解决问题不止一个方法或者没有现成的经验可以借鉴的时候,就需要发散思维。

3. 根据思维是否具有创造性分类 根据思维是否具有创造性,思维可分为再造思维和创造思维。再造思维是用已知的方法解决问题的思维。这种思维在解决问题时既规范又可以节约时间。创造思维是用独创的方法解决问题的思维,是智力水平高度发展的表现。创造思维可以带来更高的社会价值。

(四)问题解决的思维过程

认知心理学研究思维的一个途径就是问题解决。问题解决的思维过程,可分为发现问题、分析问题、提出假设和检验假设四个阶段。

1. 发现问题 发现问题是解决问题的开始阶段,该阶段主要是看清楚问题,并产生解决问题的需要和动机。这与个体的认知水平、知识经验、需要和动机等因素有关。认知水平高、知识经验丰富、求知欲旺盛的人,容易发现问题。

2. 分析问题 分析问题是找出问题的关键所在,即找出问题的主要矛盾和矛盾的主要方面。通过这些分析,把握问题的实质,确定解决问题的方向。

3. 提出假设 提出假设是根据问题的性质,已有的知识经验,以前解决类似问题所用的策略等因素,找出解决问题的原则、途径和方法。提出假设不一定一次成功,往往要经过多次的尝试之后,才能找到正确的解决方案。

4. 检验假设 要查明假设是否正确,必须通过实践证明。如果假设在实践中多次验证获得成功,问题得到了解决,就证明了假设是正确的。反之,证明假设是错误的,就需要另外寻找解决问题的方案,重新提出假设。

在现实中不能机械地去应用以上所说的问题解决的步骤,因为实际的思维过程不会按照一个步骤接着一个步骤那样按部就班地进行,而是一个反复和曲折的过程。

（五）问题解决的策略

1. 算法策略 算法策略是在问题空间中随机搜索所有可能的解决问题的方案,直至找到一种有效的方案。采用算法策略可保证问题的解决,但需要花费大量的时间和精力进行反复的尝试,该策略费时费力。

2. 启发法 启发法是根据一定的经验,在问题空间内进行较少的搜索,以达到问题解决的一种方法。启发法不能保证问题解决的成功,但比较省时省力。启发法有手段-目的分析法、逆向搜索法及爬山法。手段-目的分析法是将需要达到问题解决的目标状态分成若干子目标,通过实现一系列的子目标最终达到总目标的方法;逆向搜索法是从问题的目标状态开始搜索,直至找到通往初始状态的通路或方法;爬山法是采用一定的方法,逐步降低初始状态和目标状态的距离,以达到问题解决的一种方法。

（六）影响问题解决的心理因素

影响问题解决的因素有自然因素、社会因素和心理因素。这里只介绍几种影响问题解决的心理因素。

1. 迁移 迁移是指已有的知识、经验和技能对学习新知识、获得新经验、掌握新技能产生影响。如果这种影响是有利的、积极的,就是正迁移。如果这种影响是阻碍的、消极的,就是负迁移。如学习汉语拼音会妨碍英语的学习,就是负迁移。

2. 定势 定势是指从事某种活动前的心理准备对后面活动的影响。已有的知识经验或刚获得的经验都会使人产生定势。定势可使我们在从事某些活动时更为熟练,甚至达到自动化,有利于节省时间和精力。但是,定势也会束缚人们的思维,使人们只用常规方法去解决问题,而不求用其他"捷径"突破,因而也会给问题解决带来一些消极影响。不仅在思考和解决问题时会出现定势,在认识他人、与人交往的过程中也会受心理定势的影响。

3. 原型启发 从实际生活中受到启发而找到问题解决的途径或方法称为原型启发。产生启发作用的事物称为原型。例如,瓦特看到水开时产生的蒸汽把壶盖顶起来,受到启发,发明了蒸汽机。但不是有了原型就一定会有原型启发。

五、想象

（一）想象的概念

想象是大脑对已有的表象进行加工和改造,进而创造新形象的过程。这是一个形象思维的过程。想象来源于表象却不等同于表象。表象是大脑中过去已知事物形象的再现,属于形象记忆;而想象则是通过对表象的加工和改造,创造新形象的思维过程,属于形象思维。例如,在文学作品中,作家把在日常生活中接触过的人物形象进行分析归类,将一些典型的特点集中在某一个人身上,从而创造出新的人物形象。想象出来的这个新人物形象既是现实生活中的某一个人,但又不全是,还有其他人的某些特点。所以想象是来源于现实生活,以表象为基本素材,借助表象的某些方面创造出来的新形象,它可以是世上尚不存在的或根本不可能存在的事物形象。

（二）想象的分类

按照是否有目的、有意识,想象分为无意想象和有意想象。

1. 无意想象　没有预定的目的,在某种刺激下,不由自主产生的想象称为无意想象。如在溶洞中看到形状各异的钟乳石,我们根据它们的形状,把它们想象成现实中的事物。梦也是一种无意想象,它没有目的,不受意识支配,而且内容往往脱离现实,不合逻辑。幻觉是在精神异常状态下产生的无意想象。

2. 有意想象　有目的、有意识进行的想象是有意想象。有意想象又分为再造想象、创造想象和幻想。

（1）再造想象:当我们在看文学作品中的人物描述时,头脑中会产生一个活生生的人物形象,这种根据语言描述或图标模式的示意,在头脑中形成相应形象的想象称为再造想象。在再造想象过程中,我们会运用自己的感知觉材料和记忆表象做部分的补充。

（2）创造想象:不依据现成的描述和图示,创造出新形象的过程称为创造想象。如科学家的创造发明,服装设计师设计的新款服装,画家构思绘制的图画等。创造想象具有首创性的特点,比再造想象要复杂、困难得多。

（3）幻想:也是一种创造想象,它是和个人的愿望相联系并指向未来的想象。科学幻想推动人们探索世界,为人类造福。古人幻想的"嫦娥奔月"如今都变为了现实。个人对自己未来的幻想就是理想。理想是个人进步的动力。如果只停留在对未来的幻想,而没有实现这种愿望的努力,幻想就成了空想。空想使人沉溺于虚假的满足,是有害的。

六、注意

（一）注意的概念

1. 注意的概念　注意是心理活动对一定对象的指向和集中。注意不是一种心理过程,而是一种始终与心理活动相伴随的心理状态。也就是说,注意是心理活动总是指向和集中在某些对象上的一种状态。离开心理过程,注意就不存在;离开注意,心理过程也无法进行。

2. 注意的特点

（1）指向性:是指由于感觉器官容量的限制,心理活动不能同时指向所有的对象,只能选择某些对象,舍弃另一些对象。

（2）集中性:是指心理活动聚焦在所选择的对象上,并保持一定的紧张度和强度。如外科医生在做手术时,他的注意集中在手术操作上。

注意能使所选择的对象处于心理活动的中心并努力维持,是主动进行的。注意不能反映事物的属性、特点,只能保证心理过程朝着目标进行,及时准确地反映客观事物及其变化。

（二）注意的分类

根据产生和保持注意有无目的性和意志努力的程度不同,可以把注意分为无意注意、有意注意和有意后注意三类。

1. 无意注意　没有预定目的,不需要意志努力维持的注意称为无意注意,是由外界事物引起的不自主的注意,因此也称不随意注意。如:上课时大家正在专心听讲,教室的门突然被人咣当一声打开,有人不由得看了一眼,这就是无意注意。引起无意注意的原因,一方面有刺激本身的特征,如新颖的、奇异的、变化的、对比鲜明的、突然出现的、强度大的刺激,另一方面还包括人的主观特征,如个人的兴趣、爱好、需要、情绪等。

2. 有意注意　有预定目的,需要付出一定意志努力维持的注意,称为有意注意,也称随意注意。有意注意是一种主动服从注意对象的状态,受人的意识支配。如:学生上课认真听老师讲课,需要意志努力维持的注意。有意注意是在无意注意的基础上发展起来的、人类所特有的一种心理现象。有意注意可以提高工作和学习的效率,因此要培养有意注意。可以通过加深对目的、任务的理解、培养和提高兴趣、增强抗干扰能力等途径来保持有意注意。

3. 有意后注意　既有目的,又不需要意志努力维持的注意,这就是有意后注意,也称随意后注意。当我们刚学骑自行车时,特别小心、精力集中,这是有意注意。当把自行车作为交通工具,骑自行车已经变成一种熟练的技能时,这时骑自行车就不需要特别关注,只在交通拥挤的复杂情况时,稍加注意就行了,这时骑自行车就成了有意后注意。有意后注意是在有意注意的基础上发展起来的,具有高度的稳定性。当一些活动和操作变成有意后注意,将会节省人的精力,对完成长期任务有积极的意义。

在每个人的心理活动中,都有这三种注意类型。无意注意可以转化为有意注意,有意注意可以转化为有意后注意,三种类型的注意相互转化,才能保证人们学习和工作的效率。

（三）注意的品质

1. 注意广度　在同一时间内,意识所能清楚地把握注意对象的数量,称注意广度,也称注意范围。注意广度与任务的难易程度,注意对象是否集中、有联系、有规律有关,还与个体的知识经验、情绪有关。只有具备一定的注意广度,才能"眼观六路,耳听八方",将复杂的注意对象"尽收眼底"。

2. 注意稳定性　注意集中于所选择对象持续的时间,称为注意稳定性。注意维持的时间越长,稳定性越高。注意稳定性的高低直接影响学习和工作的效率。注意稳定性有较大的个体差异,除与个体的个性特征有关,还与后天的专门训练有关。

人的注意不是长时间固定不变的,而呈现周期性的增强和减弱的现象,称为注意起伏或注意动摇。这是由生理过程的周期性变化引起的,是普遍存在的现象,通过主观无法克服。

当注意被无关对象吸引而离开了心理活动所要指向的对象时,称为注意分散。注意分散会使学习和工作的效率下降,甚至影响日常活动的完成,是一种注意障碍。

3. 注意分配　在同一时间内,把注意指向于不同的对象,同时从事两种或两种以上不同活动的现象,称注意分配。如有人一边看电视一边编织毛衣,有人一边看小说一边听音乐,治疗师一边为患者做手法治疗操作,一边观察患者的反应。这些现象都说明注意是可以分配的。但是,注意分配也是有条件的。当所从事的活动至少有一种活动是非常熟练的,才能进行注意分配。例如,让写字不熟练的小学生一边听讲一边记笔记,就会出现听讲忘了记笔记或者记笔记忘了听讲的情况。只有在写字非常熟练时,才能一边听讲一边记笔记。另外,所从事的活动之间要存在内在联系,如在弹奏歌曲的同时演唱,必须是同一首歌,才能一边弹奏一边演唱。通过训练使操作技能熟练,可以提高注意的分配能力,进而提高工作效率。

4. 注意转移　由于任务的变化,注意由当前对象转移到另一对象上去的现象,称为注意转移。注意转移不同于注意分散,前者是根据任务的要求,主动转移到另一对象上,后者是被动离开,转移到无关的对象上。注意转移的速度,取决于个体对前后两种活动的态度,也受个性的影响。

注意力是有个体差异的。可以通过有意识的训练,改善注意的品质,提高注意力。如培养对学习的兴趣,增强对工作的责任感,增强事业成功的动机,培养坚强的意志,养成良好的习惯等。

任务二 情绪与情感过程

案例引导

本科毕业生李某,在公务员考试中名列前茅。在去面试途中,因一元钱车费与售票员发生争执。因售票员出言不逊,李某便不顾一切冲上去拳打脚踢,当场被巡逻民警带走,不但失去了就业机会,而且致人轻伤犯伤害罪被判处有期徒刑两年。请分析李某当时的情绪状态,这种情绪状态有何特点?

人在认识和改造客观世界的实践活动中,会表现出喜、怒、哀、恨等态度体验,形成道德感和价值感,具体包括爱情、幸福、仇恨、厌恶、美感等情感,这就是人的情绪与情感过程。

一、情绪与情感概述

(一)情绪与情感的概念

情绪与情感是人对客观事物是否满足自己的需要而产生的态度体验。客观事物是情绪与情感产生的来源,需要是情绪与情感产生的基础。如果外界事物符合主体需要,就会引起积极的情绪体验,否则会引起消极的情绪体验。另外,情绪与情感是一种主观感受或者内向体验,它能够扩大或缩小、加强或减弱内在需要,使人更易于适应变化多端的环境。

(二)情绪与情感的区别与联系

1. 情绪与情感的区别 情绪是人对客观事物是否符合自己需要而产生的主观态度体验,是较低级的,人和动物共有的。如面对美好的事物,人会产生愉悦的情绪,面对危及生命安全的事件,会产生恐惧。情感是与人的社会需要相关联的态度体验,是高级的、复杂的、人类特有的。情绪具有冲动性、情境性和不稳定性的特点;情感具有深刻性、稳定性和持久性的特点。

2. 情绪与情感的联系 情绪依赖于情感,情感也依赖于情绪。人的情感总是在各种不断变化的情绪中体现出来。离开具体的情绪过程,情感就不存在。如一个人的爱国主义情感在不同情况下的表现不同,当看到祖国遭受列强的蹂躏时无比愤怒,当看到祖国日新月异的发展时非常喜悦。

(三)情绪与情感的外部表现

一个人的情绪与情感可以通过他的外部表现看出来。人的表情就是情绪与情感的外部表现,包括面部表情、身体表情和语言表情,是表达和交流的通用符号。面部表情是情绪的主要表现形式,人们可以通过他人的面部表情来判断其情绪,其中眼睛能表达细微的情绪变化,故称为"心灵之窗"。身体表情通过头、手、躯干、脚的动作和身体的不同姿态反映一个人的情绪,如人在生气的时候咬牙切齿、紧握拳头。语言表情是指语言的语音、语调、语速、语气等,如人在兴奋激动时音调高、语速快,失落郁闷的时候音调低、语速慢。

表情既有先天的,也有后天模仿的,它以复杂的方式传递着交际的信息,帮助人们相互了解,

Note

33

辨认所处的人际环境,进而产生适应。

二、情绪与情感的功能

1. 适应 情绪与情感是机体生存、发展和适应环境的重要手段。如婴儿通过情绪反应与成人交流,以便得到更好的抚养。人们也可以通过察言观色了解他人的情绪状态,来决定自己的对策,维持正常的人际交往。这些都有利于人类更好地适应环境,以便更好地发展。

2. 动机 内驱力是激活机体行动的动力,而情绪与情感有使内驱力提供的信号放大和增强的作用。

3. 组织 情绪与情感对其他心理活动具有组织作用。积极的情绪与情感对活动起着促进作用,消极的情绪与情感对活动起着阻碍作用。这种作用和情绪与情感的强度有关。中等强度愉快的情绪与情感有利于人的认知活动和操作的效果。

4. 信号 情绪与情感具有传递信息、沟通思想的功能。这项功能是通过情绪与情感的外部表现也就是表情实现的。

三、情绪与情感的分类

（一）基本情绪类型

人的基本情绪主要有快乐、愤怒、悲哀、恐惧四种类型,简称为喜、怒、哀、惧。

1. 快乐 快乐是愿望满足、目标实现、需要满足的情绪体验。快乐的强度可以从满意、愉快到欢乐、兴奋、狂喜,与愿望实现的意外程度有关。

2. 愤怒 愤怒是愿望和目的达不到、一再遭受挫折的情绪体验和反映。愤怒有不满、生气、气愤、大怒、暴怒等不同的程度。

3. 悲哀 悲哀是失去喜爱的东西或无法得到所追求的东西的体验和反映。悲哀的程度与失去事物的价值有关,有遗憾、失望、难过、悲伤、哀痛。

4. 恐惧 恐惧是预感或面临无法应对的危险时产生的情绪体验。恐惧往往是由于缺乏处理、摆脱可怕情景的力量和能力而造成的。

喜、怒、哀、惧这四种基本情绪可以组合派生出其他复合情绪。如由恐惧、痛苦、不安等情绪组合起来的可能是焦虑。

（二）情绪状态类型

情绪的状态可分心境、激情和应激三种。

1. 心境 心境是微弱的、持久的而具有弥漫性的情绪体验状态。愉快的心境使人精神愉快,看周围的事物也带上明快的色彩,动作也会变得敏捷。而不愉快的心境使人感到心灰意冷、意志消沉,看周围的事物也会带上灰暗的色彩。影响心境的原因多种多样,有时候人们可能意识不到。事业的成败、身体的疾病都会影响人的心境。心境也会影响人的日常活动,如学习成绩、工作效率、人际关系等,长期悲观的心境还会损害人的健康。

2. 激情 激情是一种强烈的、持续时间较短、具有暴发性的情绪状态。这种状态往往由重大的、突如其来的生活事件或者激烈的、对立的意向冲突引起,具有明显的外部表现和生理反应。如在大怒的时候,人暴跳如雷,并且心跳加快、血压增高。在激情状态下,人能发挥自己意想不到的潜能,做出平常不敢做的事情,但也能使人的认识偏激,分析力和自控能力下降,即所谓的"意识狭窄"现象,此时人往往不能约束自己的行为。

3. 应激 应激是遇到出乎意料的紧急情况或遇到危险情境时出现的高度紧张的情绪状态。如人在遇到地震、火灾或者恐怖袭击时,会根据自己的知识经验,迅速地判断当前情况,挖掘自己的潜能,以应对危险的情境。有的人在应激状态下,意识清晰、思维敏捷、动作迅速,即所谓的"急中生智",可以帮助摆脱困境;有的人在应激状态下,目瞪口呆、手足无措、无法应付危急的状况,即所谓的"急中丧智"。长期的应激状态会使人的免疫力下降,导致躯体疾病。

（三）社会情感类型

人的社会情感主要有道德感、理智感和美感,这些都属于人类的高级情感。

1.道德感　道德感是根据一定的道德标准,人们对自身及他人言行进行评价的一种情感体验。如对祖国的自豪感、对社会的责任感、对集体的荣誉感以及职业道德都属于道德感。医护人员的职业道德就是医德,是医护人员的医疗行为准则。

2.理智感　理智感是指人在智力活动中所产生的情绪体验,是满足认识和追求真理的需要而产生的。如在科学研究中发现新线索、取得新成果,学习有了进步以及多次试验失败后获得成功等,这些都是理智感。理智感对推动学习科学知识,探索科学奥秘有积极作用。

3.美感　美感是按照个人的审美标准对客观事物、文学艺术作品以及社会生活进行评价产生的情感体验。美感包括自然美感、社会美感和艺术美感。雄伟壮丽的山脉、波涛汹涌的大海、蜿蜒的溪流、广袤的草原蕴含着自然美感;高尚的品格、优雅的举止、礼貌的行为是社会美感;扣人心弦的小说、激动人心的乐曲、巧夺天工的雕塑属于艺术美感。美感体验与个人的审美能力和知识经验有关。

四、情商

（一）情商的概念

1990 年,美国学者约翰·梅耶和彼得·萨洛维首先提出情商一词。1995 年,美国作者丹尼尔·戈尔曼出版了《情商:为什么情商比智商更重要》一书,引起关于情商的全球性研究与讨论。因此,丹尼尔·戈尔曼被誉为"情商之父"。戈尔曼提出情商由以下五个方面构成。

1.认知自己情绪的能力　了解自我,能监视自己情绪的变化,察觉某种情绪的出现,观察和审视自己的内心体验,知道情绪产生的原因。

2.控制自己情绪的能力　能调节自己的情绪,使之适时适度地表现出来,即能调控自己。

3.自我激励的能力　不需要外界奖励和惩罚作为激励手段,能根据已经设定的目标调整自己的情绪,努力使人走出生命中的低谷,重新出发。

4.认知他人情绪的能力　能够通过细微的表情或语言信号感受到他人的需求与相应的反应,具有同理心。这是与他人正常交往,实现顺利沟通的基础。

5.维系人际关系的能力　在认识他人情绪的基础上,尊重理解他人,建立和谐的人际关系网络。

情商不像智商那样可用测验分数较准确地表示出来,它只能根据个人的综合表现进行判断。心理学家们还认为,一个人是否具有较高的情商,和童年时期的教育培养有着密切的关系。因此,培养情商应从小开始。

（二）情商的意义

一个人的智商一般来说是比较稳定的,虽然可以开发,但是不会有太多的变化。但是情商不同,当人们经历很多的人生历程时,情商会随之提高。对于事业的成功,情商起着比智商更加重要的作用,它影响着人认识和实践活动的动力,通过影响人的兴趣、意志,加强或弱化认识事物的驱动力。另外,情商是自我和他人情绪把握和调节的一种能力,因此,与人际关系的处理有较大关系,与社会生活、健康状况、婚姻状况也有密切关联。

任务三　意志过程

案例引导

　　4岁的陶陶是一个活泼好动的男孩。喜欢画画，但坐不住，画不了一会儿就丢下不画了。爸爸十分生气，经常批评、责备说："画得这么难看，还猴子屁股——坐不住，你长大了还能干什么！"陶陶被"训"得耷拉着脑袋，画画的兴趣也没有了。奶奶见此情景，十分关心地拿起陶陶的一张画夸奖说："看，陶陶画的这个大气球多好看呀！来，奶奶和陶陶一起画，看能不能把气球画得更好一些，再涂上好看的颜色，好不好？"说着就拿出纸笔，边指导边鼓励陶陶画画："啊，这个气球比刚才画的好多了，涂上的颜色也很好看！"陶陶听了很高兴，越画越有趣，越画越来劲，越画时间越长，也越画越好。这个案例中，哪些因素使得陶陶的画画行为发生了变化？

人在认识客观世界的同时，还会能动地改造世界，表现出人的意志。

一、意志的概念和特征

（一）意志的概念

　　人的认识活动都是有目的的。为了达到某一目的，往往会遇到一些困难，就需要克服困难才能达到目的。意志就是指有意识地确定目的，通过调节和支配自身行为，克服困难和挫折，实现预定目的的心理过程。受意志支配的行动称为意志行动。只有有目的的，需通过克服困难和挫折实现的行动，才是意志行动。

（二）意志行动的特征

　　意志总是表现在个体的行动之中，人的意志行动有以下三个主要特征。

　　1. 明确的目的性　明确的目的性是指人在行动之前有一定的计划，能清楚地意识到自己要做什么、准备怎么做，这与动物本能的、无意识的活动有本质的不同。但有时人的行动也缺乏目的性，如"梦游"是无目的、无意识的活动，不属于意志行动。

　　2. 与克服困难相联系　意志行动是有目的的活动，在目的和现实之间总有各种各样的障碍和困难需要克服。没有任何困难和障碍的活动不能算意志行动。在活动中克服困难的性质和程度，可以用来衡量一个人的意志是否坚强以及坚强的程度。

　　3. 以随意运动为基础　人的活动是由一系列动作或运动组合而成，这些运动可分为不随意运动和随意运动。不随意运动是指不以人的意志为转移的、自发的运动，如由自主神经支配的内脏活动和非条件反射活动。随意运动是受意识支配的运动形式。人的意志行动是由一系列随意运动实现的。意志行动的目的性决定了意志行动必须是在人的主观意识控制下完成的，所以随意运动是意志行动的基础。工作中各种操作都是随意运动，它要求有一定目的和熟练程度，是意志行动的必要条件。

　　意志行动的这三个基本特征是相互联系、不能分割的。

二、意志行动的基本阶段

意志行动包括对行动目的的确立和对行动计划的制订,以及采取行动达到目的,因此分为准备阶段和执行决定阶段。

(一) 准备阶段

这一阶段包括在思想上权衡行动的动机、确定行动的目的、选择行动的方法并做出行动的决定。在确立行动目的的过程中,人往往会产生动机冲突。动机冲突有以下四种。

1. 双趋式冲突　两种对个体都具有吸引力的目标同时出现,形成强度相同的两个动机。由于条件限制,只能选其中的一个目标,此时个体往往会表现出难于取舍的矛盾心理,这就是双趋式冲突。如"鱼和熊掌不可兼得"就是双趋式冲突的真实写照。

2. 双避式冲突　两种对个体都具有威胁性的目标同时出现,使个体对这两个目标均产生逃避的动机,但由于条件和环境的限制,必须选择面对其中的一个,这种选择时的心理冲突称为双避式冲突。"前有悬崖,后有追兵"正是这种动机冲突处境的表现。

3. 趋避式冲突　某一事物对个体既有有利的一面,又有不利的一面,这时所遇到的矛盾心情就是趋避式冲突。所谓"想吃鱼又怕鱼刺"就是这种冲突的表现。求美者想追求美而采取手术整形的方法,但是又怕手术失败,这时的心理冲突就是趋避式冲突。

4. 多重趋避式冲突　当人们面对两个或两个以上的目标时,而每个目标又分别具有有利和不利的方面,人们无法简单地选择一个目标,而回避或拒绝另一个目标,由此引起的冲突称为多重趋避式冲突。在实际生活中,人们的趋避冲突常常表现出这种复杂的形式。

动机冲突可以造成个体不平衡、不协调的心理状态,严重的心理冲突或持续时间较长可以引起个体的心理障碍。

(二) 执行决定阶段

该阶段是执行所采取的决定的阶段。在执行阶段,既要坚定地执行既定的计划,又要克制那些妨碍达到既定目标的动机和行动。意志的强弱主要表现在两个方面,一方面坚持预定的目的和计划好的行为程序,另一方面制止那些不利于达到目的的行为。在这一阶段还要不断审视自己的计划,以便及时修正计划,保证目标的实现。

三、意志的品质和培养

(一) 意志品质

人们在生活实践中所表现出的意志特点是不同的,如目的明确程度、克服困难的坚韧性等都有很大差异。良好的意志品质包括意志的果断性、坚韧性、自觉性和自制性等。

1. 意志的果断性　意志的果断性是指根据客观事实,经过深入思考,做出准确判断,当机立断地采取决定的品质。这要求个体善于观察,对机会有敏感性。有人遇到机会却认识不到,或者在机会面前犹豫而错过机会,或者在机会面前没有深入思考轻易决定,鲁莽行事。这些都是与意志的果断性品质相反的。意志的果断性体现出个体的学识、经验、勇气和应对能力。与意志的果断性相反的特征是优柔寡断或不计后果的草率行动。

2. 意志的坚韧性　意志的坚韧性是指以顽强的毅力、百折不挠的精神克服困难,坚持不懈努力实现目标的品质。有时目标远大,需要花费的时间长,付出的努力多,就需要坚韧的意志品质,抵制各种干扰,排除困难,执着追求目标的实现。有时实现目标的条件不成熟,也需要坚持。坚韧性是成功者必备的意志品质。有些人遇到困难就退缩,做事虎头蛇尾,这些都是缺乏坚韧性的表现。与意志的坚韧性相反的特征是畏缩和软弱。

3. 意志的自觉性　意志的自觉性是指对行动目的有深刻的认识,有明确的目的,能认识行动的意义,使自己的行动自觉服从活动的品质。有了自觉性的品质,就不会屈从于外界压力而随波逐流。缺乏自觉性就会做事容易受外界的人和事物影响,如随大流。与意志的自觉性相反的特征是被动性和盲目性。

4. 意志的自制性　意志的自制性是指善于管理和控制自己的情绪和行为的品质。要想达到一定的目标,在精力有限的情况下,善于控制自己的情绪冲动并使自己按照预定的目的去行动,否则目标难以达到。有些人缺乏意志的自制性,上课时困了就睡觉;即使过两天就考试,遇到打牌、看电影的邀请也不愿拒绝,这些都是缺乏自制性的表现。与自制性相反的特征是随意性和冲动性。

(二) 意志品质的培养

一个人越具有良好的意志品质,其成功的可能性就越大。意志的各种品质是密切联系、相互影响的,其中以自觉性为基础。可从以下几方面培养良好的意志品质。

1. 树立远大的理想和切实可行的目标　远大的理想和明确的目标是培养坚强意志的前提。顽强的意志来自远大的理想,具有远大理想的人必定是不畏艰险、不辞艰辛、勇于奋发前进的人。另外,要以科学的态度来分析客观现实,确立正确的、有意义的、符合社会发展要求的目标,还要与现实的学习和工作结合起来,把理想转化到现实的生活中,使自己的行动建立在自觉性的基础上,意志才有发展的可能。

2. 讲究科学的方法,遵循渐进的规律　培养意志还要讲究方法、遵循规律。如果违背人身心发展规律,过分强制自己去做超过自己能力的事情,反而会使人身心疲惫,对意志的培养并无益处。所以,在培养意志时,应注意选择科学的方法,将目标按渐进式进行分解,分阶段有步骤地实施。一个目标完成了,对于个体是一种积极的反馈,增强其自信,从而更积极地完成下一个目标。这样,意志行为逐渐成为意志习惯,再慢慢强化为良好的意志品质。

3. 参加社会实践,坚持从小事做起　意志品质是人们在长期的社会实践与生活中形成的较为稳定的心理品质,它在人们调动自身力量克服困难和挫折的实践中体现出来。但是,意志品质的培养并不局限于挫折、困难和逆境中。有时取得成功后的坚持要比遭到失败时的顽强更难得、更重要。"富贵不淫,贫贱不移"是意志品质的完整体现。因此,要从小事做起,在日常生活小事中培养自己的意志品质。

4. 培养兴趣,从事喜欢的活动　浓厚的兴趣能激发巨大的能量。如果所从事的活动不能使人感到充实和提起兴趣,就很难坚持。在条件许可的范围内,尽量从事自己感兴趣的又符合社会要求的事业或活动。

5. 塑造健全的个性　人的高级神经活动类型(气质)及其特点如反应性、兴奋性、平衡性等是意志品质的基础,可以针对个性中的弱点进行训练。如黏液质的人重视果断性训练,胆汁质的人加强自制力的训练。这样有的放矢,可使意志品质更加完善。

现代社会里,意志品质在竞争激烈的社会尤为重要。如果一个人自觉地确定合适的目标,果断地选择抓住机会,在困难面前百折不挠,最终会取得成功。一个人在客观现实中不断培养自己的意志品质,才能获得更大的成功。

(兴　华)

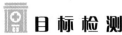

目 标 检 测

一、单选题(请从以下每一道题下面 A、B、C、D、E 五个备选答案中选择一个最佳答案)

1. 穿横条衣服使人身体变胖,墙壁上装镜子使房间变得更大,这属于(　　　　)。

　A. 错觉　　　　B. 感觉　　　　C. 视差　　　　D. 惯性　　　　E. 补偿

2. 人脑对直接作用于感觉器官的事物整体的反映,对感觉信息的组织和解释过程,称为(   )。

A. 视觉　　　　B. 感觉　　　　C. 表象　　　　D. 知觉　　　　E. 认知

3. 心理现象分为(   )。

A. 心理过程和人格　　　　B. 知、情、意和能力、气质、性格　　C. 知、情、意

D. 心理过程和个性心理特征　　E. 能力、气质、性格

4. 信息在短时记忆中一般只保持多长时间?(   )

A. 1～2 s　　　B. 20～40 s　　　C. 60～70 s　　　D. 70～80 s　　　E. 50～60 s

5. 看见一面红旗这种心理活动属于(   )。

A. 视觉　　　　B. 感觉　　　　C. 表象　　　　D. 知觉　　　　E. 认知

6. 处理事物的延续性和顺序性的知觉属于(   )。

A. 视觉　　　　B. 平衡觉　　　　C. 错觉　　　　D. 时间知觉　　　　E. 运动知觉

7. 实验证明,在听故事时进行加法运算是可能的,这属于(   )。

A. 注意的范围　　　　　　B. 注意的转移　　　　　　C. 注意的分散

D. 注意的集中　　　　　　E. 注意的分配

8. 人的心理活动对一定对象的指向和集中,是人的心理活动的共同特性,称为(   )。

A. 知觉　　　　B. 记忆　　　　C. 思维　　　　D. 想象　　　　E. 注意

9. 思维的特征有(   )。

A. 最简单的心理现象,是各种复杂的心理过程的基础

B. 整体性、恒常性、选择性、理解性和适应性

C. 概括性、间接性和对经验的改组等

D. 形象性和新颖性

E. 指向性与集中性

10. 人反映事物空间特性的知觉,称为(   )。

A. 运动知觉　　　B. 触知觉　　　C. 空间知觉　　　D. 时间知觉　　　E. 听知觉

11. 知觉的特征有(   )。

A. 最简单的心理现象,是各种复杂的心理过程的基础

B. 整体性、恒常性、选择性、理解性和适应性

C. 概括性、间接性和对经验的改组等

D. 形象性和新颖性

E. 指向性与集中性

12. 一种微弱、平静和持久的情绪状态,属于(   )。

A. 心境　　　　B. 激情　　　　C. 应激　　　　D. 意志　　　　E. 需要

13. 由一种目标或对象所引导、激发和维持的个体活动的内在心理过程或内部动力称为(   )。

A. 动机　　　　B. 需要　　　　C. 气质　　　　D. 性格　　　　E. 能力

14. 情绪变化的外部表现模式称(   )。

A. 激情　　　　B. 表征　　　　C. 应激　　　　D. 表情　　　　E. 思想

15. 情感可分为(   )。

A. 道德感、理智感和美感　　　　　　B. 心境、激情、应激

C. 快乐、愤怒、悲哀和恐惧　　　　　　D. 基本情绪和复合情绪

E. 哭、笑

16. 表现为情绪从指向事物的表面现象转化为指向事物内在特征的是(   )。

A.情绪的丰富   B.情绪的深刻化

C.情绪的稳定性逐步提高   D.情绪的社会化

E.高级社会情感的发展

17. 情绪和情感的区别不包括(　　)。

A.情感比较内隐

B.情感具有深刻性和稳定性

C.情绪具有冲动性和明显的外部表现

D.情绪常由身旁的事物所引起,又常随着场合的改变而变化

E.情感是在多次情绪体验的基础上形成的,并通过情绪表现出来

18. 情绪的基本分类包括(　　)。

A.快乐、愤怒、恐惧和悲哀   B.心境、激情和应激   C.道德感、理智感和美感

D.快乐、焦虑、恐惧和悲哀   E.优越感、道德感、理智感

19. 情绪的状态分类包括(　　)。

A.快乐、愤怒、恐惧和悲哀   B.心境、激情和应激

C.道德感、理智感和美感   D.快乐、焦虑、恐惧和悲哀

E.优越感、道德感、理智感

20. 小张阅读《红楼梦》时,根据文字描述在脑中呈现出林黛玉形象,这属于(　　)。

A.创造想象   B.再造想象   C.无意想象   D.幻想   E.空想

二、多选题(请从以下每一道题下面 A、B、C、D、E 五个备选答案中选择正确答案)

1. 心理过程包括(　　)。

A.认知过程   B.情绪情感过程   C.意志过程

D.思维过程   E.想象过程

2. 记忆的过程包括(　　)。

A.识记   B.保持   C.回忆   D.再现   E.保存

3. 感觉现象包括(　　)。

A.感觉适应   B.感觉对比   C.感觉补偿   D.感觉后像   E.联觉

4. 内部感觉包括(　　)。

A.平衡觉   B.知觉   C.错觉   D.内脏觉   E.运动感觉

5. 认知过程包括(　　)。

A.感觉   B.知觉   C.记忆   D.思维   E.想象

6. 根据事物空间、时间和运动的特征,可把知觉区分为(　　)。

A.空间知觉   B.幻觉   C.时间知觉   D.触觉   E.运动知觉

7. 知觉的特征有(　　)。

A.整体性   B.选择性   C.理解性   D.恒常性   E.稳定性

8. 关于遗忘的规律,以下哪些是正确的?(　　)

A.遗忘与时间成反比,时间越短,遗忘越多

B.遗忘与时间成正比,时间越长,遗忘越多

C.遗忘的发展进程是不均衡的

D.遗忘的进程是先快后慢

E.遗忘的进程是先慢后快

9. 记忆根据内容分为(　　)。

A.形象记忆   B.运动记忆   C.长时记忆   D.逻辑记忆   E.情绪记忆

10. 动机冲突的基本形式包括(　　)。

A.双趋式冲突　B.双避式冲突　C.矛盾冲突　　　D.趋避式冲突　E.心理冲突

11.根据信息加工和储存时间,可将记忆分为(　　)。

A.形象记忆　　B.瞬时记忆　　C.短时记忆　　D.情绪记忆　　E.长时记忆

12.意志的品质包括(　　)。

A.自觉性　　　B.果断性　　　C.坚韧性　　　D.积极性　　　E.自制性

三、问答题

1.举例说明动机冲突的四种类型。

2.思维如何分类?基本过程是什么?举例说明解决问题的基本阶段。

3.情绪与情感如何分类?有何作用?

4.感觉记忆有哪些特征?短时记忆有哪些特征?

5.试分析自己的观察力、记忆力、想象力、注意力、情绪特征、思维品质、意志品质,根据分析结果,为自己制订出今后如何在学习、工作中发挥上述心理品质的长处,克服其短处的措施。

子项目二　人　　格

扫码看课件

学习目标

1.掌握:人格的概念和特性;需要和动机的概念;马斯洛的需要层次理论;能力、气质、性格的概念。

2.熟悉:人格的结构;弗洛伊德的人格理论;人格形成和发展的影响因素;需要和动机的分类;能力的差异及影响能力发展的因素;气质类型的体液说和高级神经活动类型说;评价气质的意义。

3.了解:卡特尔的人格特质理论;动机的功能;能力的分类;性格的特征;性格与能力、气质的关系。

任务一　人　格　概　述

案 例 引 导

丁某,男,24岁,为某大学大四学生,专业是绘画艺术。平时性格内向,为人孤僻。处理人际关系能力较差,认为人与人是互相利用的关系,顺我者为友,逆我者为敌。为人处世以自我为中心,至今没有知心朋友。对周围人与事极度不信任,对他人较为敏感,常常怀疑他人在说自己的坏话,常为一点小事怀恨在心。思考:丁某这种人格是如何形成的呢?

认知、情绪与情感、意志是心理过程,每个人通过这些心理活动认识外界事物,体验着各种情感,支配着自己的活动。但是,每个人在进行这些心理活动的时候,都表现出与他人不同的特点。这些特点构成了个体与他人不同的心理特征——人格。

一、人格的概述

(一) 人格的概念

人格(personality)也称个性,这个词源于希腊语 persona,原指演员在舞台上戴的面具,后来心理学借用这个术语表明在人生舞台上,人也会根据社会角色的不同来换面具,这些面具就是人格的外在表现。

人格似乎是一个很学术的名词,而实际上,人格是我们在日常生活中经常遇到的现象。譬如一个孩子乐观自信,不怕失败,活跃而有创造力,人们会说:"这个孩子具有健康的人格。"若一个孩子缺乏安全感,常常自卑,或常主动攻击别人,我们会说:"这个孩子可能有人格障碍。"也就是说,每个人的行为、心理都有自己的特征,这些特征的总和就是人格。

人格是一个人的整体的精神面貌,是比较稳定的、具有一定倾向性的各种心理特征的总和。人格是一个相当稳定的,在不同的时间和地点,一个人的思想、情感和行为区别于他人的、独特的心理品质,包括个性心理倾向、个性心理特征和自我意识。

在日常生活中,人们从道德伦理的观点出发,对人进行评价时也常使用"人格"一词,如某人的人格高尚,某人的人格粗鄙等,这时的"人格"不能等同于心理学上的人格概念。

(二) 人格的特性

1. 整体性 组成人格的各种心理特征相互联系、相互影响、相互制约,构成一个统一的整体,所以人格具有整体性。它虽然不能直接观察得到,但却能从一个人的行为体现出来。人格的整体性使人的内心世界、动机和行为之间保持和谐一致。

2. 稳定性和可变性 人格中的各种心理特征是稳定的,对人的行为影响始终如一,不受时间和地点限制,这是人格的稳定性。所谓"江山易改,禀性难移",说的就是这个意思。但是人格的稳定性并不是说人格绝对不会发生变化,这种稳定是相对的。随着社会的发展和人的发育成熟,一个人的人格特点也会或多或少地发生变化。当发生了重大生活事件或在某些疾病的影响下,人格甚至会发生显著的改变。

3. 独特性和共同性 每个人的遗传素质不同,生长环境、经历也不相同,形成各自独特的心理特点,也就是人格的独特性。但是,生活在同一社会群体中的人,也会有一些相同的人格特征。所以,人格还有共同性的一面。人格的独特性和共同性的关系,就是共性和个性的关系,个性包含共性,共性通过个性表现出来。

4. 倾向性 人格在形成过程中,每时每刻都表现出个体对外界事物特有的动机,从而发展形成各自独特的行为方式和人格心理倾向。人格倾向性是个体对事物的选择性反应,对个人的行为具有导向作用。

5. 功能性 外界环境的刺激是通过人格的中介才起作用的,人格对个人行为有调节作用。因此,一个人的行为总会受人格的影响。比如,同样在挫折面前,怯懦的人会一蹶不振,坚强的人则会坚持到底。所以,人格能决定一个人的行为方式。

6. 生物属性和社会属性的统一 人格既有生物属性,又有社会属性。人的生物属性决定了人格的生物属性,影响人格的形成和发展。但是,社会对个人角色的行为规范以及文化都对人格有一定的影响。如果只有人的生物属性而脱离人的社会属性,就不能形成完整的人格。

(三) 人格的结构

人格的心理结构是多层次、多侧面的,包括:完成某种心理活动所必备的心理条件,即能力;

心理活动的动力特征,即气质;在生活中表现出来的对客观事物的态度以及习惯化的行为方式,即性格。这些都属于人格心理特征。人格还包括人格倾向性,即需要和动机、兴趣、爱好、世界观等,这是人格的动力和源泉,是人格中最活跃的部分。还有心理学家将自我意识也作为人格结构的一部分,自我意识包括自我认识、自我体验和自我调控。

二、人格理论

(一) 弗洛伊德的人格结构理论

弗洛伊德把人格结构分为三个层次,即本我、自我、超我。

1. 本我　本我位于人格结构的最底层,是原始的无意识本能,包括人的各种需要。它寻求直接满足,而不顾现实是否有实现的可能,遵循快乐原则。

2. 超我　超我位于人格结构的最高层次,由社会规范、伦理道德、价值观念内化而来,是个体社会化的结果。超我起着抑制本我冲动、监控自我的作用,遵循道德原则。

3. 自我　自我位于人格结构的中间层次,在本我和超我之间起着调节作用,一方面要尽量满足本我的要求,另一方面又受超我的约束,遵循现实原则。

人格结构中的三个层次相互交织,形成一个有机的整体。当三者处于协调状态时,人格处于健康状态,当三者发生冲突无法解决的时候,就会导致各种心理疾病。

(二) 卡特尔人格特质理论

美国心理学家卡特尔把特质视为人格的基本要素,他用因素分析的方法对人格特质进行了分析,提出每个人的人格特质中包含共同特质和个别特质,共同特质是一个集团的成员所具有的特质,个别特质是某个人所具有的特质。共同特质在个别人身上的强度并不相同,在同一个人身上也随时间的不同而异。

卡特尔还把人格特质分为表面特质和根源特质,找出了 16 种相互独立的根源特质,并据此编制了"16 种人格因素问卷"。用这个问卷确定的人格特质,可以预测一个人的行为反应。

三、人格形成和发展的影响因素

人格的形成与发展离不开先天生物因素与后天环境因素的作用。心理学家们认为人格是在生物因素与环境因素的交互作用下逐渐形成并发展的。

(一) 生物因素

生物因素包括遗传、神经体液、体态容貌等,是人格形成和发展的自然基础。遗传对人格的作用主要体现在以下几个方面:第一,遗传是人格不可缺少的影响因素;第二,遗传因素对人格的作用程度因人格特征的不同而异;第三,人格的发展过程是遗传与环境交互作用的结果,遗传因素影响人格的发展方向。

在日常生活中,人们会发现,子女与父母之间不仅在容貌、体形上相似,而且在气质、性格、智力、兴趣等人格方面也有某些相似之处。这主要受遗传的影响,而且子女在父母言传、身教的影响下,会经常观察和模仿家长的行为,这样在子女身上会逐步表现出父母身上的某些人格特征。在现实生活中,人们容易看到,一些家庭为音乐世家、文学世家,也说明了遗传因素对下一代人格特征形成的影响。

人的容貌、体形的好坏对人的人格也会产生直接影响。身体外部条件比较好的人容易产生愉快、满足之感,这种自豪感容易使人产生积极的人格特征。反之,身体外部条件不好的人,容易形成一种心理压力,产生一种自卑感,这种自卑感时间一长也容易使人产生消极的人格。同样,人的身体的某一个或多个机能有障碍,如神经系统、心血管系统、内分泌系统有疾病或障碍,也可能引起人的人格变化,如思想压抑、情绪呆板、行动迟缓等。

Note

（二）环境因素

环境因素主要指家庭、学校、社会文化和自然环境对个体人格形成和发展的影响。

1. 家庭环境 家庭教养方式、父母的文化素养和言行、家庭成员之间的关系等因素对一个人的人格形成和发展有重大影响。俗话说："父母是孩子的第一任老师""有其父必有其子"，说明了家庭环境对人的人格的影响。研究人格的家庭成因，重点在于探讨不同的教养方式对人格发展和人格差异具有不同的影响。家庭的教养方式一般分为权威型、放纵型、民主型三类。权威型教养方式的父母在子女的教育中表现得过于支配，孩子的一切都由父母来控制。在这种环境下成长的孩子容易形成消极、被动、依赖、服从、懦弱，做事缺乏主动性，甚至会形成不诚实的人格特征。放纵型教养方式的父母对孩子过于溺爱，让孩子随心所欲，父母对孩子的教育有时出现失控的状态。在这种家庭环境中成长的孩子多表现为任性、幼稚、自私、野蛮、无礼、独立性差、唯我独尊、蛮横胡闹等。民主型教养方式的父母与孩子在家庭中处于一种平等和谐的氛围当中，父母尊重孩子，给孩子一定的自主权和积极正确地指导。父母的这种教育方式能使孩子形成一些积极的人格品质，如活泼、快乐、直爽、自立、彬彬有礼、善于交往、富于合作、思想活跃等。由此可见，家庭确实是"创造人类健康人格的工厂"，它塑造了人们不同的人格特质。

2. 学校教育 学校教育对人的人格形成和发展，特别是对他人、对社会的看法和态度的形成，对人的世界观、人生观、价值观的树立具有重要的意义。学校对人的影响不同于家庭和一般社会环境，不是零碎的、偶然的，而是系统的、有目的、有计划地进行的。学生通过课堂教育接收系统的科学知识，同时形成科学的、正确的世界观、人生观、价值观。因此，学校教育在学生人格的形成与发展中具有重要影响。这些影响主要来自教师的课堂教学、教师的态度、校园文化、学生的课外活动等方面。在学校，教师通过各种教育教学活动，塑造学生的人格，同时教师本人也是学生模仿、学习的榜样，教师的言行对学生的人格产生潜移默化的影响。

3. 社会文化 每个人都处在特定的社会文化之中，社会文化对人格的形成和发展有重要的影响。其影响表现在：第一，社会文化对人格中后天形成的一些特征有较大的作用；第二，社会文化对个人的影响力因文化的强弱而异，这要看社会对顺应的要求是否严格，越严格，其影响力越大；第三，社会文化因素决定了人格的共同性特征，它使同一社会的人在人格上具有一定程度的相似性。这种相似性具有维系社会稳定的功能，又使得每个人能稳固地"嵌入"在整个社会文化形态里。

社会文化对人格具有塑造功能，还表现在不同文化的民族有其固有的民族性格。不同的国家和地区有具体的文化特征、价值观念、生活方式等，这些都会在人的人格特征上打上不同的烙印。比如，中国人含蓄、内倾的偏多，沉静，三思而后行，西方人直率、外倾的偏多，好动，情绪外露。

4. 自然环境 气候条件、生态环境、空间拥挤程度等这些自然因素都会影响到人格的形成与发展。比如在我国南方人和北方人在气质、性格等方面有诸多差异。虽然自然环境对人格不起决定性的作用，但在不同自然环境中，人可以表现出不同的行为特点。

（三）儿童早期经验

精神分析学派认为儿童早期经验对人格的形成有极其重要的影响。弗洛伊德指出儿童早期的经验乃是精神疾病不可或缺的条件，一个人早年曾发生过的真实的创伤事件是致病的主要原因，但后来弗洛伊德更强调潜意识中的欲望、冲动、驱力以及这些成分外显的过程，特别是性本能欲望的表达而致的冲突。他认为5岁前的经历具有决定性的意义。

任务二　人格倾向性

美国有位商人开了家"组合式鞋店"。货架上陈设着 6 种鞋跟,8 种鞋底,鞋面的颜色以黑、白为主,鞋带的颜色有 80 多种,款式有百余种。顾客可自由挑选出自己最喜欢的各种款式,然后交给职员进行组合,只需稍等十来分钟,一双称心如意的新鞋便可到手。而其售价,与批量成品的价格差不多,有的还更便宜。此举引来了络绎不绝的顾客,使该店销售额比邻近的鞋店高出好几倍。请你运用马斯洛需要层次理论分析该鞋店生意兴隆的原因。

人格倾向性(individual)是人行为活动的动力,包括需要、动机、兴趣、信念、世界观。这些成分相互联系、相互制约、相互影响。

一、需要

(一) 需要的概念

人饿了要吃饭,渴了要喝水,累了就要休息。在社会中生存还要保持良好的人际关系,这些条件都是不能缺少的,缺少了就会使机体产生不平衡。机体的不平衡状态使人对缺少的东西产生欲望和要求,这种欲望和要求就是需要。也就是说,需要(need)是一种机体的不平衡状态,表现为机体对内外环境的渴求和欲望。

需要是不断发展的,不会总停留在一个水平上。当前的需要得到满足,新的需要就会产生,人们又会为满足新的需要去努力。所以,人的一切活动都是为了满足需要而发生的,而需要是永远不可能得到满足的。一旦需要消失,生命亦将结束。正因为如此,需要也是推动机体活动的动力和源泉。

(二) 需要的分类

1. 自然需要和社会需要　从需要产生的角度看,需要分为自然需要和社会需要。自然需要是与机体的生存和种族延续有关,由生理的不平衡引起的需要,又称生理需要或生物需要。如对空气、食物、水、休息、排泄的需要等。人在社会活动中由社会需求而产生的高级需要,如交往、求知的需要就是社会需要。社会需要不是由人的生物本能决定,而是通过学习得来的,故又称获得性需要。人的社会需要由社会发展条件决定。

人和动物都有自然需要,但是从满足需要的方式来看,还是有差别的。比如,人吃饭不仅是为了填饱肚子,还要讲究卫生,讲究营养。另外,人还能根据外部条件和行为的道德规范有意识地调节自己的需要,而动物不能。

2. 物质需要和精神需要　从满足需要的对象来看,需要分为物质需要和精神需要。物质需要是对社会物质产品的需要,如对生活用品、住所、工作条件等的需要。精神需要是对各种社会精神产品的需要,如读书看报、欣赏艺术作品、与人交往以及审美需要等。精神需要是人类特有的,并且物质需要和精神需要之间有着密切的关系。人对物质产品的要求不仅要满足人的生理

Note

45

需要,还要满足人的精神需要。比如人穿衣服不仅是为了保暖,还要能够体现自己的身份、品味。

（三）需要层次理论

关于需要的理论有很多,比较有影响的是美国心理学家马斯洛（Maslow A. H. 1908—1970）提出的需要层次理论。马斯洛认为,人的需要分为生理需要、安全需要、爱和归属的需要、尊重的需要与自我实现的需要五个层次,如图 2-2-1 所示。

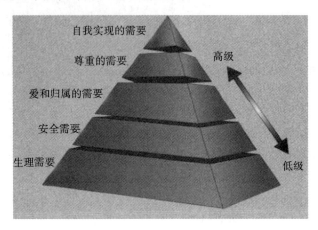

图 2-2-1　马斯洛需要层次示意图

1. 生理需要　生理需要是维持个体生存和种系发展的需要,如对食物、空气、水、性和休息的需要。它是一切需要中最基本、最原始的,也是最有力量的。如果这些需要得不到满足,人的生存就成了问题。从这个意义上说,生理需要是推动人们行动的最强大的动力。只有这些最基本的需要满足到维持生存所必需的程度后,其他的需要才能成为新的激励因素。

2. 安全需要　安全需要是人对生命财产的安全、秩序、稳定的需要,是在生理需要得到满足的基础上产生的。这种需要得不到满足,人就会感到威胁和恐惧。这种需要表现在人都需要一个稳定的工作,有稳定的收入,喜欢做自己熟悉的工作,喜欢生活在熟悉的、安全的、有秩序的环境。婴儿面对外部世界时,由于能力有限而无法应付不安定因素,他们对安全需要表现得尤为强烈。

3. 爱和归属的需要　爱和归属的需要是在满足生理需要和安全需要的基础上产生的。爱的需要是指能与他人保持一定的交往和友谊,即爱别人、接受别人的爱,同时还应保持适度的自爱。归属的需要是指被某一群体接受或依附于某个团体或个人的需要。每个人都希望和他人接触,渴望加入某个组织或团体,并在其中获得一定的位置,也希望同他人建立起亲密的关系,如结交朋友、追求爱情的需要。爱的需要与性需要有关,但不等同,性是生理需要,而爱的需要是人与人之间彼此关心、尊重和信任。如果爱的需要得不到满足,人就会感到空虚和孤独。

4. 尊重的需要　尊重的需要有两种类型,即来源于别人的尊重和自我尊重。来源于别人的尊重是基本的尊重,以人的名誉、地位、社会名望或社会成就为基础,同时也包括别人如何评价自己、如何反映自己所有的特点。自我尊重则是指个人对力量、成就、自信、独立等方面的渴求。尊重的需要是一种较高层次的需要,尤其是自我尊重。满足自我尊重的需要会使人相信自己的力量和价值,使人在生活中更有力量,更富有创造性;反之,缺乏自尊会使人感到自卑,认为自己无能、缺乏价值,没有足够的信心去处理面临的问题。

5. 自我实现的需要　自我实现的需要是人类最高层次的需要,是指人希望最大限度发挥自己的能力或潜能,完成与自己能力相称的一切事情,实现自己理想的需要。不同的人自我实现需要的内容有明显差异,如科学家的科学研究、作家的创作,甚至工人、司机尽善尽美完成好自己喜欢的、擅长的工作,都是为了把自己的潜能发挥到最高的境界,满足自我实现的需要。马斯洛提

Note

出,一个人的童年经验,特别是 2 岁以后的爱的教育特别重要,如果童年失去了安全、爱与尊重,将来很难成为自我实现的人。另外,只有少数人能够达到自我实现,大多数人一生只能在爱与归属的需要和尊重的需要之间的某一个层次上度过一生。

需要的这五个层次,是由低级到高级逐渐形成并逐级得以满足的。马斯洛认为,无论从种族发展还是个体发展的角度看,层次越低的需要,出现越早并且力量越强,因为它们的满足与否直接关系到个体的生存,因此也称为缺失性需要,如生理需要、安全需要。层次越高的需要出现越晚,是有助于个体的健康、发展的需要,也称为发展性需要,如爱和归属的需要、尊重的需要和自我实现的需要。一个人可以有自我实现的愿望,但却不是每个人都能成为自我实现的人。能够达到自我实现境界的人只是少数。

人的这五层需要是相互联系、彼此重叠的,较高层次的需要并不是在较低层次的需要满足后才出现的,而是随着前一层次需要的不断满足,后一层次的需要就会逐渐出现,较低层次的需要在满足后并未消失,只是影响力降低,表现为需要层次之间的重叠,如图 2-2-2 所示。

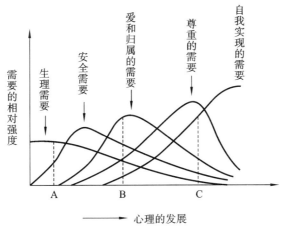

图 2-2-2　需要的发展

马斯洛后来在第四层、第五层之间补充了另外两个层次的需要,即认知需要和审美需要(图 2-2-3)。认知需要是指个体寻求知识、认识、理解未知事物的需要。审美需要是指个体对美好事物的追求、欣赏,希望周遭事物有秩序、有结构、顺自然、循真理等心理需要。

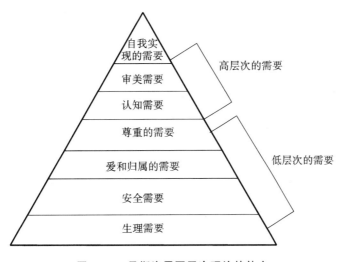

图 2-2-3　马斯洛需要层次理论的补充

人的行为是由优势需要决定的,同一时期内,个体可以存在多种需要,但只有优势需要占主导地位,此段时间的个体行为都是为了满足该优势需要。

二、动机

(一) 动机的概念

动机(motivation)是激发个体朝向一定目标活动,并维持这种活动的一种内在的心理活动或内部动力。虽然动机不能进行直接观察,但可根据个体的外部行为表现推断出来。

动机是以需要为基础、在外界诱因刺激下产生的。当人感到缺乏某种东西时,如饿了、冷了、累了的时候,就会引起机体内部的不平衡状态,此时需要便转化为人的行为活动的动机。这种由生理需要引起,推动个体为恢复机体内部平衡的唤醒状态称为内驱力。动机也可以由金钱、名誉、地位等外部因素引起,这种外部因素称为诱因。另外,积极的情绪会推动人去设法获得某个对象,消极的情绪会促使人远离某个对象,所以情绪也有动机的作用。

不同的动机可能导致同一行为,不同的行为活动也可以由相同的或相似的动机引起。

(二) 动机的功能

动机具有激活、指向、维持和调整的功能。

1. 激活功能 人的行动都是在动机的驱使下发生的,都是为了满足和实现某种愿望和欲望。因此,动机可以解除由需要未得到满足而产生的生理或心理上的压力或紧张,具有驱使机体采取某种行动的能量,即激活功能。

2. 指向功能 当机体处于不平衡状态时,从而激起活动的愿望,使人的行为受动机指引,朝着特定方向和预期目标进行,这就是动机的指向功能。动机的激活决定人是否接受信息,而指向功能决定人接受什么样的信息。当激活的需要不止一个,人的行为就必须在这些目标之间进行选择。选择哪一个目标,取决于个人对每一个目标的期望强度。

3. 维持和调整功能 当行为产生后,人们是否坚持这种行为,同样受动机的支配和调节。当行为指向个体所追求的目标时,相应的动机便获得强化,活动就会持续下去;当活动背离个体所追求的目标时,动机得不到强化,就会使继续活动的积极性降低或者活动停止。因此,动机的性质和强度可以影响与左右个体产生什么样的行为。

(三) 动机的分类

人类的动机很复杂,分类也具有多样性。

1. 依据需要的种类分为生理性动机和社会性动机 由机体的生理需要产生的动机属于生理性动机,也称内驱力,如吃饭、穿衣、休息等的动机。以人类的社会文化需要为基础而产生的动机属于社会性动机,如交往动机、成就动机、权利动机等。

2. 依据动机产生的原因分为内在动机和外在动机 由个体的内在需要引起的动机是内在动机。在外部环境影响下产生的动机是外在动机。因为学习的重要性而努力学习的动机是内在动机,为获得奖学金而努力学习的动机是外在动机。两种动机相互作用,在个体的行为活动中都发挥作用。当外在动机的作用大于内在动机的作用时,个体的行为活动主要靠外部奖励来推动。如果个体对外部奖励不满意,将影响个体活动的内在动机。

3. 依据能否意识到活动目的分为有意识动机和无意识动机 能意识到活动目的的动机称有意识动机。没有意识到或者没有清楚地意识到的动机称无意识动机。定势往往是无意识动机。所谓定势是指人的心理活动的准备状态,对人的知觉、记忆、思维、行为和态度都有一定的作用。思维习惯和生活中形成的经验都是定势产生的原因。

三、兴趣

兴趣(interest)是认识某种事物或从事某种活动的心理倾向。兴趣使个体对某个事物持有稳定的积极的态度,并伴有愉快的情绪,它以需要为基础,在社会实践中形成和发展起来,能对人的活动产生推动力,从而促使个体为满足自身对客观事物的需要或实现自己的目标而积极努力。兴趣具有广度、深度、稳定性、持久性等品质。

四、信念

信念(belief)是坚持某种观点、思想的正确性,并调节支配个体行为的个性倾向。个体经过深思熟虑,确信某种理论、观点或某项事业的正确性和必要性,对此深信不疑,并成为自己行为的动力时,信念就确立起来了。信念一旦确立就具有很大的稳定性,不会轻易改变。

五、世界观

世界观(world view)是指人们对整个客观世界总的看法和态度,是人格倾向性的最高表现形式。世界观是在需要、动机、兴趣和信念的基础上通过社会活动逐渐形成的。它支配和决定了人的认识和言行。

任务三　人格心理特征

案 例 引 导

苏联某心理学家做过一项实验,有四个人去戏院看戏,都迟到了 15 分钟,工作人员拦住他们:"先生,对不起,您已经迟到 15 分钟,为了不影响他人,您不能进入。"

第一个人:"为什么不让我进! 你知道我为什么迟到吗? 刚才……怎么能不让我进?!"对检票员不让进剧场的做法十分不满,与其争执。

第二个人:对检票员的做法表示理解,但随后找了一个没有人检查的入口溜了进去。

第三个人:对检票员的做法非常理解,并自我安慰"第一场戏总是不太精彩的,先去小卖部买点吃的休息一下,等幕间休息再进去不迟。"

第四个人:对自己的行为很后悔,认为这场戏不该看,进而想到"我运气不好,如果这场戏看下去,还不知要出什么麻烦呢!"于是,扭身,"打道回府"。

请分析一下,四位被试者各是什么类型的气质?

人格心理特征是指个体经常表现出来的本质的、稳定的心理特征,反映一个人的基本精神面貌和意识倾向,也体现了个体心理活动的独特性,主要包括能力、气质和性格。在人格中,能力反映活动的水平,气质反映活动的动力特点,性格决定活动的内容与方向。

一、能力

(一) 能力的概述

1. 能力的概念　能力(ability)是顺利、有效地完成某种活动所必须具备的心理条件,是人格的一种心理特征。能力和活动联系在一起,只有通过活动才能发展人的能力和了解人的能力。

但并不是所有在活动中表现出来的心理特征都是能力,只有那些直接影响活动效率、使活动的任务得以顺利完成的必需的心理特征,才是能力。

2. 能力与智力的关系　能力不同于智力。智力是指人的认知能力,这种能力是人从事任何活动都必须具备的最基本的心理条件,例如观察力、记忆力、思维力、想象力、注意力等。思维力是智力的核心,代表着智力发展的水平。正常发展的智力是人认识客观事物并运用知识解决实际问题的基础。能力离不开一定水平的智力和知识的积累,智力是形容某些能力的一个维度,知识的积累能为智力的发展提供基础。

3. 能力与知识、技能的关系　能力与知识、技能既有联系又有区别。知识是人类社会历史经验的总结和概括;技能是通过练习而获得和巩固下来,完成活动的动作系统。能力是掌握知识、技能的前提,没有能力,难于掌握相关的知识和技能。另外,能力还决定了掌握知识、技能的方向、速度和所能达到的水平。但是不能简单地用知识、技能作为标准,来衡量人的能力高低。

（二）能力的分类

1. 按能力的结构,能力分为一般能力和特殊能力　一般能力是指完成各种活动都必须具有的最基本的心理条件,观察能力、记忆能力、想象能力、思维能力与实践活动能力都属于一般能力,与个体的认知活动有关。特殊能力是指从事某种特殊活动或专业活动所必需的能力,如音乐能力、绘画能力、体育能力等。一般能力与特殊能力也不是截然分开的,特殊能力是在一般能力的基础上发展起来的,而某种一般能力在某一领域得到特别的发展,就可能发展为特殊能力。

2. 按涉及领域,能力分为认知能力、操作能力和社会交往能力　认知能力是个体加工、储存信息的能力。人们依靠认知能力认识客观世界,获取知识。操作能力是指人们利用肢体完成各种活动的能力。通过认知能力积累的知识和经验,可以促进操作能力的形成和发展,而操作能力的发展,可以进一步提高人的认知能力。社会交往能力是指在人际交往中信息交流和沟通的能力。

3. 按创造程度,能力分为再造能力和创造能力　再造能力是指利用所积累的知识、技能,按现成的模式进行活动的能力。在学习活动中的认知、记忆、操作多属于再造能力。创造能力是指在活动中产生独特的、新颖的、有社会价值的想法、产品等的能力。再造能力和创造能力是相互渗透、相互联系的。再造能力是创造能力的基础,任何创造活动都不可能凭空产生。

（三）能力的差异

能力的差异是客观存在的事实,有能力类型的差异、能力发展早晚的差异、能力发展水平的差异及能力的性别差异。

1. 能力类型的差异　不同的人在不同的能力方面表现出很大的差异,包括感知觉能力、想象力等一般能力以及特殊能力方面的差异。例如:有的人擅长音乐,有的人擅长绘画;有的人记忆力强,有的人想象力强。能力类型的差异只说明能力发展的倾向性不同,不代表能力的大小。

2. 能力发展早晚的差异　个体的能力从出生到成年是一个不断获得和发展的过程,在活动中逐渐表现出来,但在表现的早晚上存在个体差异。有的人年纪轻轻却天资聪颖,记忆力超强,即所谓的"少年才俊"。有的人则需经过长期的准备和积累,直到中年以后才事业有成,即所谓的"大器晚成"。

3. 能力发展水平的差异　各种能力在发展水平上也有差异。心理学家用智力商数(简称智商,IQ)表示智力水平。研究发现,人类的智商分布呈常态分布,智力超常和低常者占少数,智力正常者占多数。

4. 能力的性别差异　心理学家采用智力测验的方法,对男女两性智力差异进行了研究。大规模研究的结果表明,不论是团体测验还是个别测验,男女平均智商没有明显差别,但是男女两性在智力的各因素方面表现出不同的优势,女性在语言表达、短时记忆方面优于男性,而男性则在空间知觉、分析综合能力、数学能力方面优于女性。

（四）影响能力发展的因素

1. 遗传因素　遗传因素也就是天赋，是能力发展的前提和基础。关于遗传因素对能力发展影响的研究，英国学者高尔顿（Galton）用谱系调查研究，考查了977位名人的谱系，并与普通人比较，发现名人组中父辈是名人的子辈中名人也多，普通组中父辈没有名人，子辈中只有一个名人。由此他得出，遗传是能力发展的决定因素。但是高尔顿的研究没有排除环境因素的影响，是不严谨的。他的研究，只能说明遗传因素对能力发展有影响，还不能说明遗传因素是能力发展的决定因素。

2. 环境因素　能力发展的环境因素包括家庭环境以及所处的社会环境。在家庭中，母亲对孩子科学的哺育和爱抚，家庭成员尤其是母亲与孩子的交往，适宜的玩具等对儿童的能力发展都有重要的影响。社会的发展对儿童能力的发展也有重要影响。脱离人类社会，在动物的哺养下长大的孩子，即使回到人类社会，其智力发展也难以达到正常人的水平，例如"狼孩"。

3. 教育因素　学校教育通过有计划、有组织的教育活动，不仅可以让儿童掌握知识和技能，而且还能使儿童的能力得到全面的发展。

总之，能力受遗传、环境和教育等因素的影响。遗传决定了能力发展可能的范围或限度，环境和教育则决定了在遗传决定的范围内能力发展的具体程度。遗传潜势较好的人，能力发展可塑的范围大，环境和教育的影响也大。

二、气质

（一）气质的概念

气质（temperament）是心理活动表现在强度、速度、稳定性和灵活性等动力性质方面的心理特征。相当于我们日常生活中所说的脾气、秉性或性情。

（二）气质类型

1. 气质类型的体液学说　按气质特征的不同组合，可把人的气质分为几种不同的类型。希波克拉底（Hippocrates）是最早划分气质类型并提出气质类型的体液学说的人。希波克拉底提出：人体有四种液体，即血液、黏液、黄胆汁和黑胆汁；每一种液体和一种气质类型相对应，血液相对于多血质，黏液相对于黏液质，黄胆汁相对于胆汁质，黑胆汁相对于抑郁质；一个人身上哪种液体占的比例较大，他就具有和这种液体相对应的气质类型。现代医学证明，希波克拉底的学说是缺乏科学依据的，但是他所划分的四种气质类型比较切合实际，所以至今仍然沿用他提出的名称。

2. 气质类型的高级神经活动类型学说　巴甫洛夫（Pavlov）运用动物条件反射实验的方法，建立了高级神经活动学说。后来的大量实验证明，巴甫洛夫的高级神经活动学说也适用于人。这一学说较好地解释了气质的生理基础，得到广泛的认同。该学说认为，高级的神经活动有兴奋和抑制两个基本过程，而兴奋和抑制又有强度、平衡性和灵活性三个基本特性。两种基本过程与三个基本特性之间的不同组合，构成了高级神经活动的不同类型。巴甫洛夫根据大量的实验确定，高级神经活动存在四种基本类型，即兴奋型、活泼型、安静型和抑制型。

巴甫洛夫的高级神经活动类型学说和希波克拉底的气质类型的体液学说之间有对应的关系，兴奋型、活泼型、安静型和抑制型对应胆汁质、多血质、黏液质和抑郁质，见表2-2-1。

表2-2-1　高级神经活动类型与气质类型的关系

高级神经活动类型	神经过程的基本特性			气质类型	行为特征
	强度	平衡性	灵活性		
兴奋型	强	不平衡	灵活	胆汁质	能坚持长时间工作而不知疲倦，精力旺盛，直爽热情，但心境变化剧烈，难以克制暴躁的脾气，情绪外露，易冲动

Note

续表

高级神经活动类型	神经过程的基本特性			气质类型	行为特征
	强度	平衡性	灵活性		
活泼型	强	平衡	灵活	多血质	言语行动敏捷,反应速度、注意力转移的速度都比较快,容易适应外界环境的变化,也容易接受新事物。但兴趣多变,情绪不稳定,注意力容易分散
安静型	强	平衡	不灵活	黏液质	做事有条不紊,注意力稳定,举止平和内向,善于忍耐,情绪反应慢且持久。但是不善言谈,做事循规蹈矩
抑制型	弱	不平衡	不灵活	抑郁质	敏感怯弱,反应迟缓,情感体验深刻、持久,多疑、胆小、孤僻,不喜交往

3. 气质的稳定性与可塑性 人的气质类型与高级神经活动类型关系十分密切。一个人的气质类型在其一生中都是比较稳定的,但也不是一成不变的,还会受环境和教育的影响。人的气质通过后天的磨炼或职业训练,可不同程度地改变原有的气质特征。

4. 气质类型与健康 由于不同气质类型的人情绪兴奋性的强度不同,适应环境的能力也不同。一般来说,气质类型极端的人,情绪兴奋性太强或太弱,适应能力就比较差,进而会影响到身体的健康。因此,应尽量避免情绪的大起大落。

5. 气质类型与职业 不同的工作对人的要求是不同的。有的气质类型适合于这一类工作,有的气质类型适合另一类工作。因此,在人事选拔或者职业选择时,都要考虑自己的气质类型与工作是否相匹配。如果一个人的气质类型与所做的工作相匹配,就会感到工作得心应手;如果气质类型与工作不相匹配,就会影响对工作的兴趣和热情,进而影响工作的效率和成就。比如,多血质的人适宜做环境多变、交往繁多的工作;而黏液质的人适宜做细致持久的工作。

(三) 气质评价的意义

气质类型不能决定一个人的成就高低,每一种气质类型都有其积极的方面,也有其消极的方面。不能说哪一种气质类型好或不好,气质是没有好坏之分的。如多血质的人活泼敏捷但难于全神贯注,胆汁质的人精力旺盛但脾气暴躁,黏液质的人认真踏实但缺乏激情,抑郁质的人敏锐但多疑多虑。重要的是,我们要发扬气质的积极方面,努力克服其消极方面。

三、性格

(一) 性格的概念

性格(character)是指一个人在对客观现实的稳定的态度和习惯化了的行为方式中表现出来的人格特征。性格是人格的核心,是个人在活动中与特定的社会环境相互作用的产物。了解个人的性格特征对其行为预测具有重要意义。性格不仅表现一个人做什么,而且表现他怎样做,是人与人相互区别的主要心理特征,最能反映个体的本质属性。

(二) 性格的特征

1. 态度特征 态度特征主要表现在三个方面:①对社会、集体、他人,如热情诚实、冷淡虚伪;②对学习和工作,如勤奋或懒惰;③对自己,如谦虚或骄傲。

2. 意志特征　意志特征是指个体在调节自己的心理活动时表现出的心理特征,包括自觉性、坚定性、果断性、自制力等。自觉性是指在行动之前有明确的目的,事先确定了行动的步骤、方法,并且在行动的过程中能克服困难,始终如一地执行。与自觉性相反的是盲从或独断专行。坚定性是指能采取一定的方法克服困难,以实现自己的目标。与坚定性相反的是执拗性和动摇性,前者不会采取有效的方法,一味我行我素,后者则是轻易改变或放弃自己的计划。果断性是指善于在复杂的情境中辨别是非,迅速做出正确的决定。与果断性相反的是优柔寡断或武断、冒失。自制力是指善于控制自己的行为和情绪。与自制力相反的是任性。

3. 理智特征　理智特征是指人在感觉、知觉、记忆、思维和想象等认知方面的性格特征。例如:在感知方面,有主动观察型和被动观察型,有分析型和综合型;在想象方面,有主动想象和被动想象,有广泛想象与狭隘想象;在记忆方面,有善于形象记忆与善于抽象记忆之分;在思维方面,有深刻与肤浅之分等。

4. 情绪特征　人的情绪状态能够影响其行为方式。当情绪对人的活动和行为方式的影响或人对情绪的控制,具有某种稳定的、经常表现的特点时,这些特点就构成性格的情绪特征。它主要表现在情绪的强度、稳定性、情绪对人的行为活动的支配程度及情绪受意志控制的程度等方面。如有人情绪强烈,不易于控制;有人情绪微弱,易于控制。有的人情绪持续时间长,对工作学习的影响大;有的人则情绪持续时间短,对工作学习的影响小。有的人经常情绪饱满,有的人则经常郁郁寡欢。

当这四方面的特征体现在某一具体的个人身上时,就形成了这个人特有的性格特征。一个人的行为总是受其性格特征的制约。

（三）性格类型

性格类型是指在个人身上的性格特征的独特结合。按一定原则和标准把性格加以分类,有助于了解一个人性格的主要特点和揭示性格的实质。由于性格结构的复杂性,在心理学的研究中至今还没有大家公认的性格类型划分的原则与标准。关于性格的分类有多种不同的学说,目前主要有以下几种。

1. 机能类型说　按照理智、情绪、意志三者在性格结构中占优势的情况,把性格分为理智型、情绪型和意志型。理智型的人通常以理智来评价周围发生的一切,并以理智支配和控制自己的行动,处世冷静;情绪型的人通常用情绪来评估一切,言谈举止易受情绪左右,不能三思而后行;意志型的人行动目标明确,主动、积极、果敢、坚定,有较强的自制力。除了这三种典型的类型外,还有一些混合类型,如理智-意志型,在生活中大多数人是混合型。

2. 心理活动倾向性说　按照心理活动的倾向性分为内倾型和外倾型。内倾型的人其心理活动倾向于内部,其特点是处世谨慎,深思熟虑,交际面窄,适应环境能力差。外倾型的人经常对外部事物表示关心和兴趣,活泼开朗,活动能力强,容易适应环境的变化。典型的内、外倾型的人较少,多数人为中间型,兼有内向和外向的特点。这种性格类型的划分,在国外已应用于教育和医疗等实践领域。但这种类型的划分,仍没摆脱气质类型的模式。

3. 独立-顺从说　按照人的独立性程度把性格分为顺从型和独立型两类。顺从型的人独立性差,易受暗示,容易不加批判地接受别人的意见,在紧急情况下表现惊慌失措。独立型善于独立地发现问题和解决问题,不易受其他因素干扰,在困难或紧急情况下能独立地发挥自己的力量,但容易把自己的意志和意见强加于人。这两种人是按两种对立的认知方式进行工作的。

4. 文化-社会类型说　德国心理学家斯普兰格(E. Spranger)从人类社会意识形态倾向性出发,根据不同的价值目标,把人性格划分为理论型、经济型、审美型、社会型、政治型和宗教型。理论型的人以探求事物本质作为人的最大价值,但解决实际问题时常无能为力,哲学家、理论家多

Note

属于此类。经济型的人一切以经济观点为中心,以追求财富、获取利益为个人生活目的,实业家多属于此类。审美型的人以感受事物美为人生最高价值,他们的生活目的是追求自我实现和自我满足,不大关心现实生活,艺术家多属此类。社会型的人重视社会价值,以爱社会和关心他人为自我实现的目标,并有志于从事社会公益事物,文教卫生、社会慈善等职业活动家多属于此类。政治型的人以获得权力为生活的目的,并有强烈的权力意识与权力支配欲,以掌握权力为最高价值,领袖人物多属于此类。宗教型的人把信仰宗教作为生活的最高价值,相信超自然力量,坚信生命永存,以爱人、爱物为行为标准,神学家是此类人的典型代表。

5. 特质论 特质是指个人的遗传与环境相互作用而形成的对刺激发生反应的一种内在倾向。美国心理学家奥尔波特最早提出人格特质学说。他认为,性格包括两种特质:一是个人特质,为个体所独有,代表个人的行为倾向;二是共同特质,是同一文化形态下人们所具有的一般共同特征。美国另一位心理学家卡特尔根据奥尔波特的观点,采用因素分析法,将众多的性格分为两类特质,即表面特质和根源特质。表面特质反映一个人外在的行为表现,常随环境变化而变化。根源特质是一个人整体人格的根本特征。每一种表面特质都来源于一种或多种根源特质,而一种根源特质也能影响多种表面特质。他通过多年的研究,找出 16 种根源特质,并且根据这16 种各自独立的根源特质,设计了卡特尔 16 种人格因素问卷,利用此量表可判断一个人的行为反应。

研究性格的类型具有实际的意义。如果能按照一定原则和标准把性格加以分类,可以加深对性格本质的理解。在实践中可以根据性格类型合理安排工作,以调动个人的积极性,还可以针对每个人的性格特点,因才施用。

(四)性格与能力、气质的关系

1. 性格与能力 性格和能力是个性心理特征的不同侧面。能力是决定活动能否进行的因素,而活动指向何方,采取什么态度,怎么进行则由性格决定。性格和能力是相互影响的。良好性格的形成需要以一定的能力为基础。一般来说,能力强的人容易形成自信的性格,能力弱的人容易形成自卑的性格。优良的性格还能补偿某种能力的缺陷,如"笨鸟先飞早入林"。但不良的性格特征会妨碍能力的发展。

2. 性格与气质 现实生活中,人们经常把二者混淆,其实它们是既有区别又有联系。

(1)性格与气质的区别:气质是人在的情绪和行为活动中表现出来的动力特征(即强度、速度等),无好坏之分;性格是指行为的内容,表现为个体与社会环境的关系,在社会评价上有好坏之分。气质更多地受个体高级神经活动类型的制约,主要是先天的,可塑性极小;性格更多地受社会生活条件的制约,主要是后天的,可塑性较大,环境对性格的塑造作用较为明显。

(2)性格与气质的联系:相同气质类型的人性格特征可能不同;性格特征相似的人气质类型也可能不同。其一,气质可按自己的动力方式渲染性格,使性格具有独特的色彩。例如,同是勤劳的性格特征,多血质的人表现出精神饱满,精力充沛;黏液质的人会表现出踏实肯干,认真仔细;同是友善的性格特征,胆汁质的人表现为热情豪爽,抑郁质的人表现出温柔。其二,气质会影响性格形成与发展的速度。当某种气质与性格有较大的一致性时,就有助于性格的形成与发展,反之会有碍于性格的形成与发展。如胆汁质的人容易形成勇敢、果断、主动性的性格特征,而黏液质的人就较困难。其三,性格对气质有重要的调节作用,在一定程度上可掩盖和改造气质,使气质服从于生活实践的要求。如飞行员必须具有冷静沉着、机智勇敢等性格特征,在严格的军事训练中,这些性格的形成就会掩盖或改造胆汁质者易冲动、急躁的气质特征。

(兴　华)

目标检测

一、单选题(请从以下每一道题下面 A、B、C、D、E 五个备选答案中选择一个最佳答案)

1. 个体内在的、不依活动的目的和内容而转移的,稳定持久的心理活动和行为方面的动力特征,使全部心理活动染上个人独特的色彩,称为(　　)。

　　A. 动机　　　　B. 人格　　　　C. 能力　　　　D. 气质　　　　E. 性格

2. 有机体对延续和发展其生命所必需的客观条件的需求的反映,称为(　　)。

　　A. 需要　　　　B. 体验　　　　C. 态度　　　　D. 情绪和情感　　E. 感觉

3. 有机体内部的一种不平衡状态,表现在有机体对内部环境或外部生活条件的一种稳定的要求是指(　　)。

　　A. 动机　　　　B. 需要　　　　C. 气质　　　　D. 性格　　　　E. 能力

4. 个体对客观显示一种稳定的态度及与之相应的习惯性行为方式称为(　　)。

　　A. 动机　　　　B. 需要　　　　C. 气质　　　　D. 性格　　　　E. 能力

5. 成功地完成某项活动所需的心理特征是(　　)。

　　A. 动机　　　　B. 需要　　　　C. 气质　　　　D. 性格　　　　E. 能力

6. 人格是指人的心理面貌的(　　)。

　　A. 总和　　　　B. 本质　　　　C. 核心　　　　D. 形式　　　　E. 内容

7. "世界上没有完全相同的两个人"是指人格特征的(　　)。

　　A. 整体性　　　B. 稳定性　　　C. 独特性　　　D. 社会性　　　E. 能动性

8. 在人格中的各种心理特征彼此交织、相互影响是指(　　)。

　　A. 稳定性　　　B. 功能性　　　C. 独特性　　　D. 整体性　　　E. 社会性

9. 处于相同环境中的人,在心理上都不可避免地存在某些共同性,这就是人格的(　　)。

　　A. 独特性　　　B. 整体性　　　C. 差异性　　　D. 稳定性　　　E. 社会性

10. 一个人表现在心理活动中的强度、速度、稳定性、灵活性及指向性是指人的(　　)。

　　A. 性格　　　　B. 气质　　　　C. 能力　　　　D. 兴趣　　　　E. 需要

11. 下列关于气质的说法正确的是(　　)。

　　A. 有好坏之分　　　　　　B. 无好坏之分　　　　　　C. 时好时坏

　　D. 杰出人物是气质好的　　E. 抑郁质的人能力差

12. 人类最原始、最基本的需要是(　　)。

　　A. 生理需要　　　　　　　B. 安全需要　　　　　　　C. 尊重与自尊的需要

　　D. 自我实现的需要　　　　E. 爱与归宿的需要

13. 影响人格形成和发展的决定性因素是(　　)。

　　A. 环境　　　　　　　　　B. 遗传基因　　　　　　　C. 实践活动

　　D. 自我教育　　　　　　　E. 社会物质条件

14. "江山易改,禀性难移"说的是(　　)。

　　A. 环境改变了,人的气质也会发生改变

　　B. 一个人的性格特点是难以变化的

　　C. 一个人的气质在一生中是比较稳定的

　　D. 环境改变了,人的气质也会随着发生改变

　　E. 有能力的人,在任何时候都可以表现

15. 高级神经活动类型周围具有强、均衡、灵活特点的类型为(　　)。

A.兴奋型　　　B.活泼型　　　C.胆汁型　　　D.黏液型　　　E.抑郁型

16. 提出了16种基本的人格因素,并编制了人格因素问卷(16PF)的是(　　　)。

A.弗洛伊德　　B.奥尔波特　　C.卡特尔　　　D.艾森克　　　E.马斯洛

17. 能力水平分布表现为常态分布(　　　)。

A.两头大,中间小　　　　　　B.两头小,中间大　　　　　　C.各占50%

D.老年人占多数　　　　　　　E.少年儿童占多数

18. 王某从小父母双亡,在社会福利院长大,据福利院的老师反映,他平时表现敏感怯弱,行动迟缓、孤僻。他倾向于下列哪种气质类型?(　　　)

A.多血质　　　B.胆汁质　　　C.抑郁质　　　D.黏液质　　　E.多血质+胆汁质

19. 我们日常说的脾气、秉性或性情是指(　　　)。

A.能力　　　　B.性格　　　　C.气质　　　　D.兴趣　　　　E.情绪

20. 从个体独立性上划分,性格分为独立型和(　　　)。

A.理智型　　　B.情绪型　　　C.意志型　　　D.内倾型　　　E.顺从型

二、多选题(请从以下每一道题下面 A、B、C、D、E 五个备选答案中选择正确答案)

1. 人格的特征包括(　　　)。

A.独特性　　　B.整体性　　　C.稳定性　　　D.自律性　　　E.功能性

2. 弗洛伊德将人格结构分为(　　　)。

A.本我　　　　B.自我　　　　C.超我　　　　D.生本能　　　E.死本能

3. 气质类型有四种,它们是(　　　)。

A.胆汁质　　　B.多血质　　　C.黏液质　　　D.混合质　　　E.抑郁质

4. 从心理功能上划分性格可分为(　　　)。

A.理智型　　　B.情绪型　　　C.内倾型　　　D.意志型　　　E.外倾型

5. 人格倾向性主要包括(　　　)。

A.感知、记忆、想象、思维　　　B.性格、气质、能力　　　C.需要、动机、兴趣

D.认知、情感、意志　　　　　　E.道德感、美感、理智感

6. 人格心理特征包括(　　　)。

A.需要　　　　B.动机　　　　C.能力　　　　D.气质　　　　E.性格

7. 人格形成的自然前提和物质基础是(　　　)。

A.生物因素　　B.家庭因素　　C.教育因素　　D.社会文化　　E.个体实践

8. 患者,男性,60岁,突发急性心肌梗死住院,据其家属反映,患者平时遇事急躁,争强好胜,容易冲动,这表明(　　　)。

A.气质无好坏之分　　　　　B.气质影响人的身心健康　　　C.气质的职业适应性

D.气质的可塑性　　　　　　E.气质可以决定人的社会价值

三、问答题

1. 气质与性格有什么不同?

2. 简述马斯洛的需要层次理论的内容。

3. 希波克拉底是如何对气质类型进行划分的?

4. 弗洛伊德的人格理论的主要内容是什么?

5. 简述性格与能力、气质的关系。

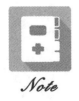

子项目三 心理发展与心理卫生

扫码看课件

 学习目标

1. 掌握:心理发展的定义;心理卫生的定义和特点。
2. 熟悉:心理发展阶段论的主要内容;心理健康的标准。
3. 了解:心理发展的基本理论;心理卫生的主要内容。

任务一 心理发展

案例引导

有研究表明,我国有 5%~10% 的互联网使用者存在网络成瘾症倾向,青少年学生中患网络成瘾症的人为 3.5%~7%,他们上网的大部分时间是用于游戏或与网友聊天,其次是影视音乐等娱乐。有研究表明,网络成瘾者每周平均使用网络 38.5 h(而非成瘾者仅为 4.9 h);83% 的网络成瘾者是开始使用网络一年内出现症状的;网络成瘾者中 78% 是使用聊天室、网络游戏和新闻组这类偏重双向沟通的功能,而非成瘾者上网多数出于工作或学习的需要,是将网络视为工具。网络成瘾与吸毒一样,给他们的生活带来了消极的影响,例如,网络成瘾者普遍认为使用网络对他们的学业、人际关系、经济状况和职业造成中等或严重影响。他们还可能出现孤独不安、情绪低落、思维迟钝、自我评价降低等症状,严重的甚至有自杀意念和行为,而且,还会带来一系列生理变化,发展为身体上的依赖,出现食欲不振、焦躁不安等,甚至会引发心血管疾病等各种疾患,需要接受深度的心理辅导。请你结合所学的有关知识,分析当前青少年网络成瘾反映了青少年时期的哪些心理发展特点?

一、心理发展阶段论

心理发展是指个体在整个生命历程中所发生的一系列积极的心理变化。关于心理发展过程有两种观点:一种是"渐进论"的观点,即认为从婴儿到成人的心理发展是一个逐渐积累的连续量变过程;另一种是"阶段论"的观点,即认为个体的心理发展不是一个连续量变的过程,而是经历一系列有着质的不同的发展阶段的非连续过程。

(一) 心理发展的一般特点

心理发展是有客观规律的,它是通过量变而达到质变的过程,是从简单到复杂、由低级到高级、新质否定旧质的过程,是矛盾着的对立面又统一又斗争的过程。个体心理发展有其普遍的

Note

特点。

1. 心理发展是一个持续不断的过程　每一个心理过程和个性特点都逐渐地、持续地发展着,由较低水平到较高水平。

2. 心理发展有一定的顺序性　整个心理的发展有一定的顺序,个别心理过程和个性特点的发展也有一定的顺序。如儿童的思维总是从具体思维发展到抽象思维。

3. 心理发展的阶段性　心理发展呈现出许多阶段,前后相邻的阶段有规律地更替着,前一阶段为后一阶段准备了条件,从而有规律地过渡到下一阶段。

4. 心理发展的不均衡性　各个心理过程和个性特点的发展速度不完全一样,它们达到成熟的时期也各不相同。如感知觉、机械记忆等早在少年期之前就已发展到相当水平,而逻辑思维则需至青年期才有相当程度的发展。

5. 心理的各个方面的发展是相互联系和相互制约的　如儿童知觉的发展是记忆发展的前提,而记忆的发展又反过来影响知觉的发展。知觉为思维提供具体的直观材料,这是思维发展的基础,而思维的发展又完善了知觉,使之成为有目的的观察。

6. 心理发展有明显的个体差异　由于人们的环境和教育条件不尽相同,遗传素质也有差异,所从事的活动也不一样,心理发展的速度和心理各个方面的发展情况也是因人而异的。这就造成了同一年龄阶段上的不同儿童在心理上的差异。

（二）埃里克森心理社会发展阶段理论

埃里克森是美国著名的精神分析医生,新精神分析派的代表人物。他提出"心理社会发展阶段理论",即人格的发育是一个逐渐形成的过程。埃里克森将出生至死亡的整个生命周期的心理社会发展过程分为 8 个阶段。各个阶段都有其固有的心理社会危机,即发育阶段的转折点。如果解决了危机,完成了每个阶段的任务,就能形成积极的个性品质;否则,将形成消极的品质,以致产生心理障碍。

1. 信任与不信任阶段（婴儿期 0～1 岁）　该阶段是心理社会发展的最初阶段,信任与不信任的内在纠葛构成该阶段的发育危机。此阶段婴儿发育的主要任务是满足生理上的需要,发展信任感,克服不信任感,体验着"希望"的实现。希望是一种持久的信任感,即使面临暂时的挫折或失败,仍能保持获得主观愿望的信念。如果婴儿的生理需要能得到满足并获得足够的情感、爱和完全感,就会形成基本的信任感;否则,就会建立起不信任的态度,变得怀疑、担心和焦虑。因此,此阶段婴儿的主要看护者是关键性的因素。

2. 自主性与羞怯疑虑阶段（幼儿期 1～3 岁）　此阶段幼儿发育的主要任务是获得自主感而克服羞怯和疑虑,体验"意志"的实现,即在面对社会要求时锻炼自由选择和自我约束的决心。幼儿期望独立但无法脱离依赖,常常怀疑自身的能力,从而容易为自身的某些行为感到羞怯。因此,要学会自己独立地控制和完成排泄大小便、吃饭、穿衣等许多技能。若父母过分溺爱,事事包办代替,不需要他们动手;或过分严厉,稍有差错就粗暴地斥责,甚至不公正地体罚幼儿,使孩子遭到许多失败的体验,会阻碍和挫败幼儿训练自己独立性的愿望,使其不能获得独立性或自主性,并产生自我怀疑和羞怯感。因此,此阶段父母是关键性的因素。

3. 主导性与罪恶感阶段（学龄前期 3～6 岁）　此阶段发育的主要任务是获得主动感和克服内疚感,体验"目的"的实现,即想象和追求目标的勇气。儿童在这阶段的肌肉运动与言语能力发展很快,能独立完成更多事情,个体对周围的环境（包括自己的机体）充满了好奇心,开始意识到性别的差异并建立起适当的性别角色,表现出积极主动参与许多活动的强烈愿望。此阶段如果成人对孩子的好奇心以及探索行为加以鼓励,而不是嘲笑、禁止或指责,那么,孩子的主动性就会得到进一步发展,表现出很大的积极性与进取心。反之,如果父母对儿童采取否定与压制的态度,就会使他们认为自己的游戏是不好的,自己提出的问题是笨拙的,自己在父母面前是讨厌的,则会致使孩子产生内疚感与失败感,这种内疚感与失败感还会影响下一阶段的发展。因此,此阶段父母和家庭成员是关键性的因素。

4. 勤奋与自卑阶段(学龄期6～12岁)　此阶段发育的主要任务是获得勤奋感而克服自卑感,体验"能力"的实现,即运用技能和智力去追求和完成任务。这一时期,儿童的能力日益发展,开始上学接触到新的社会影响。儿童要适应社会和学习技能,发展与同伴的关系,学到好的工作和学习习惯(即勤奋),作为一种获得表扬以及因完成任务而获得满足感的主要方式。此外,父母和教师的态度与行为在很大程度上决定了儿童如何看待自己掌握和使用的各种技巧。得到成人的支持、帮助与赞扬,会促进儿童的勤奋感并激励他们继续努力;而被责骂、嘲笑或排斥,儿童则可能出现自卑感和缺陷感。残疾儿童因不易学习掌握技能,"弱能"的体验越多,越容易产生劣等感、自卑感。此阶段,教师和同伴是重要的社会因素。

5. 自我同一性与角色混乱阶段(青春期12～20岁)　此阶段发育的主要任务是建立同一感和防止混乱感,体验"忠诚"的实现,即不顾价值系统的必然矛盾坚持自己确认的同一性的能力。这一阶段的核心问题是自我意识的确定和自我角色的形成,即解决"我是谁?""我要干什么?"的问题,建立社会职业等方面的认同感。一旦能够确定一个明确的自我形象就获得了同一性。这种同一性可以帮助青少年了解自己以及了解自己与各种人、事、物的关系,以便能顺利长大成人。否则就会产生角色混乱,诱发抑郁状态。认同危机的青少年没有归属感,不知道自己想要什么。

6. 亲密与孤独阶段(成年早期20～35岁)　此阶段发育的主要任务是获得亲密感,避免孤独感,体验"爱"的实现,即在共同的同一性中相互奉献。结束依赖性生活,开始进行更多自主性活动,具备社会责任、权利和义务。可以与同辈们建立友谊,追求爱和建立家庭生活。能够将自己的同一性与他人的同一性融合,而不会在这一过程中淹没或丧失自己的同一性。如果不能与他人建立亲密关系,则容易产生孤独。

7. 繁殖与停滞阶段(成年中期35～60岁)　此阶段发育的主要任务是为获得繁殖感而避免停滞,体验"关怀"的实现,即对他人的广泛关注。这一阶段有两种发展的可能性,一种可能是向积极方面发展,个人除关怀家庭成员外,还会扩展到关心社会上其他人,关心后代以及他们将来所生存的社会。在工作上勇于创造,追求事业的成功,展现繁殖性,而不仅是满足个人需要;另一种可能性是向消极方面发展,即所谓"自我专注",只专注于自己的需要与舒适,而不顾他人的困难和痛苦,往往一事无成,而产生停滞感。

8. 完善与沮丧阶段(老年期60岁至死亡)　这是人生的最后阶段,此阶段发育的主要任务是为获得完善感而避免失望和厌恶感,体验"智慧"的实现,即自我完善,表现为对整个生命的超然关注。如果认为自己的一生实现了最充分的人生愿望,则获得完善感;如果后悔过去,恐惧死亡,就会感到失望。老年人的失望实际上大多都是停滞感的延续,因此,形成于第一阶段的繁殖感,可能是促进这最后一个阶段自我完善最重要的因素。

总体来说,埃里克森认为人格更多地受到学习和经验而非遗传的影响(图2-3-1)。心理社会性经验是更重要的决定因素。人的心理发展最终也是最重要的目标是建立包含所有积极个性品质的自我同一性。

二、婴幼儿期的心理发展

婴幼儿期是指0～3岁,这个时期的儿童发育和心理发展都非常迅速,是人生发展的第一个非常重要的历程。

(一)婴幼儿期的认知发展

在婴幼儿认知能力中,最先发育且发育最快的就是感知觉。婴幼儿通过感知觉获取周围环境的信息并适应周围环境。这一过程是主动的、积极的、有选择性的,是对来自周围环境信息的

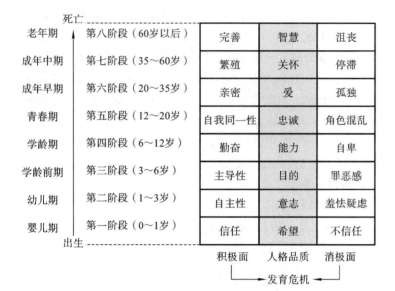

		积极面	人格品质	消极面
老年期	第八阶段（60岁以后）	完善	智慧	沮丧
成年中期	第七阶段（35～60岁）	繁殖	关怀	停滞
成年早期	第六阶段（20～35岁）	亲密	爱	孤独
青春期	第五阶段（12～20岁）	自我同一性	忠诚	角色混乱
学龄期	第四阶段（6～12岁）	勤奋	能力	自卑
学龄前期	第三阶段（3～6岁）	主导性	目的	罪恶感
幼儿期	第二阶段（1～3岁）	自主性	意志	羞怯疑虑
婴儿期	第一阶段（0～1岁）	信任	希望	不信任

发育危机

图 2-3-1　埃里克森的心理社会发展阶段与人格形成

察觉、组织、综合及对它的解释。其他较高级的认知能力在此基础上逐渐发展出来。

1. 婴幼儿期感觉的发展

（1）视觉：新生儿一出生就能觉察亮光，还能区分不同亮度的光；出生 24～96 h 的新生儿就能觉察移动的光；出生 1 周内视力 0.01～0.02，即正常人的 1/6；1 个月，能看见面前 20 cm 左右的物体，双眼跟随水平方向移动的物体追视范围可达 45°，视力 0.05～0.1，能辨识红、黄、蓝三原色；1.5 个月，双眼表现出轻度的集合；3 个月，能注视近处的物体，眼球能自由运动，眼球会被面孔、灯光或运动的物体所吸引，能辨识中间色，对光线的反应及辨识能力已经相当不错，双眼追视移动物体范围可达 180°；4 个月，双眼集合协调好，能对双眼的视线进行调整；5 个月，头眼协调好，能凝视物体；6 个月，视网膜已发育很好，已获得正常的"双眼视觉"，眼睛和双手可以相互协调做简单动作，对距离及深度的判断已有一定发育；6～8 个月，视力范围从左右发展到了上下，眼睛、手脚、身体等协调能力较佳，是视觉、听觉和表情反应最佳的统合时期；8～12 个月，以丢东西的方式来测距离，有了空间感，视力为正常人的 2/3；12～24 个月，认识更多的颜色并说出名称；24～36 个月，视力可达 0.6～0.8，视敏度接近成人水平，能说出 15 种颜色，能判别图形大小，但完全不能判别不相似的图形的大小。

（2）听觉：新生儿一出生就能通过空气传导方式产生听觉反应；出生后 1 个月，婴儿已经能辨别 200～500 Hz 纯音之间的差别；4 个月，定位才比较准确，能够向发音的方向扭过头去；5～8 个月，婴儿在 1000～3000 Hz 范围内能觉察出声频的 2% 的变化（成人为 1%），在 4000～8000 Hz 内的差别阈值与成人的水平相同；6 个月，婴儿已经能够辨别出音乐中的旋律、音色、音高等方面的不同，并初步具备协调听觉与身体运动的能力。

（3）嗅觉与味觉：新生儿出生不到 12 h 嗅觉就有表现。1 周左右，能区分多种气味，并能形成嗅觉的习惯化和嗅觉适应。嗅觉敏感性的个体差异也很大。味觉是新生儿出生时最发达的感觉，无论是足月产的还是早产的新生儿都对味道表现出明显的偏爱，不同的味道会引发新生儿不同的面部表情。4～5 个月，婴儿对食物的任何改变都会出现非常敏锐的反应，拒绝吃不喜欢味道的食物。

（4）皮肤感觉：新生儿的触觉已经很发达，刺激身体的不同部位会有不同的反应，尤其是手掌、脚掌、前额、嘴唇对刺激反应很敏感。新生儿刚出生就具有痛觉反应，但与其他能力相比，痛觉还比较微弱和迟钝，敏感性要差一些。新生儿出生就有温度觉反应，新生儿适应环境的一个关键就是调节体温的能力。触觉分化迅速发展,在 3 岁前儿童的认识活动中占主导地位。

2. 婴幼儿期知觉的发展　相对于感觉来说,婴幼儿知觉的发育要慢一些。婴幼儿知觉的发育表现为各种分析器的协调活动,共同参加对复合刺激的分析和综合。

(1) 空间知觉的发展:空间知觉的发展主要有以下几个方面。

大小知觉:10~12 周的婴儿已经具有一定程度的"大小恒常性"。3 岁幼儿能够判定图形大小,但完全不能判别不相似的图形的大小,即使到 6 岁也很困难。幼儿判别大小的能力随年龄增长而提高。幼儿判别大小的方法是按照从简单的目测到多方面的比较再到借助中介物这样的顺序发展。

形状知觉:3 个月左右的婴儿已经有分辨简单形状的能力,喜欢有图案的模式,喜欢信息量多的图形和对他们具有社会性意义的形状。

深度知觉:6 个月的婴儿就已经具有深度知觉,2~3 个月的婴儿已经能够把"视觉悬崖"当作新异刺激物来辨认(图 2-3-2)。

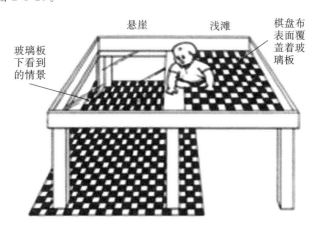

图 2-3-2　"视觉悬崖"实验

方位知觉:儿童方位知觉的发展顺序是先上下,次前后。一般来说,3 岁左右能辨别上下,4 岁左右能辨别前后,5 岁左右能辨别以自身为中心的左右,7~8 岁能辨别以客体为中心的左右。方位知觉的个体差异极大,某些人一生方位知觉都不清楚。

(2) 时间知觉的发展:时间知觉是个体对时间的延续性和顺序性的知觉。时间具有非直观性,看不见,也摸不着,也没有相应的感觉器官,因此,对时间的感知具有主观性与相对性的特点。5~6 岁以前儿童的时间知觉不稳定,不准确,也不会用时间标尺。小学以后时间知觉开始发育。

3. 记忆的发展　出生后 2 周,动作记忆出现。3~4 个月,开始出现对人和物的认知。6 个月,开始出现情绪记忆、形象记忆。7~8 个月,出现"认生"现象,这是再认的表现。1 岁左右开始出现明显的再现过程,出现逻辑记忆。1 岁以前的记忆都是无意记忆,记忆保持的时间通常较短。

4. 思维的发展　思维从婴幼儿期开始产生(表 2-3-1)。在出生后第一年,儿童对外部世界的反映还不是概念的和认知的,还没有真正的思维活动,且婴儿期的思维具有直觉行动性,即思维是在动作中进行的。

表 2-3-1　婴幼儿期思维的发展

年　　龄	思 维 发 展
1 个月	新生儿没有思维,只有一些先天的无条件反射,在出生 10~20 天,出现了条件反射
5 个月	对动作的结果产生了兴趣,不断地重复动作,出现了未达到某一目的而行使动作,即"手段"与"目的"开始分化,看见玩具被藏起来时,不会去寻找

续表

年　龄	思　维　发　展
9个月	为了达到某个目的而动作,并且可以将几个动作组合协调起来以达到目的,出现"客体永久性"的概念,寻找被藏起来的物体
12～18个月	12个月左右,儿童处于掌握词和应用语言进行交际的萌芽阶段; 12～18个月,语言的产生使思维成为可能。但是这个阶段儿童的思维,知识处于萌芽状态,是人类思维的低级阶段,与对象的感性形象和外部动作直接联系的具体思维,只能反映事物之间的某些简单的关系和联系,思维的间接性和概括性成为儿童思维开始发生的重要标志; 这个阶段的幼儿不再只重复动作,而是有意地进行一些调整来解决问题;"客体永久性"的概念处于发展过程中
18～24个月	可以在头脑中进行"思考",想出某个动作的结果;出现延迟模仿;"客体永久性"形成
24个月	只能在狭小的生活范围内进行简单的判断和分类
36个月	能根据事物的名称进行归纳推理

5. 想象的发展　想象萌芽于婴儿期,新生儿没有想象。1～2岁的儿童,由于语言发育较差,经验缺乏,最多只是一种生动的重现,有想象的萌芽,而非想象。比如,儿童拿到布娃娃时,就给布娃娃喂东西、穿衣服,这是他们头脑中重现妈妈给自己喂食穿衣的情景。最初的想象出现在2岁左右,是无意想象,如看到香蕉,就拿起来当电话。随着生活经验的积累和游戏活动的发展,想象能力进一步增强,3岁左右无意想象仍占主要地位,有意想象初步发展,再造想象占主要地位,如"过家家"中就以再造想象为线索,创造想象开始发展。但是,整个婴幼儿期想象的水平还较低,不仅表现在内容的简单贫乏,而且经常缺乏自觉确定的目的,总是零散、片段的,并且还具有以下特点:想象容易与现实混淆;想象主题易于变化,如正在用积木搭大桥,忽而又想搭房子等。

6. 注意的发展　早期各种强烈的刺激物、外部环境剧烈的变化以及活动着的物体都会引起新生儿的注意。新生儿在无条件反射基础上产生定向反射,这是注意的萌芽。3个月时,开始出现条件反射性定向反射,明显表现出偏爱注视复杂和有意义的形状,物体越复杂,注视时间越长。随着婴幼儿每日清醒时间的延长,婴幼儿的注意也迅速发展,注意的事物增多,范围更广,时间更长。1岁,出现有意注意的萌芽,注意稳定性仍较差,注意力易分散。虽然随着年龄的增长婴幼儿的注意时间与对象都在增加,但是3岁前婴幼儿的注意发育水平还很低,不仅注意时间很短,且对象也有限,故3岁前的注意基本上都属于无意注意。3岁以后有意注意才开始发展起来。

（二）婴幼儿期的社会性发展

婴幼儿从生活在社会环境中的一开始就从生物个体向社会个体发展,即社会化的历程。社会化是指个体在社会环境相互作用中掌握社会行为规范、价值观念、社会行为技能,以适应社会生活,成为独立的社会成员的发展过程。社会化的过程就是人格形成和社会性发展的过程。

1. 情绪情感的发展　人类天生具有情绪反应的能力。新生儿最初的情绪反应都是原始的情绪反应,与婴儿的生理需要是否得到满足有直接关系。如,他们感到饥饿就会哭闹,得到食物吃饱以后就立即停止哭泣,变得愉快、安静。随后,在生理成熟和后天环境的作用下,情绪不断分化,出现多种多样的情绪。情绪的发生具有一定时间次序和诱因,既有一般规律,又有个体差异。幼儿的情绪情感发展表现出以下特点:①丰富化:主要表现在情绪情感越来越分化,种类不断增加。随着年龄增长,活动范围不断扩大,婴儿从最初只有愉快、不愉快两种情绪到逐渐产生高兴、恐惧、悲伤等情绪,到幼儿阶段会产生嫉妒、自豪、羞愧、责任感等。②社会化:婴儿最初的情绪产生都与生理性因素直接相关,而幼儿的情绪情感产生逐渐以社会性因素为主。随着幼儿的成长,需求不断增加,幼儿与周围人们的社会交往增加,幼儿的情感更多地在社会交往中表现出来,逐渐与社会性需要和社会性适应相联系。③稳定化:随着脑的发育以及言语的发展,幼儿的情绪稳定性逐步提高。表现为幼儿情绪的冲动性、易变性逐渐减少。由早期情绪冲动易变、易受感染和暗示逐渐变为晚期情绪稳定性提高、不易受他人感染。④自控化:婴儿和幼儿早期不能意识到自己情绪的外部表现,通常丝毫不加以控制和掩饰。到了幼儿晚期,随着言语和心理活动有意性的发展,幼儿逐渐能调节自己的情绪情感和外部表现,还可以学会在不同场合下以不同的方式表达同一种情绪。⑤深刻化:表现为情绪情感从指向事物的表面现象转化为指向事物的内在特征。

这里介绍笑、哭和恐惧三种基本情绪的发展。

(1) 笑的发展:婴儿的笑是与人交往,吸引成人照料的基本手段。笑有其一定的发展过程,可分为三个阶段:自发性微笑(0～5 周),婴儿出生 1～2 天就有笑的反应,这种笑的反应是反射性的,而不是社会性微笑;无选择的社会性微笑(5 周～4 个月),这个时期引起婴儿微笑的刺激主要是人的语音和面孔,他们对熟悉人和陌生人都可以报以微笑,是不加区分的,但已属于社会性微笑;有选择的社会性微笑(4 个月以后),这个时期婴儿对熟悉的人比不熟悉的人有更多的微笑,这属于真正意义上的社会性微笑。

(2) 哭的发展:哭是一种不愉快的、消极的情绪反应,是婴儿最普遍、最基本的情绪反应之一,也是婴儿与成人交流、传递信息、相互了解、建立联系的重要方式。哭是先天的,自出生就有,且分化很早。随年龄增长,更进一步分化。出生婴儿有多种不同模式的哭声。婴儿啼哭的主要原因有:饥饿、瞌睡、身体不佳、心理不适、感到无聊。最初的哭声多属于生理反射性的哭,进而出现由不适应的环境刺激引起的应答性的哭,再进一步便出现主动的操作性哭泣。这后一种哭是从经验中学到的,是社会性的哭。

(3) 恐惧的发展:恐惧是一种消极情绪,是因为受到威胁而产生并伴随着逃避愿望的情绪。儿童恐惧的发展经历四个发展阶段:①本能的恐惧:这是一种自出生就有的反射性反应,多半由于大的声响、突然位置变化以及疼痛等因素引起。②与知觉和经验相联系的恐惧:这是一种由不愉快或痛苦的经验(如被开水烫过、被猫抓过)所引起的惧怕反应。③怕生:是一种由于陌生人接近而引起的恐惧反应,这种恐惧在婴儿 6～8 个月时出现,也称为陌生人焦虑。④预测性恐惧:是一种由想象引起的恐惧,如害怕黑暗,害怕"狼外婆"。恐惧的发展与言语和认知的发展有密切的关系。

2. 依恋的发展　依恋是婴幼儿与主要抚养者(通常是母亲)之间的最初的社会型联结,也是婴幼儿情感社会化的重要标志。英国发展心理学家约翰·鲍尔比提出依恋发展的四个阶段。

(1) 前依恋期(出生至 2 个月):用哭声唤起别人的注意,随后用微笑、注视和咿呀语同成人进行交流,使成人与婴儿的关系更亲近,对于前去安慰他的成人没有选择(无差别的依恋阶段)。

(2) 依恋建立期(2 个月至 6～8 个月):能对熟人和陌生人做出不同的反应,能区分出最亲近的人,对熟悉的人有特殊友好的关系,并特别愿意与之接近,仍能够接受陌生人的注意和关照,也能忍耐同父母的暂时分离,依恋尚在形成中。

(3) 依恋关系明确期(6～8 个月至 24 个月):对熟人的偏爱变得更强烈,并出现"分离焦虑"和"陌生焦虑",可以去主动接近人和主动探索环境,同时把母亲或看护人作为一个"安全基地",从此出发,去探索周围世界。

(4) 目的协调的伙伴关系(24～36 个月):已拥有对依恋对象持续反应的系统。由于言语和表征能力的发展,此时的幼儿能较好地理解父母的愿望、情感和观点等,同时能调节自己的行为。如能够忍耐父母迟迟不给予注意,还能够忍耐同父母的短期分离,相信父母将会返回。

3. 自我意识的发展　自我意识是对自己身心活动的觉察,是个人作为主体的我,对自己以及对自己与他人的关系的认识。人并不是生来就具有自我意识的。儿童的发展,只有达到一定阶段才会形成自我意识,且积极的情绪情感状态有助于自我意识的形成和发展。婴幼儿自我意识的发展是婴幼儿从自然人向社会人转化的一个具有关键意义的标志。具体发展过程见表2-3-2。

表 2-3-2　婴幼儿自我意识的发展过程

月　　龄	自 我 意 识
0～4	不能意识到自己存在,不知道自己身体的各部分是属于自己的
5～9	意识到自己身体的各个部分。开始认识到手和脚是自己身体的一部分,能够自己用手去抓东西,同时对自己的名字有反应
9～12	对自己行动有认识。9个月开始,婴儿意识到自己的动作和主观感觉的关系,通过偶然性的动作逐渐意识到自己的动作和动作产生的结果的关系,开始把自己的动作和动作的对象加以区别。1岁左右的婴儿自主意识开始发展,出现最初的独立性
12～15	学会使用自己的名字。能把自己与别人区别开来,但遇到别人与自己名字相同时会感到困惑。13个月左右,幼儿开始区分自己和别人,能通过照片来指认自己
15～24	自我意识逐渐形成
24	懂得"我""你""他"这些人称代词,掌握了物主代词"我的"、人称代词"我",实现了自我意识发展的飞跃,意识到身体内部的状态。此时的幼儿行为上表现出"爱做事、闹独立"等特点
24～36	对自己心理活动的认识:开始懂得"我想做"和"我应该做"的区别,做错事后知道脸红害羞。开始把自己与他人相比较,自我评价很大程度上依赖于成人的评价,还具有强烈的主观情绪性

三、学龄前期的心理发展

(一) 感知觉的发展

学龄前期,儿童的各种感觉迅速完善,特别是一些复杂的感觉,如视觉、听觉和触觉,有了进一步的发展。知觉的发育表现在儿童的各个分析器官能否协调活动,多数4～5岁儿童先看见客体的个别部分然后感知整体,6岁以后逐渐发展为先整体后部分。

儿童的时间知觉发育较晚,而且对时间的掌握是一个缓慢的发育过程。3～4岁儿童有一些初步的时间观念,但很不准确,需要依据具体事例来说明,如早晨起床、晚上睡觉。对"今天""明天"这些带有相对意义的时间概念,还不能掌握。4～5岁儿童能更好地运用"早晨""晚上"这些词,而且也能正确辨别"昨天""今天""明天",但对较远的时间,如"前天""后天"等还不能掌握。6岁左右儿童开始能辨别"前天""后天"和"大后天"。但对于更小或更大的时间单位,如几小时、几分钟或几个月、几年就感到困惑。

在空间知觉方面,3岁儿童已能辨别上、下方位,4岁儿童能辨别前、后方向,5岁儿童开始能以自身为中心辨别左、右方位,6岁儿童虽然能正确辨别上、下、左、右四个方位,但以自身为中心的左、右方位辨别能力尚不明确。由于左右方位本身具有相对性,准确地识别需经过较长一段时间,因此学龄前儿童对字符的识别经常出现左、右颠倒。例如分不清"9"与"6"、"d"与"b"、"p"与"q"。

(二) 观察力的发展

进入学龄前期,儿童的观察力开始发展,在正确的教育下,逐渐由缺乏目的性转变为相对独立的、有目的、有意识的过程,形成初步的、定向的、自觉的观察能力,可分为以下四个阶段。

第一阶段(3岁):不能接受所给予的观察任务,不随意性起主要作用。

第二阶段(3～4岁):能接受观察任务,主动进行观察,但深刻性、坚持性差。

第三阶段(4~5岁):接受观察任务后,开始能坚持一段时间,进行观察。

第四阶段(6岁):接受观察任务后,能不断分解目标,能坚持较长时间,反复进行观察。

(三)注意的发展

注意在儿童心理的发展中具有重要意义。注意集中、稳定的孩子,智力发展较好;反之,智力发展较差。同时,注意的发展也影响儿童对新知识的接受效果,儿童注意力的培养关系到其智力的发展和学习的效果,因此要在此期间加强培养。学龄前儿童以无意注意占优势,注意保持时间短、易分散,注意的范围小,常带有情绪色彩,任何新奇的刺激都会引起他们的兴奋,从而分散注意。重视对学龄前儿童注意的教育和培养,其有意注意可提前迅速发展起来。儿童在5岁左右时开始能独立控制自己的注意,5~7岁时能集中注意的平均时间为15 min左右。3岁时一般只注意事物的外部较鲜明的特征,4岁时开始注意到事物不明显的特征、事物间的关系,5岁后能够注意事物的内部状况、因果关系等。

(四)记忆的发展

一般情况下人们的回忆最早可追溯到3~4岁。学龄前期儿童的记忆主要是无意记忆。他们并不因别人的要求或自己的需要去记忆,而是因记忆对象本身生动形象、具体鲜明,能引起他们的兴趣或强烈的情绪体验,使他们自然而然地记住了。因此,应该根据儿童记忆的这一特点,尽量注意增强教育的直观形象性和生动趣味性,充分利用无意记忆,帮助儿童积累更多、更丰富的知识经验。

(五)思维的发展

学龄前期儿童思维的主要特点是它的具体形象以及进行初步抽象概括的可能性。思维是随着年龄的增长,逐渐由低级到高级,由具体到抽象而形成发展起来的,经历了直觉行动思维、具体形象思维和抽象逻辑思维三种不同水平的发展形式。2~3岁儿童开始产生直觉行动思维,到学龄前期发展至具体形象思维。

四、学龄期的心理发展

(一)感知觉的发展

学龄期儿童的视觉敏感度比学龄前儿童显著提高。很多6~8岁的儿童存在轻度远视现象,一般8~10岁可以自然矫正,完成双眼的发展,因此,学龄期儿童读物应采用大字体。听觉能力在12~13岁以前一直处于增长状态,成年后逐渐降低,主要是高频部分的听力退化直至丧失。在认识物体的部分与整体关系时,6岁儿童仅能看见整体,7~8岁时既能看到整体同时又能看到部分,但不能将部分与整体连接起来,8~9岁的儿童能看出部分与整体的关系,实现了部分与整体的统一。

学龄期儿童能更恰当地对身体状态做出迅速而准确的反应,并能更明确地表达如腹痛、恶心等身体各部位的不适感,并能通过手的触觉判断出物体的形状、大小和轻重,即复合感觉的发育渐趋成熟。随着躯体位置觉和整体运动能力的提高,儿童在运动、书写等活动中能自觉地调整自己的姿势,平衡协调能力更好,如能自觉调整躯体平衡在晃动的独木桥上行走。

学龄期儿童能察觉更复杂、更详细的空间环境中的定位关系,7~9岁时才能辨别别人的左右,10~11岁儿童可以正确地掌握左右概念的相对关系,将左右的方位知觉上升到概念水平。初入学的儿童经常无法分辨"p"与"q"、"d"与"b"、"9"与"6",9岁以后一般不会出现这种错误。如果经常出现因方位知觉困难造成的学习错误,应引起注意,考虑是否存在阅读障碍。

时间知觉的发展比空间知觉略晚,7岁儿童开始学习利用外部时间标尺(如钟表),已能够初步区分空间和时间关系,掌握相对的时间概念,如昨天下午、明天中午。8岁儿童已能主动地利用时间标尺,时间知觉的准确性和稳定性开始接近成人,能比较准确地再现时距。

（二）思维的发展

儿童逐步从以具体形象思维为主要形式过渡到以抽象概念思维为主要形式。在学校教育环境下,儿童通过学习,概念逐步得到发展,这种发展不仅表现在概念本身的充实和改造,还体现在概念系统的掌握上,即能够掌握相关概念之间的区别和联系。

（三）注意的发展

有意注意逐渐发展,更能管理自己的注意,注意具有更高选择性和目的性。低年级儿童对具体的、活动的事物以及操作性工作,注意容易集中和保持,中、高年级儿童对抽象事物的注意更容易集中、稳定。

一般而言,5～7 岁儿童集中注意的平均时限为 15 min 左右,7～10 岁为 20 min,10～12 岁为 25 min 左右,12 岁以后为 30 min。注意的持久性取决于儿童自身的神经活动特点、兴趣,以及被注意的信息的强度、连续性等。

（四）记忆的发展

入学后儿童因为开始了系统的学习,需要记忆大量新知识,此期记忆发生了质的变化,储存和提取信息的能力快速发展。这时的记忆特点为有意记忆逐渐占主导地位,理解记忆逐渐显现优势,抽象记忆材料逐渐增多。

低年级儿童因思维发展水平和知识经验的限制,仍以机械识记为主,随着年龄增长,理解识记逐渐占据主导,理解识记与机械识记常共同作用,以达到识记效果的互相渗透。对于难于理解的材料,机械识记的作用大些,对于理解了的内容,理解识记的作用较大。儿童对形象性材料的记忆效果一般要优于词语性材料的记忆效果,低年级儿童容易记住直观的易于理解的对象。儿童的记忆广度随年龄增加而提高,在学龄期为 3～7 个,应用组织、联想等记忆策略可以加大每个信息块的容量,从而提高记忆总量。

五、青春期的心理发展

（一）认知功能发展

皮亚杰认为青春期的形式运算阶段大约始于 11 岁,15～20 岁阶段结束。该阶段会让青少年将多变量因素融入复杂任务或问题中去思考,可以有效培养和发展科学思考能力,并将这种缜密的科学思考方法应用到认知事物上来。此外青春期抽象思维迅速发展,逻辑推理能力加强,想象能力迅速发育。

（二）自我意识发展

处于青春期的青少年十分关注与"我"相关的问题,如自己的体征和外貌,重视自己的学习能力和成绩,关心自己的人格特征和情绪特征。客观对待并尊重青春期的自我意识发展,才能建立良好的自我意识,顺利度过青春期。

青春期个体的自我意识往往具有以下特点:①自我意识分成作为观察者的我和被观察的我;②个体能够透过自我去认识客观世界,而非从他人的观点去考虑事物;③个体价值体系的发展和理想自我的活动,总是与自我观念的发展相联系。在此阶段青少年常常强调自己所具有的个性特征的重要性,以及认为自己追求的目标对于自己的重要性。到了青春期,要求独立、自治的意识强烈,更想摆脱成年人的管教也是受到强烈自我意识发展的影响。

青春期心理发展的重要任务之一是解决自我同一性与自我同一性混乱的冲突。自我同一性是个体对自己的本质、信仰、发展趋向的一种满意的、一致的意识,即关于"我是谁"的认识。青春期面临众多的社会义务和对未来生活的选择,如交异性朋友、选择职业、选择理想等,内心的变化很大,容易导致对已形成的自我同一性发生怀疑,产生同一性危机。为实现自我同一性,青少年常表现出对某种价值观、意识形态、宗教和种族的强烈归属感,或对时尚、流行的追求和对同伴的忠诚,这时的青少年要求形成一个真正的而非附属于别人的独立自我,迫切要求了解自我,也非常关心自己在别人心目中的形象以及自己会变成一个什么样的人。

因受到年龄、能力、经历、背景等因素限制,加上青少年缺乏经验,青少年可能难以形成"自我同一性",通常有四种不同类型的同一性状态:①同一性混乱:又称角色混乱,自身的所作所为与自己的角色不匹配,人生目标难以确定,无法承担自己的生活责任。②同一性暂停或延缓:虽然对自我同一性问题进行过探索,但未得到满意的解答,所以暂时采用回避的方式,经过一段时间的探索和试验后再来试图认识自己。③同一性提前闭合:过早地将自我意象固定化,对自己的评价大多建立在别人认可的基础上,从而阻碍了自我发展的其他可能性。④同一性成就:个体已完成对价值观和各种生活选择的评价,并对自己的选择感到满意。某些生活事件可能打破同一性,如失恋、失学、失业,使其再次面临危机,但因为曾完成过同一性,经历一段困难、挫折后,可再回到原来的成就状态。

(三) 性心理发展

青春期男女的性心理发展大致经历异性疏远期和异性吸引期两个阶段。

1. 异性疏远期(性敏感期)　此阶段是性心理发展的第一步,进入青春期后,原本互相打闹的男孩女孩,忽然彼此生疏起来,互相回避,彼此不说话,不再来往,对性别十分敏感,开始了对异性的暂时疏远。女生会因自己的第二性征出现而带来的身体改变感到羞涩和不安,在班里甚至不愿意同男生相邻坐。男生对女生也表现出不屑一顾或全然不感兴趣的神情。平时休闲娱乐活动变成男女生各扎一堆,男生交流玩游戏的体会,女生交换各自喜欢的小礼品,这种现象一般发生在青少年第二性征初现后的1~2年。

2. 异性吸引期　度过异性疏远期后,青少年开始变得喜好表现自己。男孩乐于在女孩面前显示自己的能力和才华,在异性面前的打闹,或者为买吃食而争着付钱,或者为一个问题的解答,与同伴辩论得面红耳赤,为的是能赢得女孩的好感和赞许;女孩则显得文静、温柔,开始注意服饰的修饰和自我打扮,为的是想赢得男孩的注意和喜欢。

开始产生关心、接近异性的心理倾向,不仅意识到自己身心的变化,并且非常敏感地留意异性的变化,对异性产生一种神秘的新奇感。这种关心可能只停留在内心里层,表面上看似仍在回避与异性接触,而内心却不断地关注异性,对异性做出评价和比较;表面显得羞涩、拘谨,事实上非常关心自己在异性心目中的形象。另外,对异性的关心往往变成一种外化的行动,帮助异性解题、借故向异性借东西,表示对异性的亲近。

(四) 心理发展的矛盾

1. 心理上的成人感与半成熟现状之间的矛盾　成人感是指由于生理的成熟,青少年在心理上产生自己发育成熟的体验,认为自己已经是成人,其内容有以下四个方面:①从心理上过高地评价自己的成熟度;②认为自己的思想和行为属于成人水平;③要求与成人的社会地位平等;④渴望社会给予他们成人式的信任和尊重。半成熟现状是指青少年的心理发展处于从童年期向成熟发展的过渡阶段。他们的认知水平、思维方式和社会经验都处于半成熟状态。于是就出现了自己认为的心理发展水平与现实的心理发展水平之间的矛盾,即成人感与半成熟状态的矛盾,这是人生必经的矛盾冲突,这是青春期的青少年不能回避的最基本的矛盾。

2. 心理断奶与精神依托之间的矛盾　成人感使青少年的独立意识强烈起来,他们要求在精神生活方面摆脱成人,特别是父母的管教,渴望有自己的独立自主的决定权。然而在面对许多复杂的矛盾和困惑时他们依然希望在精神上得到成人的理解、支持和保护。生活上,他们不愿受父母过多的照顾或干预,否则心理便产生厌烦的情绪;对一些事物是非曲直的判断不愿意听从父母,并有强烈地表现自己意见的愿望;对一些传统的、权威的结论持异议,往往会提出过激的批评之词。但由于其社会经验、生活经验的不足,又不得不从父母那里寻找方法、途径或帮助,再加上经济上不能独立,父母的权威作用又强迫他们去依赖父母。

3. 心理闭锁性与开放性之间的矛盾　青春期出现心理的闭锁性,使青少年往往会将自己的内心世界封闭起来,不向外袒露,主要是不向成人袒露,这是因为成人感和独立自主意识所致。另外的原因是他们通常认为成人不理解他们,而对成人产生不满和不信任。但是,与此同时诸多苦恼又使他们倍感孤独和寂寞,很希望与他人交流沟通,并得到他人的理解。他们的这种渴求找不到释放的对象,只好诉说在日记里。这些日记写下的心里话,又由于自尊心,不愿被他人所知道,于是就形成既想让他人了解又害怕被他人了解的矛盾心理。

4. 成就感与挫折感的交替　青少年通常要表现成人式的果敢和能干,如获得成功或取得良好的成绩,就会享受超越一般的优越感与成就感。如果遇到失利和失败,就会产生自暴自弃的挫折感。这两种情绪体验常常交替出现,一时激情满怀,一时低沉沮丧。

5. 渴求感与压抑感的矛盾　青少年由于性的发育和成熟,出现了与异性交往的渴求。比如喜欢接近异性,想了解性知识,喜欢在异性面前表现自己,甚至出现朦胧的爱情念头等。但由于学校、家长和社会舆论的约束、限制,使青少年在情感和性的认识上存在着既非常渴求又不好意思的压抑的矛盾状态。

6. 自制性和冲动性的矛盾　青少年在其心理独立性、成人感出现的同时,其自觉性和自制性也得到了加强,在与他人的交往中,他们主观上希望自己能随时自觉地遵守规则,力尽义务,但客观上又往往难以较好地控制自己的情绪,有时会冲动或鲁莽,使自己陷入既想自制,但又易冲动的矛盾之中。

7. 信息范围的扩大与缺乏鉴别能力的矛盾　随着时代的进步、科技的发展,学生的认识空间得到极大拓展,但由于他们的世界观、人生观还未完全形成,辨别力、鉴别力还不强,对事物的认识往往显得片面,容易被表面现象所迷惑,出现认识的混乱,甚至成为某些诈骗的受害者。提高青少年选择信息、辨别是非的能力是解决这一矛盾的关键。

青少年身心发展不平衡,面临上述的心理矛盾和冲突时,如果不能得到顺利解决,就有可能在情感情绪、性格特征及日常行为等方面出现种种问题,甚至出现较严重的心理行为偏差,乃至精神疾病。

六、青年期的心理发展

青年期是指 17、18 岁至 35 岁,生理趋于成熟,思维成熟,独立自主性增强,个性定型,社会适应能力、价值观和道德观形成并成熟。

(一) 认知的发展

进入青年期后,个体思维中纯逻辑成分逐渐减少,辩证成分逐渐增多,原因是个体逐渐意识到对同一个问题可以有多种观点和多种解决的方法。青年期思维发展一般经历三个阶段:第一阶段是二元论阶段,看问题非此即彼;第二阶段是相对性阶段,通过比较而找到有效的理论和方法;第三阶段是约定性阶段,有自己的立场和观点,能结合个人的实际情况进行具体分析。另外,青年已具有初步成型的世界观,主要表现在自然观、社会观、人生观和恋爱观四个方面。在自然观方面,对自然发展的基本法则有初步的、较为完整的认识;对各种常见的自然现象能给予初步的科学解释;对生物发展的历史有一个初步的、系统的认识。在社会观方面,对人类发展的历史有一个初步的、较为完整的认识;对社会历史发展的进程和规律有初步的、较为系统的看法;对当前社会发展的状况和社会结构有最基本的了解;对自己或他人在社会活动中的交往关系及社会价值有初步的、较全面的估计。在人生观方面,明确人生的意义,知道自己为什么活着;有较为稳定的理想;对未来的生活道路有一定的选择。在恋爱观方面,少年的初恋是不成熟的,往往带有偏执、狂热的特征,有时甚至分不清友谊与爱情的界限,交友、择偶都缺乏全面观点。青年的恋爱则不再过分偏执,而侧重全面考虑。恋爱双方的态度不再那么狂热,而更具有理智性。

（二）自我意识确立

人的自我意识终生都在发展变化。但是,从出生到青年期,自我意识有一个从无到有,从不成熟到基本成熟的过程。青年自我意识成熟的表现可以从以下几方面看到:其一,倾向于认识自己的身心发展及其社会价值;其二,独立地评价自己和别人,并逐渐克服评价的片面性,力求全面分析;其三,初步形成稳定的性格特征;其四,要求自我教育。青年期自我意识的特点是自我中心倾向逐渐减弱,能将注意力集中到发现自我、关心自我的存在上来,能较为客观地认识自我。

1. 初建理想和信念　开始越来越多地谈论理想、信念、人生观、道德观、社会观和价值观等方面的问题,把注意力逐渐集中在自我的内心世界上,表现出显著的封闭性。

2. 第二次心理诞生　第一次是为生存而诞生,而第二次是为生活而诞生,是人生步入成年所必需的心理变化,该过程主要包括"分离"和"个别化",其中"分离"是指个体与家庭、亲密朋友逐渐地或者突然地脱离,去寻求"个别化",寻求更高程度的独立性以适应社会的需要。

3. 形成同一感　同一感是一种关于自己是谁,有着什么样的社会地位和将来想要努力成为什么样的人等一系列感觉。

（三）情绪的发展

青年期对他人的评价比较敏感,随着人生经验的积累,青年逐渐产生了大量的内心体验,使其情绪、情感不断丰富、分化,表现出敏感又不够稳定的特征,对人、事、物的反应有明显的多样性。

（四）意志的发展

青年期的意志发展主要表现出以下特征。

1. 克服困难的主动性、积极性强　青年在遇到困难时,往往乐于独立钻研,想办法克服困难,解决问题,而不肯求助于成人。如果成人不适当地过分热心地帮助他们,反而会伤害其自尊心,引起他们的反感。

2. 自制力强　青年控制和调节自己行为的能力比儿童和少年强得多。首先是目标明确,该做什么,不该做什么,心里很清楚;其次是行动合理,该按什么程序行动,都有明确的计划和步骤,做事有条不紊;再次是动作准确,该用哪些动作完成任务,都有明确的选择,很少有多余动作,而且动作准确、迅速。此外,他们行动的理智性也比较强,比如遇到某些自己想做而实际不该做的事情,他们能控制自己不去做。

3. 富于坚持精神　青年做事轻易不肯认输,这种勇于求成,勇于求胜的心理是他们富于坚持精神的突出表现。此外,生理上的成熟(如神经系统尤其是内抑制功能发达,体力强,精力旺盛)也是促成他们富于坚持精神的原因。

4. 意志活动中的动机斗争复杂、内隐　儿童意志活动中的动机斗争比较简单、外露,而青年则比较复杂、内隐。动机斗争的复杂化和内隐化与青年道德认识、道德感、理智感的深化及自我意识的成熟有关。

（五）人格的发展

到青年期,青年的人格逐渐形成。人格总体变化较小,随着年龄增长日益成熟稳定。表现在与外界接触、接受社会教化的过程中,学习知识、积累经验,同时不断调整自己的行为方式,逐渐形成对客观事物稳定的认识和态度,完成社会化的过程,也形成了自己的人格特征。另外,随着自我意识的迅速发展,个体对自身的心理活动、心理品质以及个性特征有了较为明确的认识,并

Note

且通过不断的自我调控、自我修养,使自己的人格日趋完善。埃里克森的青年期人格发展理论,强调自我和情感的作用,又考虑到文化和社会因素的影响。

（六）性心理日趋成熟

性心理是指在性生理的基础上,与性征、性欲、性行为有关的心理状态与心理过程,也包括了与他人交往和婚恋等心理状态。随着性器官的发育成熟,青年对异性产生好奇和好感,渴望了解更多的性知识。在性知识了解的过程中,逐渐形成了男、女性别的概念,产生性别认同,同时强化了自己的性别角色。在个体人格特征的参与下,在家庭教育、学校教育、社会传播介质以及周围环境的影响下,逐渐发展形成了自己的性观念,包括性行为、性伦理、性道德和性文化等的认识和态度。

七、中年期的心理发展

中年期是指 35 岁到 60 岁。中年人面临家庭、社会和工作的压力。多种角色和责任的压力之下,中年人存在中年危机现象,即这个时期个体将经历身心疲惫、主观感受痛苦阶段。

中年期的心理能力处于继续动态发展的时期,而且个体差异很大。勤于实践、积极主动地接触社会、接触新生事物、不断扩展生活领域、不断更新知识、勇于探索和创造的人,其心理能力在整个中年期都在继续增长。反之,则会停滞,甚至提前衰退。

（一）中年期的认知发展

1. 感知觉变化　多数人开始步入中年期时,感知觉系统对刺激的反应就不那么灵敏了,但多数改变不会显著干扰日常生活。视觉能力的下降是知觉功能最显著的变化之一。大约 40 岁开始,前庭神经细胞的功能逐渐减退。

2. 智力的变化　中年期的智力变化复杂,直接与神经系统状态相联系,而较少依赖于后天经验的智力因素呈下降趋势,如机械记忆能力,快速反应、注意分配或高度集中能力等。较多依赖于教育和实践经验的智力因素,如词汇、推理能力、解决问题的策略等,特别是有意识记能力以及逻辑思维、联想推理和综合分析能力方面。对于某一个体来说,智力可能有明显的上升或下降,个体间差异很大。约翰·霍恩等人将智力分为两类,即"晶体智力"和"流体智力"。晶体智力是一种个体累积信息和语言技能而形成的能力,会随着年龄的增长而增加;而流体智力是抽象推理的能力,会在中年后开始下降。

（二）中年期的个性和社会性发展

1. 情绪稳定、心理平衡　中年人能在大多数场合下按照客观情境控制和调节自己的情绪和情感,有所为和有所不为,较少冲突性。丰富的阅历、广博的知识、再学习的潜力使他们保持较强的自信。尽管中年期的生活中会有各种矛盾、问题的出现,但由于他们具备了良好的心理素质和较强的调适能力,因此,心态常处于动态平衡之中。

2. 人格的发展　受情绪稳定的影响,中年人多能适应环境和把握环境特点,适应相应环境。中年期人格日渐成熟,表现为:①内省日趋明显,中年人把关注的焦点投向内心世界;②心理防御机制日趋成熟;③为人处世日趋圆通,干练豁达,能体谅他人的难处。

3. 自我意识明确　中年期能把握好理想与现实之间的相互关系,非常了解自己的才能和所处的社会地位。因此,面对社会环境中的各种变化,甚至是机遇,也能够正确地分析和把握自己,了解自己的才能和所处社会地位,并以此为立足点,决定自己的言行举止。自制力更多地是在长期的社会实践中逐渐发展起来的,因而也成为中年人所特有的心理特征之一。

4. 意志的发展　坚韧的意志力和最佳的智力水平相结合,是中年人心理成熟的重要内涵。对既定目标,勇往直前,遇到困难和挫折,均不气馁、不退缩,有克服困难渡过难关的容忍耐受能力。当既定目标失去实现的客观可能性时,能理智地调整目标并选择实现目标的途径。坚韧的意志力是贯彻高智力思维的基本条件,是架在目标与实现之间坚实的桥梁。

5. 个性的发展　中年人经历了自我意识的确立、改造、再完善的社会化过程,个性逐步成熟,呈现出独特性。有助于排除干扰、坚定信念,以自己特有的行为方式和态度体系建立人际关系、适应社会环境、完成工作任务、追求自己的人生目标。

6. 压力增大、心理冲突增多　中年人往往需要扮演多种社会角色,肩负着最重的社会责任和家庭责任,因此,也承担着工作、家庭、社会等多方面的压力。中年期的人际关系最为复杂。人际关系矛盾,是中年期常见的问题。这些都使得中年人容易产生各种心理冲突,形成各种心理问题。

八、老年期的心理发展

老年人由于衰老的影响及外界环境的改变,在思想、情绪、生活习惯和人际关系等方面,往往产生不同程度的心理变化,但不同年龄段,其心理变化有着不同的规律特点。主要表现为生理机制逐渐衰退,心理状态仍然稳定,对人生的重大事件,如离退、工作与地位的失落、丧偶、亲朋好友去世等,具有一定的适应能力。受到遗传、周围环境和个体遭遇的影响,老年人的心理变化会有较大的差异。

(一) 老年期心理社会特征

1. 情绪变化　由于衰老、疾病、家庭结构的变化及社会角色的转换等方面的原因,常常表现为:①情绪体验强烈而持久;②易产生消极情绪,如失落感、孤独、抑郁、悲伤等;③"丧失"是老年消极情绪体验的最重要原因,如地位、经济、专业、健康、容貌、体力、配偶等丧失;④与青年人相反,老年人多在清晨情绪最佳。

2. 记忆力减退　初级记忆保持较好,次级记忆减退较多。初级记忆随增龄基本上没有变化,或者变化很少,而次级记忆的减退程度大于初级记忆,主要是由于大多数老年人对信息进行加工、编码、储存的能力较差所致。回忆能力衰退明显,再认能力衰退不明显。有意记忆处于主导地位,无意记忆则应用很少。机械记忆明显衰退,意义记忆保持较好,对于逻辑联系和有意义的内容记忆较好,尤其是一些与自己工作或生活相关的重要事情记忆保持较好。逻辑记忆衰退出现较迟,一般60岁才开始衰退。老年人的远事记忆较好,近事记忆衰退,对往事回忆准确而生动,对近期记忆的保持效果较差。

3. 思维衰退　老年期的思维有衰退趋势,突出表现为:①老年人思维的自我中心化,主要表现在老年人坚持己见,具有很大的主观性,而不能从他人和客观的观点去全面地分析问题;②老年人在考虑问题时深思熟虑,但又缺乏信心;③老年人思维的灵活性较差,想象力弱,没有较大的平衡性。那些依赖于机体状态的思维因素衰退较快,如思维的速度、灵活程度等。而与知识、文化、经济相关的思维因素衰退较迟,如语言理论思维、社会认知等,甚至老年期仍有创造性思维。

4. 智力减退　老年人智力变化的特点是与人的神经系统的生理结构和功能有关的能力衰退较早、较快,而与后天的知识、文化及经验的积累有关的衰退较晚、较慢。将65岁至90岁的老年人智力测验结果绘制成智力曲线,显示曲线不是单调地降低,在70岁初期和80岁期间出现了高原现象。健康成年人后天的知识、文化及经验的积累有关的知识不随年龄增加而减退,有的甚至还有所提高。直到70岁或80岁以后才出现减退,且减退速度较缓慢。总之,智力发展存在不平衡趋势,为老年人智力的发展提供了理论依据。

5. 人格改变　老年期的人格特点主要是完善感与失望感、厌恶感,体现着智慧的实现。这时人生进入最后阶段,如果对自己一生获得了最充分的评价,则产生一种完善感,这种完善感包括一种长期锻炼出来的智慧和人生哲学,延伸到自己的生命周期以外,产生与新一代的生命周期融为一体的感觉。一个人达不到这一感觉,就不免恐惧死亡,觉得人生短促,对人生感到厌倦和

Note

失望。老年期的人格特征主要表现为：①稳定、成熟、可塑性小：这是老年期人格的主要特点，老年期的人格是其毕生人格发展的延续、成熟和终结，基本人格特征、类型是难以改变的，表现出稳定性和顽固性的倾向。②自尊心强、衰老感及希望做出贡献传于后世：随着身心衰退的变化，老年人会产生衰退感，常常被孤独和冷寂的感觉所困扰，于是人格趋于内向性。③老年期人格的消极因素：主要是以自我为中心，猜疑多虑，刻板性强，不容易听取反面意见等。

6. 人际关系　老年期角色发生较大的变化，尤其是在退休之后，其人际关系范围和内容的改变直接影响到老年人的生活及身心健康、心理气氛和行为表现。老年人由于身心功能的衰退，活动能力会降低，接触的范围缩小，交往领域也随之缩小。随着时间的推移，各类人际关系的结构更加稳定，在感情上更加深刻，一般各种人际关系的稳定性不易改变。

（二）老年期心理发展的影响因素及常见问题

1. 社会角色的改变　老年人离退休后，生活、学习由紧张有序状态转向自由松散状态，子女离家、亲友来往减少、门庭冷落、信息闭塞，均易使老年人出现与世隔绝的感觉，感到孤单无助。尤其是原来曾担任领导职务的老年人，由于地位变了，原有的权力没有了，心理上产生失落感，感到"人走茶凉"。有的放不下架子，不愿与一般群众交往，自我封闭，导致情绪障碍。由于多年习惯了忙碌的工作环境，一旦闲下来很容易感到自己在别人眼中的重要性降低，才华无法施展，产生"无用感"。同时随着子女长大成人，老年人从原来精神上支撑家庭，经济上维持生活，要求小辈言听计从的"家长"角色逐渐降低为被照顾的对象，在家庭中的"主导"和"影响"力缩小，常使老人精神空虚，情绪消沉。

2. 经济供给与社会保障　缺乏经济收入，尤其是依靠老伴的经济收入维持生活的老年人，一旦丧偶，即使能依靠子女赡养，终不如老伴在世时的经济状况。这些现实问题会形成沉重的心理压力，使老年人变得沉默寡言，谨小慎微，郁郁不乐。加之原社会地位丧失，部分老年人甚至会产生"一死了之"的念头。

3. 老年夫妻关系问题及再婚　老年夫妻虽经历了人生磨难，相濡以沫，经历了生与死的考验，但总有许多因素影响老年夫妻关系。生理上更年期因素和性生活不和谐等，心理上诸如兴趣、爱好及性格变化等，也有生活中的各种分歧。老年人再婚问题，既受自身心理、观念上的影响，又受社会舆论方面的影响和来自子女的阻力等。

4. 生活应激事件　老年人有着强烈的安度晚年的愿望和较强的长寿愿望，但同时由于生理衰老和心理脆弱，实际生活中意外刺激难以避免。常见的生活应激事件如下。

（1）生理功能的衰老改变与疾病：老年人的体态与生理功能随着年龄会出现明显的衰退，如精力不足，记忆力下降，视听功能减退，性功能减退，运动能力下降等。这些改变，加上疾病的影响，容易使老年人产生一种"垂暮感"。表现为缺乏信心，不积极与医务人员配合治疗，同时又向往着健康长寿，对衰老、死亡有忧虑和恐惧感。疾病对老年人引起的心理挫折比心理障碍更严重，他们的老朽感、价值感会因此而生。

（2）丧偶：丧偶对老年人的生活影响最大，所带来的心理问题也最重。"少年夫妻老来伴"，多年的夫妻生活，所形成的互相关爱、互相支持的平衡状态突然被打破，常会使老年人感到生活无望、乏味，甚至积郁成疾。

（3）家庭和睦：由于代际关系的影响，常与晚辈之间缺乏沟通和理解，导致各种家庭矛盾，为老年人的晚年生活投下了阴影，危害老年人的身心健康。

（4）死亡临近的影响：年龄的增大，机体的衰老性变化，同龄人的相继去世，再加上自身又患各种疾病，使老年人从心理上感到自己正与死亡临近。当其接近死亡年限时，常常回忆自己的一生，产生自豪感、满足感、悔恨感与罪恶感等各种各样复杂的心理。这对老年人的心理健康是极为不利的。

任务二 心理卫生

案例引导

　　某初中三年级男生，从小在父母的高期望下成长。绘画、下棋、弹琴皆会，其学习成绩在班上属优等。性格较内向，话语不多，经常是同学聚会时的旁听者。他做事仔细，可谓一丝不苟、井井有条，有时显得刻板。例如，他的课桌椅是不能换的，如果换了他的课桌椅，他会在旁人不注意的时候，偷偷地换回。眼看快要升高中了，家人对他抱有很高的期望，希望他能进重点高中，以后考上名牌大学。然而，进入初三，他的学习成绩开始下降。老师曾找他谈话，想了解其原因。但是，他只是表示自己会努力，其他什么也没说。不久，他的父母也发现，他经常表现出精神不足，有时显得很不耐烦。于是，建议他去学校心理咨询室找心理老师谈谈。心理老师通过与他沟通，找到了原因。原来，他很长一段时间来，总是在想一个问题"人活着为了什么？"这个问题始终在脑海里挥之不去，使他不能集中思想学习。有时，他也会觉得没必要去想，可总是控制不住，他感到很痛苦。请问目前该患者的主要问题是什么？如何处理？

一、心理卫生定义

（一）心理卫生的含义

　　心理卫生，也称精神卫生，是一个与生理卫生相辅相成的平行概念。它也是一门预防性学科，是指一切为了维护人的心理健康、预防心理疾病的发生、促进良好社会适应能力的方法和措施，是研究如何保持和增进人类心理健康的科学。

　　心理卫生的内容是十分广泛的。不同年龄阶段，有不同的心理特点，心理卫生的内容也不尽相同。人在不同年龄阶段，各有一定的生理特点与心理特点，并且出现与之相联系的心理问题。根据不同年龄阶段的身心特点，有效地预防一些心理冲突的发生，及时地解决一些心理问题是个体心理卫生的主要目标。

　　心理卫生是运用心理学的方法促进、维护并恢复心理健康的各种实践活动。其工作包括四个方面：一是开展心理矫治服务以恢复心理健康；二是开展心理健康教育以普及维护心理保健知识；三是通过提高心理素质以预防心理问题；四是优化社会心理环境以减少不良心理刺激。

（二）健康的概念及其演变

　　1948年，世界卫生组织（WHO）在它成立时的宪章中就明确提出：健康乃是一种在躯体上、心理上和社会适应上的完满状态，而不仅仅是没有疾病和虚弱的现象。

　　1986年，世界卫生协会年会发出"健康还要包括良好的道德品质"宣言，进一步丰富了健康的内涵。可见，健康应包括身体健康和心理健康，两者都重要。身体健康靠心理健康来保证，心理健康靠身体健康来体现。

　　世界卫生组织还提出了人类健康应具备的十条标准：

Note

（1）有足够充沛的精力，能从容不迫地应对日常生活和工作压力，而不感到过分紧张。

（2）态度积极，乐于承担责任，不论事情大小，都不挑剔。

（3）善于休息，睡眠良好。

（4）能适应外界环境的各种变化，应变能力强。

（5）能够抵抗一般性的感冒和传染病。

（6）体重得当，身体匀称，站立时头、肩、臂的位置协调。

（7）反应敏锐，眼睛明亮。

（8）牙齿清洁，无空洞、无痛感、无出血现象，齿龈颜色正常。

（9）头发有光泽，无头屑。

（10）肌肉和皮肤富有弹性，走路轻松有力。

（三）心理健康的标准

1. 心理健康的概念　心理卫生的目的是要维护人的心理健康。那么什么是心理健康呢？关于心理健康的概念，第三届国际心理卫生大会曾对此下过一个定义：心理健康是指在身体上、智能上以及情感上与他人的心理健康不相矛盾的范围内，将个人心境发展成最佳的状态。这个定义是把心理健康放在与他人的比较中来界定的。如果一个人同其他人相比较，符合同龄阶段大多数人的心理发展水平，那么这个人的心理状况就是健康的，反之就是不健康的。然而，这个定义在今天已不能为人们广泛接受，因为将个人与他人进行比较，只是衡量心理健康的一种尺度。一个人的心理是否健康，还可以用其他尺度来衡量。为此，有学者将心理健康定义为：心理健康不仅指个体没有心理上的疾病或变态，而且在身体上、心理上和社会上均能保持最高、最佳的状态，即心理健康包含有生理、心理、社会三方面的含义。就生理层面而言，一个心理健康的人，其身体状况尤其是中枢神经系统应无疾病，其功能在正常范围之内，并无不健康体质的遗传。健康的心理必须以健康的身体为其先决条件，有了健康的身体，个人在情感、意识、认知和行为上，才能正常运作。所以说，健康的心理基于健康的身体。就心理层面而言，一个心理健康的人，其个体必须对自我持肯定的态度，能自我认识，明确自己的潜能、长处和缺点，并发展自我。认识系统和环境系统也能保持正常而有效率，在自我发展上与人际和谐方面均能兼顾。人格发展健全，能积极面对现实，而不依赖消极的心理防御。就社会层面而言，一个心理健康的人，在社会环境中能有效地适应，并能妥善地处理人际关系，其行为符合生活环境中文化的常模而不离奇古怪，角色扮演符合社会要求，与环境保持良好的接触，且能为社会贡献其力量。可见，心理健康是一个包含有多种特征的复合概念。

2. 心理健康的特征　要判别一个人的心理是否健康，仅从某一方面去看是不够的，必须从多方面去考察。那么心理健康究竟包含哪些特征呢？美国学者坎布斯认为心理健康、人格健全的人应有以下四种特质。

（1）积极的自我观念：能悦纳自己，也能为他人所容纳；能体验到自己存在的价值；能面对并处理好日常生活中遇到的各种挑战。虽然有时也感觉不顺意，也并非总为他人所喜爱，但是肯定的、积极的自我观念总是占优势。

（2）恰当地认同他人：能认可别人的存在和重要性，既能认同他人又不依赖或强求他人；能体验到自己在许多方面与大家是相通的、相同的，又能与别人分享爱与恨、乐与忧，以及对未来美好的憧憬，并且不会因此而失去自我。

（3）面对和接受现实：能面对和接受现实，即使现实不符合自己的希望与信念，也能设身处地、实事求是地面对和接受现实的考验；能多方寻求信息，倾听不同意见，把握事实真相，相信自己的力量，随时接受挑战。

（4）主观经验丰富，可供取用：能对自己及周围的事物环境有较清楚的知觉，不会迷惑和彷徨。在自己的主观经验世界里,储存着各种可用的信息、知识和技能,并能随时提取使用,以解决所遇到的问题,从而提高自己的行为效率。

此外,著名心理学家马斯洛和密特尔曼也曾提出判断人的心理是否健康的十条标准:①是否有充分的安全感;②是否对自己有充分的了解,并能恰当地评价自己的能力;③自己的生活理想和目标能否切合实际;④能否与周围环境保持良好的接触;⑤能否保持自身人格的完整与和谐;⑥是否具备从经验中学习的能力;⑦能否保持适当和良好的人际关系;⑧能否适度地表达和控制自己的情绪;⑨能否在集体容许的前提下,有限度地发挥自己的个性;⑩能否在社会规范的范围内,适度地满足个人的基本需求。

我国学者王登峰等人综合各方面的研究,提出了心理健康的八条标准:①了解自我,悦纳自我;②接受他人,善与人处;③正视现实,接受现实;④热爱生活,乐于工作;⑤能协调与控制情绪,心境良好;⑥人格完整和谐;⑦智力正常,智商在 80 以上;⑧心理年龄符合年龄特征。

二、心理卫生的特点

（一）心理卫生的工作内容

1. 预防心理障碍和各种精神疾病的发生　随着社会的发展,生活节奏的加快,人们的精神压力日益增加。心理障碍和精神疾病已成为常见病和多发病。而且许多严重的精神疾病多在青壮年时期发病,患者生活常不能自理,严重损害了社会劳动力。有的精神病患者在激动兴奋状态下还会毁物伤人,破坏生产,影响社会。因此,针对心理障碍和精神病的预防工作成为心理卫生的重要任务之一。

2. 根据人生各个不同年龄阶段的不同心理特点,提供心理卫生服务　在人生发展的不同阶段,其心理卫生的目标和内容是不一样的。心理卫生的原则与措施有不同的要求。例如,婴幼儿期的心理卫生目标是要保证儿童身体的正常发育,注意儿童智力的早期开发,塑造儿童最初的个性,培育儿童基本的道德品质和社会适应能力等。要根据儿童心理发展的特点和规律,指导父母妥善处理亲子关系,积极活跃家庭氛围,不断加强幼教工作者与家长的联系,寓教于乐,养教结合;在接触自然和社会的过程中,促进儿童体、智、德、美、劳均衡发展。而学龄期的心理卫生目标与婴幼儿期有很大的不同。学龄期需要注意学生读、写、算等基本学习技能的培养和训练,确保学生智能结构的完整与协调,使学生的个性、道德品质和社会行为在学校教育的影响下获得更快、更好的发展。因此,学龄期心理卫生工作的原则与措施,就应包括注意师生关系的融洽,课堂气氛的和谐,校园环境的优雅,关心学生的劳逸结合、全面发展,消除学生的恐学、厌学等不良情绪,在教材、教法、课外活动和社会实践等方面充分考虑学生的年龄特征和个别差异等。可见,阐明不同年龄阶段的心理卫生的目标、内容、原则与措施,也是心理卫生的重要任务。

3. 研究和提供不同职业人群的心理卫生工作原则与措施　工作和生产劳动是人生的一项极为重要的内容。由于人们大部分时间都在工作中度过。因此,职业的性质和职业的环境,对于每个人的前途、幸福生活和心理健康等都起着很重要的作用。良好的职业环境,可以调动职工的积极性,提高工作效率,建立健全的自我约束机制,充分发挥职工的个人才能,增强职工的成就感和自豪感。同时,职业生活中的各种人际关系的处理,也对职工的心理健康起着重要作用。因此,研究如何增进不同群体的心理健康水平,这也是心理卫生工作者的重要任务。心理卫生要针对不同职业群体的心理特点和需要,找出提高其心理健康水平的措施和方法。

从上述心理卫生的任务中可以看出,心理卫生不单是对各种心理障碍和精神疾病的防治,更主要的是促进整个社会人群的心理健康。对个人而言,心理卫生要使个体自幼就培育健康的心理和完整的人格,树立正确的价值观和人生观,成为身心全面健康的社会成员。对社会而言,心

Note

理卫生有助于促进社会主义的精神文明建设及构建和谐社会。因为心理卫生的研究和措施有助于克服人的消极的心理状态,促进健康心理的形成,振奋民族精神;有助于缓解人际的冲突,改善交往环境,增进社会稳定;有助于塑造良好的个性,发展健全的品格,提高人们道德水平;有助于人的积极性和创造力的发展,推动社会发展。

（二）心理卫生的基本原则

1. 树立正确的人生观 从青年时代起,人的自我意识开始成熟起来,能够进行自我估价、自我检查与自我督促,并且也能正确评价他人的行为。一个人树立了正确的世界观就能对社会、对人生有正确的认识,就能科学地分析周围发生的事情,保证心理反应的适度,防止心理反应的失常。

2. 防止与克服心理冲突 主观的要求与客观的限制可能会引起强烈心理冲突或持续的心理冲突。在一定的条件下,能够造成心理疾病。人在生活、学习与工作中,不可避免地要经常发生心理矛盾,但是要控制其强度不宜过猛,持续时间不要过长。有了心理冲突要设法正确解决,不能消极对待。

3. 参加有益的集体活动 一个人如果经常与集体隔离,不与人交往,容易形成孤独的情绪,往往心情抑郁或孤芳自赏,影响心理健康。一个人经常参加有益的集体活动,进行正常而友好的交往,可使人消除忧愁,心胸宽畅,心情振奋,精神愉快。

4. 要有自知之明 要了解自己的长处与短处,了解自己的身体健康与心理健康的状况。经常用心理健康的标准来衡量自己的行为,促进心理健康。办事要根据自己的智力等情况量力而行,切不可设置经过努力而无法达到的目标,否则容易受到挫折,产生心理冲突,情绪不安,影响心理健康。

此外保持身体的健康,有规律地生活,戒掉不良嗜好,保持乐观的情绪等都是心理卫生的原则。

（刘　洁　陆建霞）

目 标 检 测

一、单选题（请从以下每一道题下面 A、B、C、D、E 五个备选答案中选择一个最佳答案）

1. 埃里克森将出生至死亡的整个生命周期的心理社会发育过程分为（　　　）。

　A.5 个阶段　　　　　　　　B.6 个阶段　　　　　　　　C.7 个阶段

　D.8 个阶段　　　　　　　　E.9 个阶段

2. 埃里克森心理社会发育理论的信任与不信任阶段的年龄应是（　　　）。

　A.0～1 岁　　　B.0～2 岁　　　C.0～3 岁　　　D.1～2 岁　　　E.1～3 岁

3. 埃里克森心理社会发育理论的自主性对羞怯疑虑阶段的年龄应是（　　　）。

　A.0～1 岁　　　B.0～2 岁　　　C.1～2 岁　　　D.1～3 岁　　　E.3～6 岁

4. 埃里克森心理社会发育理论的自我同一性与角色混乱阶段的年龄应是（　　　）。

　A.学龄期　　　　　　　　B.青春期　　　　　　　　C.成年早期

　D.成年中期　　　　　　　E.老年期

5. 埃里克森心理社会发育理论的完善对沮丧阶段的年龄应是（　　　）。

　A.学龄期　　　　　　　　B.青春期　　　　　　　　C.成年早期

　D.成年中期　　　　　　　E.老年期

6. "视觉悬崖"可以测查婴儿的（　　　）。

A.深度知觉　　　　　　　　B.方位知觉　　　　　　　　C.大小知觉

D.形状知觉　　　　　　　　E.以上都不是

7. 下列有关婴幼儿视觉发育描述错误的是（　　）。

A.24～36个月时视力可达0.6～0.8

B.3个月能注视近处的物体，眼球能自由运动，眼球会被面孔、灯光或运动物体所吸引

C.8～12个月以丢东西的方式来测距离，有了空间感，视力为正常人的2/3

D.12～24个月认识更多的颜色并可以说出名称

E.新生儿对光线没有感知

8. "给我12个体形良好的婴儿和一个由我指定的抚育他们的环境，我从这些婴儿中随机选取任何一个，保证能把他训练成我所选定的任何一类专家——医生、律师、商人和领袖人物，甚至训练成乞丐或小偷……"华生这段话的实质是（　　）。

A.二因素论　　　　　　　　B.遗传决定论　　　　　　　C.环境决定论

D.相互作用论　　　　　　　E.以上都不对

9. 埃里克森划分儿童心理发展阶段的标准是（　　）。

A.生理发展　　B.人格特征　　C.认知发展　　D.主动活动　　E.以上都不对

10. 以下关于教育在儿童心理发展中的作用的观点，错误的一项是（　　）。

A.教育具有引导和促进心理发展的作用　　B.教育具有决定心理发展的作用

C.教材和教法应适应儿童的认知发展规律　　D.教育的效果取决于选择启发的时期

E.以上都不对

11. 心理卫生保健最关键的时期是（　　）。

A.儿童期　　　B.青少年期　　C.更年期　　　D.中年期　　　E.老年期

12. 小儿出现初步抽象思维的年龄是（　　）。

A.1岁　　　　B.2岁　　　　C.3岁后　　　D.3岁前　　　E.4岁后

二、多选题（请从以下每一道题下面A、B、C、D、E五个备选答案中选择正确答案）

1. 学龄期儿童心理发育特征包括（　　）。

A.独立性与依赖性的矛盾　　　　　　　B.智力发展最快

C.高级的社会情感有了较大的发展　　　D.认知过程逐步完善

E.个性得到全面发展

三、问答题

1. 请简述心理健康的标准。

2. 个体心理发展有哪些阶段？

子项目四　异常心理

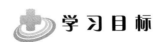学习目标

1. 掌握：异常心理的概念；识别和判断标准及其分类。

2. 熟悉：常见异常心理的表现、类型及其心理康复措施。

3. 了解：异常心理的发生原因；当前理论和实践发展的最新动态。

扫码看课件

Note

任务一　异常心理概述

案例引导

　　徐同学,女,身材高挑,容貌美丽,家庭经济条件较好,自我感觉良好。经常向老师报告自己的钱、零食、衣服被盗,并明确是寝室一贫困生所为,与寝室同学关系紧张;爱慕同班男同学,表白遭拒,感觉命运对她不公,性格变得沉闷。两周前突然情绪激动,不停说话,哭闹不止,其家长将其带回家,向心理咨询师咨询,咨询师建议其休学治疗。

一、基本概念

　　异常心理又称变态心理,是指偏离常规标准的、失去常态的或反常的心理状态。异常心理有广义和狭义之分:广义的异常心理是指所有偏离正常的心理和行为;狭义的异常心理一般是指心理障碍。

　　心理障碍是指由于某种原因导致个体心理功能不能正常发挥作用,影响其正常的工作、学习和生活,使其无法有效适应日常生活。心理障碍通过心理症状(精神症状)与心理疾病(精神疾病)两种形式表现出来。心理疾病是多种心理障碍以心理症状的形式,集中和突出地符合某种疾病的诊断标准的表现。在心理疾病中,多种心理障碍是作为症状群出现的,即心理疾病是多种心理障碍集中或综合的表现。如果某种单一的心理障碍表现出的心理症状,也符合某种心理疾病的诊断标准,同样可以诊断为某心理疾病(如失眠症)。

二、产生原因

　　关于异常心理产生的原因,不同的学科流派纷纷从不同角度出发,提出了多样化的解释,归结起来有以下一些观点。

　　1. 生物学因素　医学模式的观点主要从生物学方面探究异常心理产生的原因,认为异常心理的产生是由先天遗传、大脑损伤、机体物质代谢失调及个体素质等原因引起的。现有研究和临床观察的结果显示,该模式可以很好地解释某些种类的异常心理。第一,家族遗传在精神分裂、躁狂、抑郁等精神障碍的发生中起到了关键作用;第二,任何原因的大脑损伤都会造成不同程度的心理功能受损;第三,当机体物质代谢失调导致脑内某些生物化学物质的浓度超出正常范围时,个体也会出现心理功能障碍。当然,此类原因也只能解释某些异常心理,大多数异常心理尤其是心理障碍还没有找到生物学原因,因此,该模式的应用受到一定限制。

　　2. 心理因素　关于心理因素引起异常心理的机制,不同的心理学流派解释也有差异。

　　(1)精神分析学派认为异常心理的产生不是由于躯体因素,而是由于个体的潜意识冲突,尤其是本我与超我的矛盾冲突造成的。它们之间的矛盾不可调和,给个体带来非常强烈的焦虑,为了缓解焦虑情绪,自我发展出心理防御机制加以对抗,但是过度运用心理防御机制会影响个体有效应对现实世界,损害个体的心理功能,导致某种心理疾病产生。

（2）行为主义学派崇尚行为训练，认为个体的行为除了本能行为外，都是通过"条件反射"学习得到的，心理障碍患者的行为也是这样，因此强调不良行为是通过学习得到的，也可以通过学习消除或矫正这种行为。他们并不关心心理障碍患者的症状产生的原因，更注重如何改变异常行为。认为通过个体学习正常行为和改善环境影响，可以达到治疗的目的。

（3）认知心理学派认为人的情绪和行为的发生是以个体认知为中介的，个体面对环境刺激时，对事件加以理解和评价后才会产生情绪反应和行为。正常的认知方式产生正常的情绪反应，不合理的认知则会导致不合理的情绪产生。个体的认知特点和对环境、对自身及自身与环境关系的认知评价偏差是产生心理障碍的根源所在，因此对心理障碍的干预措施的核心是矫正和改变不合理的认知。

（4）社会文化学派认为个体的心理障碍并不一定是个体内在的问题，而完全可能是不良的社会文化环境造成的。每个个体都归属于一定的团体，成为团体中的一员。成员的行为取决于整个团体的总体关系状况，如果团体中的人际关系不健康，则其中的成员也就会以一种不健康的方式求得与团体的协调和平衡。要想改变个体的不良行为，必须从改善其所处的团体环境入手。

（5）人本主义学派认为人类有着与生俱来的充分发挥其潜能的倾向，心理障碍是由于种种原因导致的个体健康发展和充分发挥潜能的自然倾向的阻断和扭曲。只要帮助个体认识到内心的真正愿望，摆脱外在的束缚，个体就会朝着自我实现的方向发展，从而达到康复目的。

3. 社会因素　个体所处的社会生态在现代社会中极大地影响着个体的心理健康水平，包括政治、经济、文化、教育、宗教、伦理道德、风俗习惯及人际关系、家庭关系等诸多方面，不同历史阶段有其不同的特点。与个体异常心理的发生有密切关系的社会因素有以下几个方面。

（1）生存环境的质量下降，城市化进程中产生的人口密集、交通拥堵、空气和水资源的污染、人际信任危机的加剧、生活节奏加快等一系列问题容易使人产生焦虑、紧张，引发心理障碍。

（2）社会老龄化问题突出，很多老人缺少子女的陪伴而感到孤独、寂寞，容易出现心理障碍。

（3）由于科技和交通的发达，人员流通和迁徙更加频繁，而由此产生的各种冲突容易导致心理问题的增多。

三、异常心理和正常心理的判断标准

由于心理现象的复杂性，异常心理的表现也是多种多样，因此，虽然心理学家和医学家一直在研究和探讨这一问题，但时至今日依然没有一种方法可以有效衡量和区分心理的正常和异常。由于没有单一有效的判断标准，目前临床上一般采用多种标准来综合判断个体心理是否出现或存在异常。目前常用的有内省经验标准、统计学标准、医学标准和社会适应标准。

1. 内省经验标准　内省是指个体内心的认识与体验。此标准包括两方面的内容：一是对被观察者而言，如果个体本人感到有焦虑、抑郁等消极情绪，或无明显原因的不适感，认为自己的心理出现异常，主动寻求医生帮助；二是对观察者而言，他根据自己的经验来判断被观察者的心理是否异常。当然，此种标准主观性很强，观察者必须接受专业训练并进行临床实践，才能比较准确地识别心理异常。

2. 统计学标准　将某项心理特征在人群中的分布进行统计学测量，所得结果一般呈正态分布，即大部分人处于中间位置，因此将此部分人的心理视为正常，而将远离中间位置的两端视为异常，以心理特征偏离平均数的程度来判断个体的心理是否异常，所以心理异常是个相对的、连续的变量。这种标准能将人的心理特征量化，比较客观，同时简便、易操作。但它也有明显的缺陷，即心理特征的测量标准受到社会文化因素的制约，有些心理特征的异常并不等于心理障碍，如智力超常。

3. 医学标准 医学标准将心理异常与躯体疾病等同,认为心理异常对应于相应的脑部病理变化,这些病理变化的存在就是判断心理正常与异常的标准。如果找到与个体的心理现象或行为表现相对应的病理解剖或病理生理变化,则可以判定个体的心理异常。患者的异常心理和行为表现被视为疾病的症状,产生的原因则是脑功能失调。这一标准被临床医师广泛采用,实际上是医学模式在心理异常研究中的应用。医学标准能解释一些心理异常,但某些心理异常(如神经症和人格障碍)还无法找到确切的脑部病理变化或生理、病理原因。

4. 社会适应标准 社会适应标准将个体与其所在的社会环境相联系进行考察,能跟社会和谐相处,并在社会中获得发展则被视为正常,反之,则被视为异常。个体从出生开始,就在进行社会化,为适应社会积累基础和条件。而某些个体的社会化进程受到干扰导致中断,则个体对社会的要求、自身角色的规范的掌握也受到干扰,从而中断了社会化进程,因而不能按照社会认可和接受的方式行事,则此个体的心理就发生了异常。社会适应标准可从以下三个方面来理解。

(1)从是否符合社会规范方面判断:将个体的心理与行为和社会认可的常模进行比较,如果个体的心理或行为明显偏离社会公认的行为规范,不能适应社会的要求,则被视为心理异常。正常人的心理符合社会准则,其行为符合社会常模,是适应性的。如果由于器质损伤或功能缺陷等原因,导致个体自控能力受损,不能按照社会认可的方式行事,以致其行为明显偏离社会公认的标准,不能为常人所理解和接受,也认为是心理异常。社会适应标准也不是一成不变的,因为不同时代社会适应规范也不同,社会适应标准与社会文化背景联系紧密,所以,同一种行为表现,在不同文化背景下,可能有截然不同的认定。比如同性恋现象在美国的一些州是合法的,但在另一些州则不被允许。这是由于对同性恋行为的认定不同导致的。

(2)从个体的社会适应能力方面判断:个体的社会适应能力包括以下四个方面。①生活自理能力;②人际交往和沟通能力;③工作、学习和操持家务的能力;④遵守社会规则的能力。如果个体的这四个方面能力遭到破坏,其行为无法适应正常生活的要求,则可以判断为心理异常或心理障碍。

(3)与个体以往一贯的心理状态或行为模式相比较:如果个体的心理和行为特征在短时间内出现明显改变,则需要注意个体是否产生了心理异常。

以上每条标准都有其各自的优点和不足,不能单独应用以解决全部问题。因此临床应用时应当相互参考,根据多重标准进行综合判断,增强对心理现象进行科学分析的能力。

四、异常心理的理论模式

1. 医学理论模式 医学理论认为异常心理的产生与生物学因素有关。该模式在治疗上强调以物理、化学方法为主的躯体治疗。

2. 心理动力学理论模式 心理动力学认为被压抑在潜意识中的负性情绪和心理冲突是产生异常心理的原因,冲突主要集中在生物性本能欲望和社会化文明道德规范的斗争方面,自我在协调矛盾斗争时无法达到心理平衡就会导致心理障碍,过多地采用自欺欺人的心理防御手段进行协调矛盾可形成人格变态。治疗上倡导以精神分析方法查找和释放出潜意识中的负性情绪和心理冲突。

3. 行为主义理论模式 行为主义认为人类的一切行为都是后天习得的,变态行为也是由后天习得,并不断地得到强化而固定下来。巴甫洛夫的条件反射和桑代克、斯金纳的操作条件反射动物实验有力地支持了该学派用"学习理论"解释各种变态行为。行为疗法在行为障碍的治疗上有其独到之处。

4. 人本主义理论模式 人本主义认为,人有一种天生的发展和充分发挥自己潜能的"自我实现倾向",即只要环境许可,每个人都能发挥自己的潜能,实现自我价值。如果该倾向在生活中受到削弱或阻碍,就可导致心理和行为的错乱。治疗的对策主要是提供良好的社会和人际关系,使个体恢复与自己真实情感的联络。

5. 社会文化理论模式 个体在各种社会文化关系的综合影响下,逐渐形成了各自的心理品质和行为方式,并且以相对恒定的形式固定下来。如果某种关系发生变化,其强度和速度使人无法承受,就会出现社会文化关系失调的现象,固有的心理品质和行为方式显得无所适从,因此而引发心理异常。

6. 生物-心理-社会理论模式 外界的社会因素或个体的生物因素都须通过个体的心理反应才能主动调节人际关系和自身的身心关系,而这两个关系的和谐程度在健康和疾病的问题上起着重要的作用。对于异常心理的产生原因也应该从生物因素、心理因素和社会因素等多方面进行综合分析,这样可以克服其他理论中的不足和片面性。

五、异常心理的分类

关于异常心理的分类,有很多种分类方法,现介绍几种常用的分类方法。

(一) 现象学分类

将具有共同临床特征的异常心理归为一类,而不涉及其内在的动力机制。按此标准划分,可将异常心理分为四类:①认识过程障碍;②情感过程障碍;③意志、行为障碍;④意识障碍。

(二) 精神病学分类

1960 年初,世界卫生组织(WHO)的精神卫生规划就开始积极进行为提高精神障碍诊断与分类水平的工作。这种分类原则是按病因和症状进行的。目前在国际精神疾病分类(如 ICD-10)中,常采用精神病性(多指重性)及非精神病性(多指轻性)这两个概念,而较少用"轻、重精神病"这个概念。

(三) 中国精神障碍分类与诊断标准

中国精神障碍分类与诊断标准是指《中国精神障碍分类与诊断标准》(第 3 版)(CCMD-3)提出的关于异常心理分类的标准,它将异常心理分为以下十类。

(1) 器质性精神障碍。

(2) 精神活性物质或非成瘾物质所致精神障碍。

(3) 精神分裂症(分裂症)和其他精神病性障碍。

(4) 心境障碍(情感性精神障碍)。

(5) 癔症、应激相关障碍、神经症。

(6) 心理因素相关生理障碍。

(7) 人格障碍、习惯与冲动控制障碍、性心理障碍。

(8) 精神发育迟滞与童年和少年期心理发育障碍。

(9) 童年和少年期的多动障碍、品行障碍、情绪障碍。

(10) 其他精神障碍和心理卫生情况。

综上所述,在康复心理治疗技术领域,对异常心理的分类应尽量切合中国的实际标准,并适应临床的需要。本教材主要以 CCMD-3 为分类依据,介绍几种常见类型的异常心理。

Note

任务二　常见异常心理

一、精神病性障碍

案 例 引 导

　　王某,男性,27岁,公司职员。出生于普通双职工家庭,长相一般,原是个性活泼的人,工作认真,懂事听话。一个月前明显沉闷起来,两周前又突然情绪激动,不停地说话,哭闹不止,前天下午症状开始严重,被家属送来就诊。下面是心理咨询师与求助者的一段对话:

　　心理咨询师:是你自己还是你妈妈想让你来做心理咨询的?

　　王某:我妈妈让我来的,她让我看看是否有病呢,其实她才有病呢,自己的儿子被人家害了,不去抓人,却带儿子看病,心肠有多坏啊。

　　心理咨询师:谁想害你?

　　王某:我们单位的同事,男同事想,女同事想,领导想,我们楼里的人想,刚才我来的路上,坐公共汽车的人也想……

　　心理咨询师:他们为什么想害你?

　　王某:还不是因为我又帅气又有钱,喜欢我的人多,可是我不理他们,他们就想害我,我去上班,我们单位就没有一个缺勤的,下了班还在看着我,一多半的人还都跟着我走……

　　心理咨询师:你怎么知道别人喜欢你、想害你?

　　王某:他们知道我要来上班,早早地就来等我了,他们来了以后就在一起商量怎么害我,看到我来了以后还假惺惺与我打招呼。下班后和我一起走,找机会好下手。星期天我不来上班,他们就没有一个来的,我坐在家里还能听到他们说我有钱,我现在都不知道把钱放在哪里好了。我们家楼门前总是有人出出进进的很可怕……

　　心理咨询师:你家在哪里?

　　王某:我可不能告诉你,你也不要去,太危险了,我家楼门前可能都有炸弹,没办法,想害我的人太多……

　　心理咨询师:今天是星期几?

　　王某:十六号吧,十五的月亮十六圆,圆圆的月亮爬上来,照亮了我的家门……

　　根据以上症状分析判断王某存在哪些异常表现? 可能是哪种病症的典型临床表现?

(一) 症状

1. 幻觉　幻觉是指在无相应现实刺激作用下感官出现的知觉体验,可由于情绪、暗示、感觉器官病变、中枢神经系统病变或感觉剥夺等引起,分为幻听、幻视、幻嗅、幻味、幻触和本体幻觉等。

2．妄想 妄想是一种最常见、最重要的思维内容障碍，是指在病理基础上产生的歪曲的信念、病态的推理和判断，主要有被害妄想、关系妄想、钟情妄想、嫉妒妄想及被洞察妄想。

（1）被害妄想：最常见的妄想形式之一。患者无中生有地坚信周围某些人或某些集团对他进行诽谤、监视、跟踪、迫害等不利活动。

（2）关系妄想：也称牵连观念，患者认为周围发生的事情都与自己有关，通常把别人所说的话、报纸上的文章、别人的举动都认为对自己不利。

（3）钟情妄想：患者常认为某个异性的言谈举止是对自己示爱，坚信自己被异性所爱，并因此做出相应的反应，即向对方表达自己的爱意，当自己的示爱被拒绝后，就认为那是对方对自己的一种考验，依旧纠缠不休。

（4）嫉妒妄想：患者坚信爱人对自己不忠，有外遇，因此对爱人的行为加以检查和跟踪，即使不能证实仍坚信不疑。

（5）被洞察妄想：患者认为自己的所思所想随时随地都能被他人察觉，自己毫无藏身之所。

此外，还有夸大妄想、物理影响妄想、疑病妄想、罪恶妄想等。

3．自知力缺失 自知力是指患者对自己病态的认识能力，即能否察觉和识别自己精神状态是否正常、能否指出自己过去和现在的表现哪些属于病态的能力。精神病性障碍患者一般都有不同程度的自知力缺失。

4．兴奋状态 兴奋是指整个精神活动的增强，患者在知、情、意、行方面的活动明显增多，强度增大。这种增强因疾病性质不同而在外部表现上各有差异，有的以情感失调为中心，有的意志增强，持续不断地做一件事情，有的以动作行为的异常为主要症状，伴随有言语和活动增多。兴奋可分为躁狂型兴奋、青春型兴奋、紧张型兴奋、器质型兴奋。

5．木僵状态 木僵是指精神活动的全面抑制，有的言语、动作、行为显著减少、缓慢，有的完全不能运动，缄默不语、不吃不动，保持一个固定的姿势僵住不动。木僵可分为紧张型木僵、心因型木僵、抑郁型木僵、器质型木僵。

6．意识障碍 意识是指人们对自身和周围环境的感知状态，可通过言语及行动来表达。意识障碍是指人们对自身和环境的感知发生障碍，或人们赖以感知环境的精神活动发生障碍的一种状态。意识障碍也是病情危重的表现。患者毫无反应，完全丧失醒觉，原因是高级神经受到严重抑制。意识障碍包括痴呆、遗忘、妄想及不注意等。

（二）精神分裂症

精神分裂症是一组病因未明的精神病，多起病于青壮年，常缓慢起病，具有思维、情感、行为等多方面障碍，以及精神活动不协调。患者通常意识清晰，智力基本正常，有的患者在疾病过程中可出现认知功能损害，自然病程多迁延，呈反复加重或恶化，但部分患者可痊愈或保持基本状态。

1．症状标准 精神分裂症的症状标准至少包括下列两项，且非继发于意识障碍、智力障碍、情感高涨或低落，单纯型精神分裂症另有规定。

（1）反复出现的言语性幻听。

（2）明显的思维松弛、言语不连贯，或思维贫乏、思维内容贫乏。

（3）思想被插入、被撤走、被播散，思维中断，或强制性思维。

（4）被动，被控制，或被洞悉体验。

（5）原发性妄想（包括妄想知觉、妄想心境）或其他荒谬的妄想。

（6）思维逻辑倒错，病理性象征性思维。

（7）情感倒错，或明显的情感淡漠。

（8）紧张综合征，怪异行为，或愚蠢行为。

（9）明显的意志减退或缺乏。

2. 严重标准 自知力障碍,并有社会功能严重受损或无法进行有效交谈。

3. 病程标准

（1）符合症状标准和严重标准至少已持续 1 个月,单纯型精神分裂症另有规定。

（2）若同时符合精神分裂症和情感性精神障碍的症状标准,当情感症状减轻到不能满足情感性精神障碍症状标准时,精神分裂症症状需继续满足精神分裂的症状标准至少 2 周以上,方可诊断为精神分裂症。

4. 排除标准 排除器质性精神障碍、精神活性物质和非成瘾物质所致的精神障碍。尚未缓解的精神分裂症患者,若又罹患症状标准中的两类疾病,应并列诊断。

5. 分类

（1）偏执型精神分裂症:符合精神分裂症的症状标准,以妄想为主,常伴有幻觉,以听幻觉较多见。

（2）青春型（瓦解型）精神分裂症:符合精神分裂症的症状标准,常在青年期起病,以思维、情感、行为障碍或紊乱为主。例如明显的思维松弛、思维破裂、情感倒错、行为怪异。

（3）紧张型精神分裂症:符合精神分裂症的症状标准,以紧张综合征为主,其中以紧张型木僵较常见。

（4）单纯型精神分裂症:以思维贫乏、情感淡漠或意志减退等阴性症状为主,从无明显的阳性症状;社会功能严重受损,趋向精神衰退;起病隐袭,缓慢发展,病程至少两年,常在青少年期起病。

（5）未定型（混合型）精神分裂症:符合精神分裂症的症状标准,有明显的阳性症状;不符合上述诊断标准,或为偏执型、青春型或紧张型的混合形式。

二、应激相关障碍

案 例 引 导

患者,女,16 岁。某次山体滑坡事故中的幸存者。获救 1 周后,患者经常从梦中惊醒,大呼救命,被询问时什么也不说。3 个月以来,患者经常失眠,过度警觉,容易受惊吓,做事不专心。并且拒绝收看任何与山体滑坡有关的报道,如被问及山体滑坡事故,表现十分麻木、淡然。体格检查及神经系统检查未见明显阳性体征。颅脑 MRI 未见明显病变,脑电图正常。请问该患者为什么会出现目前的表现?

（一）应激相关基本概念

1. 应激 应激一词的英文是“stress”,原意为作用于某一物体并会导致它产生张力或出现状态改变的力量。20 世纪 50 年代,H. Selye 认为应激是机体对外界或内部各种刺激所产生的非特异性应答反应的总和,并将应激反应过程分为以下三个阶段。

（1）警觉期:机体为了应对有害环境刺激,会产生一系列生理、生化变化,以唤起体内的整体防御能力,此阶段称为警觉期,也称为动员阶段。主要表现为肾上腺素分泌增加、心率和呼吸加快、血压增高、出汗、手足发凉等。此时,全身血液优先供应到心、脑、肺和骨骼肌系统,以确保机体处于“战”或“逃”的准备阶段。

（2）抵抗期:如果有害刺激持续存在,机体可通过提高体内的结构和机能水平以增强对应激源的抵抗程度,此阶段称为抵抗期。主要表现为生理和生化改变继续存在,合成代谢增强,如垂体促肾上腺皮质激素和肾上腺皮质激素分泌增加,以增强应对应激源的抵抗程度。在大多数情况下,应激只引起这两个阶段的变化,即可达到适应,机体功能恢复。

(3) 衰竭期:如果继续处于持续的有害刺激之下或有害刺激过于严重,阻抗阶段延长,机体将会丧失所获得的抵抗能力而转入衰竭期。主要表现为淋巴组织、脾、肌肉和其他器官发生变化,导致躯体的损伤而产生所谓的"适应性疾病",甚至死亡。

大多数情况下,应激只表现出第一阶段和第二阶段的反应。如出现了第三阶段的反应,得到适当的休息和补给,通常是可逆的。因此,应激反应不等于应激障碍。应激对机体有双重作用,一方面可以极大限度地动员机体内部的潜在资源和应对机制,增强对疾病侵袭的防御能力,提高对外界环境的适应能力。另一方面,当应激反应超出一定强度和(或)持续时间超过一定限度,并且这些反应对个体的社会功能产生严重影响时,则会构成应激相关障碍。

2. 心理应激　H. Selye 的研究仅限于对动物生理方面变化的观察,因此,其应激概念被称为生理应激。随着心理学界开始关注社会生活中的事件对人的影响,认识到许多与应激有关的中间心理、社会因素(如个人认知评价、应对方式等)在应激中的意义。以马森和拉扎洛斯为代表的学者对应激的研究更多地关注应激对机体心理功能和健康、疾病的影响,将引起机体应激的刺激扩展到心理、社会方面,强调认知评价这一心理中介因素在应激中的重要作用,把应对方式当作重要的心理中介机制,丰富了应激的概念。在医学心理学领域内,将应激的含义归纳为以下三个方面。

(1) 应激源是一种刺激物:这种刺激物来源可以是躯体的、心理的、社会的和文化的,如工作压力、人际关系紧张、拥挤、噪音、迁居等。而且应激源不一定都是不愉快的,如庆典、结婚等重大活动,这些刺激物均可构成心理应激源。一种刺激物能否成为应激源,除了同该刺激物本身的性质和特点有关之外,还取决于当事人对它的态度、认知、评价、适应、应对能力等主体因素以及环境特点。

(2) 应激是机体对刺激的反应:应激是机体对刺激或应激情境所做的应答反应,是机体固有的、具有保护性和适应性功能的整体防卫反应。

(3) 应激是一种察觉到的威胁或挑战:拉扎洛斯认为,应激发生于个体察觉或估计到刺激物具有某种威胁或挑战之时,这种估计来自对环境需求的情境以及个体处理这些需求的能力的评价。他突出了认知评价这一心理中介因素的重要性,他认为心理应激是个体对外界环境有害物、威胁、挑战经认知、评价后所产生的生理、心理和行为反应。由于个体对情境的察觉和估计存在差异,因此个体对应激源做出的反应也就存在差异。

21 世纪以来,在拉扎洛斯理论的基础上,人们逐渐趋向于将心理应激看作是以认知评价因素为核心的过程。我国学者姜乾金提出了认知心理应激作用过程模型(图 2-4-1),认为认知评价、应对方式、社会支持、个性特征等都是应激的相关变量,可分别从应激源、应激中介因素和应激反应三个方面及相互关系来认识。

3. 心理应激对健康的影响　心理应激会影响个体的健康,而个体的健康状况也会影响应激的反应强度和对应激的耐受力。当心理应激适度时,会对人体健康产生积极的影响,而当心理应激作用持久、负荷过重时,则会对健康产生消极影响。总的来说,心理应激对个体的健康既有积极的影响,又有消极的影响。适度的心理应激对人体的身心健康是有益的,它具有警觉作用,可以促使人做出有效的思维和迅速的对策,以便更好地适应周围环境。这类心理应激被称为良性心理应激,是个体成长和发展的必要条件,也是维持个体正常心理和生理功能活动的必要条件。心理应激对健康的消极影响主要表现在:①心理应激引起的心理和生理反应,成为人们身体不适、虚弱和精神痛苦的根源和就医寻求帮助的原因,包括急性心理应激状态(如临床上常见的有急性焦虑反应、血管迷走反应和过度换气综合征等)和慢性心理应激状态(如强度虽小但长期的

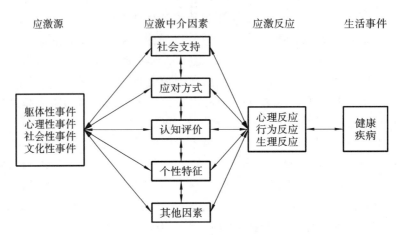

图 2-4-1　认知心理应激作用过程模型

心理应激常使个体出现头晕、疲惫、乏力、心悸、胸闷伴心率加快、血压升高等症状和体征,还可能出现各种神经症表现,情感性精神障碍和精神分裂样表现,并常常被医生忽略而久治不愈);②心理应激使已有的精神和躯体疾病加重或复发,如冠心病患者在争执或激烈辩论时发生心肌梗死,病情已得到控制的哮喘患儿在母亲离开后哮喘继续发作等;③心理应激导致机体抗病能力下降或在其他因素的共同影响下导致某些精神和躯体疾病发生,如应激性胃溃疡、应激性糖尿病等。

4. 应激反应　当个体觉察到应激源威胁后,就会引起生理、心理与行为的变化,这种变化称为应激反应(简称应激)。一般说来,应激反应包括生理反应和心理反应,可以同时发生并且相互影响。

(1)应激的生理反应:在应激状态下机体发生的生理反应既是身体对应激的适应、调整活动,又是在某些情况下导致疾病的生理基础。生理反应如果适度,有助于身体对抗应激源造成的变化,可恢复内稳态。但是如果生理反应过于激烈、持久,便会损害人的适应能力,从而引起身心症状,造成机体对各种疾病的易感状态,甚至造成死亡。历史上有很多学者通过实验观察应激的生理反应,并进行了不同的概括,如塞里用"全身适应综合征"来概括应激的生理反应,坎农用"战或逃"的状态来概括。但一般认为,应激源可影响多种内分泌的活动,首先是边缘系统(内脏脑)作用于神经内分泌的转换中枢——下丘脑,下丘脑释放促肾上腺皮质释放素、血管升压素、催产素,而垂体除释放促肾上腺皮质激素外,还分泌生长激素、泌乳素、促甲状腺素、内啡肽、脑啡肽等,还有一些代谢性内分泌激素(如胰岛素、胰高血糖素)也参与应激过程。另外,应激也会影响免疫功能。一般认为,短暂、不强烈的应激不影响或可略增强免疫功能,而长期较强烈的应激可损害下丘脑,导致皮质激素分泌过多、机体内环境严重紊乱,从而导致胸腺和淋巴组织退化或萎缩,抗体反应抑制,发生巨噬细胞活动能力下降、嗜酸性粒细胞减少和阻滞中性粒细胞向炎症部位移动等一系列变化,最终导致机体免疫功能抑制等,降低机体对抗感染、变态反应和自身免疫的能力。人类对应激的生理反应有较大的个体差异,遗传因素、身体素质和健康状况等生物学因素,对应激源的认知评价、应付资源和心理反应等心理、社会因素都会影响人类对应激的生理反应。

(2)应激的心理反应:可分为积极的心理反应和消极的心理反应两类。积极的心理反应是指适度的皮层唤醒和情绪唤醒、注意力的集中、积极的思维和动机的调整等。这些心理反应可以帮助人维持应激期间的心理平衡,准确地评定应激源的性质,做出符合理智的判断,恰当地选择应对策略,有效地适应环境。消极的心理反应是指过度唤醒,包括过度焦虑、紧张、情绪过分波动、愤怒或忧郁等,行为上表现为攻击、逃避和退缩。这些反应又会造成人的认识紊乱和自我评价的降低,干扰人对现实的考察和对问题的有效解决,使人不能准确地评定应激源、做出正确的决策、采取适当的行动,对应激源造成的心身变化不能有效地处理。

当人们突然遭受应激事件,如遇到意外打击或听到噩耗时,就会产生急性心理应激反应,急性心理应激反应通常要经历三个阶段:①冲击阶段,发生于应激开始时期或者早期,轻者反应为焦虑不安,重者则会出现惊呆、麻木、手足无措、晕厥等一系列表现;②镇定阶段,此时当事人采取各种心理防御机制,如争取家庭、亲友、同事的支持,以控制焦虑,调节情绪,努力恢复心理平衡和认识功能,使自己从应激冲动中安定;③解决阶段,当事人将注意力转向应激源,并设法处理、解决它。解决的方式可能为通过改变自己的行为和策略提高应付能力,或改变应激环境的条件缓和应激影响,或避开应激源采取逃避行动,或直接面对应激源努力消除其影响。慢性心理应激反应的阶段性和强度一般没有急性心理应激反应那么明显和强烈,但两者有共同性。上述三个阶段的反应可有不同又可以有重叠。

（二）应激障碍

1. 定义　应激障碍是指主要由心理、社会因素引起异常心理反应导致的精神障碍,又称应激反应综合征,它是伴随着现代社会发展而出现的病症。

引起应激障碍的发生、影响临床表现和疾病过程的有关因素大致可以归纳为三个方面:一是应激性生活事件或生活处境;二是患者个体的易感性;三是个体的社会文化背景、教育程度、生活态度和信仰等。

2. 类型　根据《中国精神障碍分类与诊断标准》(第 3 版)(CCMD-3),应激障碍包括急性应激反应、创伤后应激障碍和适应性应激障碍三种类型。

（1）急性应激反应:又称为急性应激障碍、急性心因性反应,是指在遭受急剧、严重的心理社会应激后,所产生的短暂的心理异常。患者在受刺激后立即(数分钟或数小时内)发病,表现为伴有情感迟钝的精神运动性抑制,甚至木僵状态,或是伴有强烈情感体验的精神运动性兴奋,行为有一定的盲目性。如果应激源被消除,症状往往在数天或一周内缓解,预后良好。

（2）创伤后应激障碍(PTSD):是指经历异乎寻常的突发性、威胁性或灾难性生活事件或情境后导致个体延迟出现和长期持续存在的精神障碍。其主要有三大临床表现:反复体验创伤性事件(侵入性回忆)、回避与创伤性事件有关的刺激(回避症状)和警觉性增高(激惹性增高症状)。简而言之,创伤后应激障碍是一种创伤后心理失衡状态。

（3）适应性应激障碍:是指因长期存在应激源或困难处境,加上患者有一定的人格缺陷,产生痛苦和情绪变化,同时有适应不良的行为障碍或生理功能障碍,并使社会功能受损。常由于环境改变(如移民等)、地位改变(如改变工作岗位等)、突发事件(如患病、离婚、丧偶等)等应激事件发生时,不能适应新的情况而导致。通常在应激性事件或生活发生改变之后一个月内起病,病程往往较长,但一般不超过 6 个月。随着时过境迁、刺激的消除或经过调整获得了新的适应,精神障碍随之缓解。成人一般以情绪障碍多见,青少年则以品行障碍多见。症状表现以抑郁为主者,表现为情绪不高,对日常生活丧失兴趣,伴有自责、无望、无助感,并有睡眠障碍、食欲变化和体重减轻,有时有激越行为;症状表现以焦虑为主者,则表现为焦虑不安、担心害怕、神经过敏、心慌、呼吸急促、窒息感等;症状表现以品行障碍为主者,表现为逃学、斗殴、盗窃、说谎、滥用药物、离家出走、性滥交等。儿童适应性应激障碍主要表现为尿床、吸吮、言语幼稚等退行行为以及无故腹部不适等躯体症状。

3. 治疗干预

1）急性应激反应的治疗干预　基本方法是以心理干预为主、药物治疗为辅。

（1）心理干预:首先让患者尽快摆脱创伤环境,避免进一步的刺激,改善不利于患者心理问题解决的生活环境,加强其人际沟通,帮助患者除去人际关系中的不利因素。在能与患者接触的情况下,建立良好的医患信任关系,使患者得到良好的躯体帮助和心理安慰。对患者进行解释性心理治疗和支持性心理治疗。鼓励患者倾诉对疾病的感受、对病情的认识、存在的情绪危机和心理问题;耐心倾听患者诉说,对他们的痛苦给予高度的重视和同情;帮助患者重新建立安全感和控制感,构建自我的心理应激应对方式,发挥个人的缓冲作用,避免其受到过大的伤害。

(2)药物治疗:是对症治疗在急性期必须采用的措施之一,特别是对表现激越、兴奋的患者,更需应用适当的精神药物使症状较快地缓解,便于进行心理治疗,同时保证患者良好的睡眠,减轻焦虑。针对激越、焦虑或抑郁等症状,用抗焦虑或抗抑郁药物,药物剂量以中、小剂量为宜,不可过量,疗程不宜过长。对于处于精神运动性抑制状态的患者,若不能主动进食,要给予输液,补充营养,维持水、电解质平衡,保证每天的热量供应,也可给予其他支持疗法。

2)创伤后应激障碍的干预 包括早期干预、心理治疗和药物治疗。创伤后早期进行心理、社会及精神药物干预有可能防止患者转为慢性。

(1)早期干预:早期干预对创伤事件后的个体减轻症状、恢复心理健康具有重大意义。卜瑞文等提出早期干预的9个主要因素,为创伤后应激障碍患者恢复到最佳状态提供了理论基础。这些因素有:①满足安全感、食物、居住等基本需要的供给;②帮助理解灾难,减轻生理上的警觉和提供教育支持等心理上的援助;③评估是否还需要其他治疗;④监测援救和恢复的环境,包括应激源是否仍存在,是否提供了充足的服务等;⑤主动提供和传播信息,通过网上或媒体传播关于创伤和康复的知识;⑥对管理者、组织者提供技术帮助、咨询和培训,使其有能力重建社区结构,加强家庭康复和社区安全;⑦帮助康复和恢复,包括小组干预或家庭干预;⑧对幸存者进行评估,确定易感性、高风险个体及群体;⑨提供治疗,包括通过教育减轻症状和改善功能。早期干预的目标应针对不同的个体、社区、文化需要和特征而制订。

(2)心理治疗:主要方法包括认知行为治疗和眼动脱敏与再加工。对急性创伤后应激障碍患者的治疗应遵循就近、及时的原则,明确预期治疗目标。在创伤后2周内可以进行正规的认知行为治疗与支持性心理咨询,共5次,每次1.5 h。认知行为治疗的方法包括:①对于遭遇情况的细节、当时的反应、刺激与反应的各种构成成分进行深入的评估;②进行技巧训练,进行应对技巧和人际交往技巧的指导训练;③进行直接暴露或想象的治疗性接触,以期对环境因素进行脱敏;④采用对错误观念进行认知纠正的合理情绪疗法。

眼动脱敏与再加工(EMDR)被认为是治疗创伤后应激障碍非常有效果的心理治疗方法,是国外创伤后应激障碍治疗中使用最为广泛的心理治疗方法。在眼动脱敏与再加工疗法中,治疗者要求当事人在大脑中引出那些与痛苦障碍有关的负性信息(包括情绪、表象、错觉、幻觉、思维信念、躯体的一些生理活动等),然后要求当事人的双眼专注于治疗者移动的手指尖或者一个移动的光亮装置,并且双眼跟随移动的手指或移动的光亮装置进行随意的运动,也可用耳听声音或手打拍子来代替眼睛的运动。在每一套眼睛运动、耳听声音或手打拍子做完之后,紧接着治疗者就要求当事人对治疗的感受(治疗的影响和效果)做简要的评述。成功的眼动脱敏与再加工治疗,可使当事人痛苦的经验被修正,最终达到"适应性解决",即当事人理解创伤事件已经过去,正确地认识到是谁或是什么应该对事件的发生负有责任,而且更加确定地感觉到现在是安全的、自己有能力做出更好的选择。

(3)药物治疗:是创伤后应激障碍主要的治疗手段之一。药物有助于缓解急性创伤后应激障碍患者的不安症状,起到镇静作用,但对有否认及情感麻木者效果不理想。药物治疗的主要目的包括:①使靶症状减轻;②改善睡眠,同时改善易激惹、先占观念、过度警戒、注意力不集中等其他症状,降低患者转为慢性的危险性;③减少对创伤事件的再体验及侵入性症状;④改善情绪及情感麻木现象;⑤降低患者的波动性和持续性的高唤起精神症状;⑥减少冲动行为;⑦缓解精神病性症状和有关分离症状。对于抗精神病药物则主张非常规使用,且以低剂量为宜,其适应证包括急性意识朦胧状态、偏执观念、冲动攻击行为或其他精神病性障碍。

应激早期应用苯二氮䓬类抗焦虑药可预防创伤后应激障碍的发生,但长期应用易导致依赖,停药可出现戒断反应,并损害认知功能,不宜首选。应用5-羟色胺再给予帕罗西汀、氟西汀、舍曲林等抗抑郁药疗效和安全性更好,不良反应轻,长程或短程治疗均有效,可改善睡眠,提高患者的生活质量,目前被推荐为一线用药。其他新型抗抑郁药和非苯二氮䓬类抗焦虑药也有较好疗效,且不良反应也轻,也是治疗创伤后应激障碍较有效的药物。由于各种药物的作用机制不同,一种治疗无效可选用其他药物,并维持足够治疗时间,对于长程治疗十分必要。

3)适应性应激障碍的干预 随着时间的推移,适应性应激障碍一般能够自行缓解,或者转化为更严重的其他精神障碍,因此适应性应激障碍须以心理治疗为主、药物治疗为辅,药物治疗的作用主要是加快症状的缓解,为心理治疗提供基础。心理治疗可采用支持性心理治疗、行为治疗、认知治疗,也可用精神疏泄治疗等。一方面要给予支持、安慰和鼓励,帮助患者宣泄痛苦情绪,减轻不良情绪的消极影响;另一方面要帮助患者调整心理应对方式,纠正因应激事件引发的认知、情绪和行为的失调,帮助其建立应对应激性事件的新模式,增强其应对能力。对抑郁、焦虑等情绪异常较为明显的患者可酌情使用抗抑郁药或抗焦虑药物,以短程、低剂量为原则,要注意,在药物治疗的同时不能放弃心理治疗。

三、神经症

案例引导

李某,女,18 岁。小时候由于双手患有严重的湿疹,为了防止传染所以一直戴手套。一年前湿疹好转了,就不戴了。但从那时开始,她就开始拼命洗手,而且越洗越频繁,洗一次手半小时左右。如果催促她的话,时间可略微缩短。洗手时,需要先用水冲,再擦肥皂,一直要擦洗到肘关节处。她自己也感到这样没有必要,是不合理的,可就是控制不住,内心非常痛苦。根据以上症状分析判断,李某可能是哪种病症的典型临床表现?

（一）概述

神经症旧称神经官能症、植物神经功能紊乱等,是一组主要表现为焦虑、抑郁、恐惧、强迫、疑病症状,或神经衰弱症状的精神障碍。神经症有一定人格基础,起病常受心理、社会(环境)因素影响。症状没有可证实的器质性病变作为基础,与患者的现实处境不相称,但患者对存在的症状感到痛苦和无能为力,自知力完整或基本完整,病程多迁延。各种神经症症状或其组合可见于感染、中毒、内脏疾病、内分泌疾病或代谢和脑器质性疾病,称为神经症样综合征。

1. 神经症的特点 有不安全感、不确定感,明知没有必要但控制不住,感到不被理解。

2. 神经症的发病机制 神经症的形成是一个复杂的过程,心理动力学理论和学习理论应受到重视,遗传学及器质性因素也应注意,以免导致片面性。

3. 神经症的诊断标准

(1) 症状标准:至少符合下列 1 项。①恐惧;②强迫症状;③惊恐发作;④焦虑;⑤躯体形式症状;⑥躯体化症状;⑦疑病症状;⑧神经衰弱症状。

(2) 严重标准:社会功能受损或无法摆脱的精神痛苦,促使患者主动求医。

(3) 病程标准:符合症状标准至少已 3 个月,惊恐障碍另有规定。

(4) 排除标准:排除器质性精神障碍、精神活性物质与非成瘾物质所致的精神障碍、各种精神病性障碍,如精神分裂症、偏执性精神病以及心境障碍等。

（二）焦虑症

焦虑症是一种以焦虑情绪为主的神经症，主要分为惊恐障碍和广泛性焦虑障碍两种。焦虑症的焦虑症状是原发的，凡继发于高血压、冠心病、甲状腺功能亢进等躯体疾病的焦虑都应诊断为焦虑综合征。其他精神病理状态（如幻觉症、妄想症、强迫症、疑病症、抑郁症、恐惧症等）伴发的焦虑，不应诊断为焦虑综合征。

1. 惊恐障碍　惊恐障碍是一种以反复的惊恐发作为主要原发症状的神经症。这种发作并不局限于任何特定的情境，具有不可预测性。发作常突如其来，让人极端痛苦，持续几分钟或更久。惊恐发作后会持续担心再次发作。惊恐发作可见于多种不同的精神障碍（如恐惧性神经症、抑郁症等），并应与某躯体疾病相鉴别（如癫痫、心脏病发作、内分泌失调等）。惊恐障碍一般起病于 20 多岁，首次惊恐发作通常出现在近 20 岁时，女性患者多于男性患者，比例为（2～3）∶1。

1）惊恐发作的症状　气短，心脏剧烈跳动，头晕或轻度头痛，手麻、足麻，胸部有压紧、疼痛感，窒息感，晕厥，出汗，震颤或颤动，潮热或寒战，不真实感，迫切想逃脱，口干，恶心，难以集中思想或讲话，肌肉紧张，视物模糊，怕死去、失去控制或发疯。

2）诊断标准

（1）症状标准：首先，符合神经症的诊断标准。其次，惊恐发作须符合以下 4 项。①发作无明显诱因、无相关的特定情境，发作不可预测；②在发作间歇期，除害怕再发外，无明显症状；③发作时表现出强烈的恐惧、焦虑及明显的自主神经症状，并常有人格解体、现实解体、濒死恐惧，或失控感等痛苦体验；④发作突然开始，迅速达到高峰，发作时意识清晰，事后能回忆。

（2）严重标准：患者因难以忍受又无法解脱，而感到痛苦。

（3）病程标准：在 1 个月内至少有 3 次惊恐发作，或在首次发作后继发害怕再发的焦虑持续 1 个月。

（4）排除标准：①排除其他精神障碍，如恐惧症、抑郁症或躯体形式障碍等继发的惊恐发作；②排除躯体疾病，如癫痫、心脏病发作、嗜铬细胞瘤、甲状腺功能亢进或自发性低血糖等继发的惊恐发作。

3）治疗　主要包括：①连续评估病情；②根据患者的需要进行宣传教育，认识疾病的本质；③指导患者不要回避任何情境或场合；④提供控制焦虑症状的训练技能，如缓慢呼吸训练、放松训练等；⑤鼓励患者不要用镇静剂来控制焦虑，一些严重的患者用抗抑郁药来控制惊恐发作是有效的。

2. 广泛性焦虑障碍（GAD）　GAD 是一种缺乏明确对象和具体内容的以提心吊胆及紧张不安为主要表现的焦虑症，并有显著的植物神经症状、肌肉紧张及运动性不安。以持续的、全面的、过度的焦虑感为特征，患者因难以忍受焦虑又无法解脱而感到痛苦。这种焦虑与周围任何特定的情境没有关系，是最常见的焦虑症之一，占人群的 2%～8%。发病年龄变化很大，一般为 20～40 岁，男、女都会患病。

1）症状　典型表现包括：担心自己或亲戚患病或发生意外；异常担心经济状况；过分担心工作或社会能力。广泛性焦虑障碍患者的焦虑症状常多变，还可出现下列症状：神经质或不安、肌肉紧张、震颤、易疲劳、情绪易激惹、出汗、头晕或眩晕、注意力不集中、过度警觉、心悸、气急、尿频、抑郁。广泛性焦虑障碍是一种慢性障碍，可逐渐发展和波动，病程可表现为稳定不变型，也可表现为加重型或缓解型。大多数患者自发病后在大部分时间内都有症状，但有 1/4 的广泛性焦虑障碍患者可有缓解期（3 个月或更长时间内没有症状）。广泛性焦虑障碍的焦虑和担忧也可因应激而加重。

2）诊断标准

（1）症状标准：首先，符合神经症的诊断标准。其次，以持续的原发性焦虑症状为主，并符合

Note

下列 2 项。①表现为经常或持续的无明确对象和具体内容的恐惧或提心吊胆;②伴自主神经症状或运动性不安。

（2）严重标准:社会功能受损,患者因难以忍受焦虑又无法解脱而感到痛苦。

（3）病程标准:符合症状标准至少已 6 个月。

（4）排除标准:①排除甲状腺功能亢进、高血压、冠心病等躯体疾病的继发性焦虑;②排除兴奋药物、催眠镇静药物的使用,或抗焦虑药的戒断反应,排除强迫症、恐惧症、疑病症、神经衰弱、躁狂症、抑郁症或精神分裂症等伴发的焦虑。

3）治疗　主要包括:①连续评估病情;②根据患者的需要进行有关焦虑本质的宣传教育;③提供控制焦虑和减少紧张的训练方法,包括放松法和呼吸的控制,制订短期的放松或分散注意力活动计划（尤其是那些以往有用的活动）,用结构式问题解决法帮患者解决引起担忧的应激因素。

（三）恐惧症

恐惧症也称恐怖症,是指一种以过分和不合理地惧怕外界客体或处境为主的神经症。患者明知没有必要,但仍不能防止恐惧发作,恐惧发作时往往伴有显著的焦虑和自主神经症状。患者极力回避所害怕的客体或处境,或是带着畏惧去忍受。其诊断标准如下。

（1）符合神经症的诊断标准。

（2）以恐惧为主,至少符合以下 4 项:①对某些客体或处境有强烈恐惧感,恐惧的程度与实际危险不相称;②发作时有焦虑和自主神经症状;③有反复或持续的回避行为;④知道恐惧过分、不合理或不必要,但无法控制。

（3）对恐惧情境和事物的回避必须是或曾经是突出症状。

（4）排除焦虑症、精神分裂症及疑病症。

恐惧症可分为场所恐惧症、社交恐惧症和特定的恐惧症等。下面主要介绍这三种恐惧症。

1. 场所恐惧症　场所恐惧症是指处在难以逃避的情境中出现焦虑,或害怕在这样的情境中很难得到帮助时会出现的惊恐发作或惊恐样症状,常伴发惊恐障碍。焦虑常导致患者回避许多害怕的情境。这些情境通常为:独自离家,单独在家,处于喧闹拥挤的地方,乘公共汽车、火车、飞机、小轿车,在电梯里或桥上。每年有近 2% 的人群患有场所恐惧症（伴发或不伴发惊恐障碍）,女性患者比男性患者更多见,发病高峰期为 25～30 岁。如果不治疗,场所恐惧症可成为一种慢性致残性疾病,因回避而对患者的工作和社会功能造成明显的影响。大部分患者可通过认知行为治疗而治愈,药物治疗也有帮助。

1）诊断标准

（1）符合恐惧症的诊断标准。

（2）害怕对象主要为某些特定环境,如广场、闭室、黑暗场所、拥挤的场所、交通工具（如拥挤的船舱、火车车厢）内等,其关键临床特征之一是过分担心处于上述情境时没有即刻能用的出口。

（3）排除其他恐惧障碍,如严重的社交恐惧症患者,也可能因害怕被别人审视而回避外出或去公众场所。另外,回避不是因为妄想或强迫思维的结果。

2）治疗　针对每个患者的特定问题,治疗措施各有不同。主要治疗措施包括:①连续评估病情;②进行关于焦虑的宣传教育;③提供控制焦虑症状的训练策略,鼓励患者经常练习这些技能,包括呼吸控制（缓慢呼吸的练习）、放松训练;④逐级暴露于恐惧的情境;⑤鼓励患者不用镇静剂控制焦虑,但抗抑郁药能有效控制某些患者的惊恐发作。

2. 社交恐惧症　社交恐惧症又称社会焦虑恐惧症,其主要特征是害怕被别人审视或被否定地评价,害怕自己会做一些令人窘迫的事,或有些表现可能会丢脸（包括表现出明显的焦虑症状）。这种担心可只限于特定场合,也可涉及大部分社交场合。暴露于害怕的情境通常会立即引起患者的焦虑反应,患者还会出现脸红、发抖、恶心和急于去厕所等表现。这些症状使患者更为窘迫。对特定的社交场合害怕常会导致回避,甚至可能会发展为几乎完全与社会隔离。该病男、女性发病率相似。社交恐惧症呈慢性波动病程,如果不治疗,会导致明显的社会或职业功能损害。经认知行为治疗后预后较好,药物治疗也有帮助。

1)诊断标准

(1)害怕对象主要为社交场合(如在公共场合进食、说话、聚会、开会,或怕自己做出一些窘迫的行为等)和人际接触(如在公共场合与人接触、与他人目光对视或与人群相对时被人审视等)。

(2)常伴有自我评价低和害怕批评。

(3)发作时有焦虑和自主神经症状。

(4)有反复或持续的回避行为。

(5)知道恐惧过分、不合理或不必要,但无法控制。

(6)鉴别诊断:①有"正常"的社交焦虑或回避的经历;②回避型人格障碍;③场所恐惧症可有对社交情境的回避,但这种回避常继发于害怕在公共场所出现惊恐发作;④与特定的恐惧症相鉴别,如对特定刺激的害怕,这种刺激通常不是社交场合,而是昆虫或动物;⑤精神分裂症可有被他人注意或审视的妄想,但通过仔细询问病史及精神检查可做出正确诊断。

2)治疗 对轻度的患者或无法转诊接受认知行为治疗的患者,建议的主要治疗措施包括:①连续评估病情;②进行焦虑本质的言传教育和回避的宣传教育;③进行缓慢呼吸练习;④逐级暴露于害怕的情境;⑤鼓励患者放弃一些"安全行为";⑥鼓励患者面对此时此刻的实际情形,而不是害怕将来的后果;⑦有些患者可能需要学习基本的交谈和社交技能,并在其最不反感的社交场合进行训练;⑧鼓励患者不要用酒精和镇静剂来控制焦虑;⑨如采用上述措施后社交焦虑或回避仍持续存在,则应转诊或向专家咨询。

3. 特定的恐惧症 特定的恐惧症是指对某种特定事物(诸如狗、昆虫等)或某些特殊场景(诸如飞行、深水等)产生不合逻辑却真实而强烈的恐惧,采用通常的应对方法不起作用,需要避开那些会引发强烈焦虑而导致无法正常生活的事物或处境。典型的特定恐惧症的表现还包括害怕飞行(飞行恐惧症)、害怕封闭的空间(幽闭恐惧症)、害怕高空(恐高症)、害怕鲜血(血液恐惧症)。虽然恐惧症患者能意识到这种害怕毫无理由,但当其暴露在某些事物或处境下时,却无能为力,仍会体验到极度的焦虑和恐惧。人群中约有 8% 的人可以诊断为特定的恐惧症,但只有 1% 的人寻求治疗。女性患病率几乎是男性的 2 倍。起病于幼年的特定恐惧症一般随着年龄的增长不治疗也会消失,而在未经治疗的情况下,于成年期首次发作的特定恐惧症很少能自愈,常会发展成慢性的特定恐惧症。

1)诊断标准 以恐惧为主,至少符合以下 4 项。①对某些客体或处境有强烈恐惧,恐惧的程度与实际危险不相称;害怕对象是场所恐惧症和社交恐惧症未包括的特定物体或情境,如动物(昆虫、鼠、蛇等)、高处、黑暗、雷电、鲜血、外伤、打针、手术或尖锐锋利的物品等。②发作时有焦虑和自主神经症状。③有反复或持续的回避行为。④知道恐惧过分、不合理或不必要,但无法控制。

2)治疗 主要包括:①连续评估病情,如询问患者是否一直回避所害怕的情境,暴露于恐怖情境时,让患者自己评定焦虑程度(焦虑总分为 10 分,0 分是没有焦虑,10 分是最严重的焦虑);②根据患者需要进行焦虑本质的宣传教育;③提供控制焦虑症状的训练方法,并鼓励患者经常练习缓慢呼吸、放松训练;④逐级暴露于恐怖情境。患者一般不应使用镇静剂来应对恐怖情境。

(四)强迫症

强迫症是指一种以强迫症状为主的神经症,其特点是有意识地自我强迫和反强迫并存,两者强烈冲突使患者感到焦虑和痛苦;患者体验到观念或冲动来源于自我,但违反自己意愿,遂极力抵抗,却无法控制;患者也意识到强迫症状的异常性,但无法摆脱。通常于青壮年期起病,性别分布上无显著性差别。

1. 症状　强迫症的症状多种多样,既可为某一症状单独出现,也可为数种症状同时存在。在一段时间内症状内容可相对固定,随着时间的推移,症状内容可不断改变。主要症状有强迫观念、强迫行为、强迫意向等。

(1) 强迫观念:包括强迫联想、强迫回忆、强迫疑虑、强迫性穷思竭虑和强迫对立思维等。多表现为某种联想、观念、回忆或疑虑等顽固地反复出现,患者明知多余,但难以控制。这些观念可以是毫无意义的,如"人为何要有空气才能活?""先有蛋还是先有鸡?"等对常识或自然现象强迫性穷思竭虑,但更多的则是日常生活中遭遇某种事情后出现,如患者每天睡前必"三省吾身",事无巨细皆依次反复回忆,摆脱不了,十分痛苦。强迫疑虑是强迫观念中常见的表现,怀疑门没关紧、窗子没关好、信封上地址写错了。某位患者每当与异性擦肩而过,即怀疑自己是否碰了对方的隐私部位,自知没有接触,但"可能碰了自己没感觉到"这一观念反复出现,使他不得安宁,以致回避社会交往。

(2) 强迫行为:包括强迫洗涤、强迫检查、强迫计数、强迫仪式动作等。强迫洗涤是反复多次洗手或洗物件,心中总摆脱不了"感到脏",明知已洗干净,却不能自制而非洗不可。强迫检查通常与强迫疑虑同时出现,患者对明知已做好的事情不放心,反复检查,如反复检查已锁好的门窗,反复核对已写好的账单、信件或文稿等。强迫计数是不可控制地数台阶、电线杆,做一定次数的某个动作,否则感到不安,若漏掉了要重新数。强迫仪式动作是在日常活动之前,先要做一套有一定程序的动作,如睡前要按一定程序脱衣鞋并按固定的规律放置,否则感到不安,而重新穿好衣、鞋再按程序脱。

(3)强迫意向:一种尚未付诸行动的强迫性冲动,使患者感到一种强有力的内在驱使。如患者见到墙壁上的电插座,就产生"触摸"的冲动;站在高楼上,就有"跳下去"的冲动;抱起儿子,便出现"掐死他"的冲动;在公共汽车上接近异性,便有"抚摸拥抱"的冲动。患者意识到这种冲动的不合理,事实上也不曾出现过这一动作,但冲动的反复出现却使患者焦虑不安、忧心忡忡,以致患者回避这些场合,损害自身的社会功能。

2. 诊断标准

1) 症状标准

(1) 符合神经症的诊断标准,并以强迫症状为主,至少有下列 1 项。

①以强迫性思维为主,包括强迫观念、回忆或表象、强迫性对立观念、害怕丧失自控能力等。

②以强迫行为(仪式动作)为主,包括反复洗涤、核对、检查或询问等。

③上述内容的混合形式。

(2) 患者称强迫症状起源于自己内心,不是被别人或外界影响强加的。

(3) 强迫症状反复出现,患者认为没有意义,并感到不快,甚至痛苦,因此试图抵抗,但不能奏效。

2) 严重标准　社会功能受损。

3) 病程标准　符合症状标准至少已 3 个月。

4) 排除标准　①排除其他精神障碍的继发性强迫症状,如精神分裂症、抑郁症或恐惧症等。②排除脑器质性疾病特别是基底节病变的继发性强迫症状。

3. 治疗　治疗策略为使患者暴露于恐怖情境,激发起焦虑或不安,然后让患者自愿忍住不表现出仪式动作或强迫行为。以支持性心理治疗为主,对强迫动作可进行行为治疗,以反应阻抑法的疗效较佳。治疗的关键是让他们面对所害怕的事物或情境,不采取抵消的行为。药物可减少这种强迫性思维的强度,并使患者容易抵抗。但真正的康复是面对强迫性思维没有焦虑,而药

Note

物治疗做不到这一点。药物治疗：最新的有舒眠解郁组合阶梯式疗法；抗焦虑药可减轻焦虑，有助于心理治疗与行为治疗的进行。

（五）躯体形式障碍

躯体形式障碍是一类以持久地担心或相信各种躯体症状的优势观念为特征的神经症。患者因为这种症状反复就医，各种医学检查结果正常和医生反复说明和解释，均不能打消其疑虑。虽然患者的症状发生和不愉快的生活事件、艰难处境或心理冲突密切相关，但患者常常否认心理因素的存在。本障碍男、女均可发病，病程多为慢性波动性。临床表现有未分化的躯体形式障碍、疑病症、躯体形式自主神经功能紊乱和持续性躯体形式疼痛障碍等。

1. 症状 常以多种多样、经常变化的躯体症状为主诉。症状可涉及身体的各个系统和器官，最常见的为胃肠道不适（如呃逆、腹痛、泛酸、呕吐、恶心等）、异常的皮肤感觉（如瘙痒、刺痛、麻木感、酸痛等）、性与月经方面的主诉，常伴有抑郁和焦虑情绪，且多伴有社会、人际或家庭行为方面的严重障碍。依据症状的不同特点又可分为不同类型。

（1）未分化的躯体形式障碍：临床表现类似躯体化障碍，但躯体症状的主诉具有多样性、变异性的特点，不存在戏剧性的有力主诉形式，主诉的症状相对较少，构成躯体化障碍的典型性不够，基本不伴有社会和家庭功能损害，且病程短于 2 年。

（2）疑病症：主要表现为持续存在先占观念，认为可能患有一种或多种严重的进行性躯体疾病。患者对自身的健康状况或身体的某一部分过分关注，对通常出现的生理现象和异常感觉做出疑病性解释，有牢固的疑病观念，阴性结果和医师的解释均不能打消患者的疑虑，缺乏根据，但不是妄想。常存在明显的抑郁和焦虑。

（3）躯体形式的自主神经功能紊乱：特点是以自主神经支配的器官系统（如心血管、胃肠道、呼吸系统）的躯体症状为主。患者在自主神经兴奋症状（如心悸、出汗、脸红、震颤）的基础上，又发生了非特异的，但更具有个性特征和主观性的症状，如部位不定的疼痛、烧灼感、沉重感、紧束感、肿胀感等，以及坚持将症状归咎于某一特定的器官或系统。

（4）持续性躯体形式疼痛障碍：是一种不能用生理过程或躯体障碍予以合理解释的持续、严重的疼痛。情绪冲突或社会心理因素直接导致了疼痛的发生，经过检查未发现相应主诉的躯体病变。患者自诉疼痛剧烈，但可能缺少器质性疼痛时所伴有的那些生理反应。患者主诉最多的是头痛、腰背痛及不典型的面部疼痛，疼痛的时间、性质、部位常常变化，镇痛剂、镇静剂往往无效，而抗抑郁剂可能获得意外的疗效。病程迁延，常持续 6 个月以上，并使社会功能受损。诊断需排除抑郁症或精神分裂症病程中被假定为心因性的疼痛、躯体化障碍，以及检查证实的相关躯体疾病与疼痛。

（5）其他躯体形式障碍：患者主诉的症状不是通过自主神经系统中介，且局限于身体的特定系统或部位，与躯体化障碍和未分化的躯体形式障碍不同，后两类障碍中，患者关于症状起源和痛苦的主诉多种多样，且经常变化，不存在组织损伤。

2. 诊断标准

1）症状标准

（1）符合神经症的诊断标准。

（2）以躯体症状为主，至少有下列 1 项。①对躯体症状过分担心（严重性与实际情况明显不相称），但不是妄想；②对身体健康过分关心，如对通常出现的生理现象和异常感觉过分关心，但不是妄想；③反复就医或要求医学检查，但医学检查结果阴性和医生的合理解释，均不能打消其疑虑。

2）严重标准 社会功能受损。

3）病程标准 符合症状标准至少已 3 个月。

4）排除标准 排除其他神经症障碍（如疑病症、惊恐障碍、强迫症、抑郁症、精神分裂症、偏执性精神病）。

需要注意,本障碍有时合并存在某种躯体障碍,以免漏诊。

（六）神经衰弱

神经衰弱是一种以脑和躯体功能衰弱为主的神经症,以精神易兴奋却又易疲劳为特征,表现为紧张、烦恼、易激惹等情感症状,以及肌肉紧张性疼痛和睡眠障碍等生理功能紊乱症状。这些症状不是继发于躯体或脑的疾病,也不是其他任何精神障碍的一部分,多缓慢起病,就诊时往往已有数月的病程,并可追溯导致长期精神紧张、疲劳的应激因素。偶有突然失眠或头痛起病,却无明显原因。病程持续或时轻时重。神经衰弱的概念经历了一系列变迁,随着医生对神经衰弱认识的变化和各种特殊综合征与亚型的分出,在美国和欧洲已不做此诊断,在我国对于神经衰弱的诊断也明显减少。

1. 症状 主要有衰弱症状、情感症状、兴奋症状、肌肉紧张性疼痛和睡眠障碍等生理功能紊乱症状。

（1）衰弱症状:脑力易疲劳,没有精神,患者感到反应迟钝,注意力不集中,记忆差,脑力工作效率下降,体力也易疲劳。

（2）情感症状:如烦恼、心情紧张、易激惹等,常与现实生活中的各种矛盾有关,感到困难重重,难以应付。可有焦虑或抑郁,但不占主导地位。

（3）兴奋症状:如感到精神易兴奋(如回忆和联想增多,主要是对指向性思维感到费力,而非指向性思维却很活跃,因难以控制而感到痛苦和不快),但无言语运动增多。有时对声光很敏感。

（4）肌肉紧张性疼痛:如紧张性头痛、肢体肌肉酸痛等。

（5）睡眠障碍:表现为入睡困难、多梦,醒后感到仍疲乏,睡眠感丧失,夜间不眠,白天瞌睡。

（6）其他心理、生理障碍:可表现为头晕眼花、耳鸣、心慌、胸闷、腹胀、消化不良、尿频、多汗、阳痿、早泄或月经紊乱等。

2. 诊断标准

1）症状标准

（1）符合神经症的诊断标准。

（2）以脑和躯体功能衰弱症状为主,并至少有以下 2 项。①情感症状;②兴奋症状;③肌肉紧张性疼痛;④睡眠障碍;⑤其他心理、生理障碍。

2）严重标准 患者因明显感到脑和躯体功能衰弱,影响其社会功能,为此感到痛苦或主动求治。

3）病程标准 符合症状标准至少已 3 个月。

4）排除标准 ①排除以上任何一种神经症亚型。②排除精神分裂症、抑郁症。

需要说明的是:①神经衰弱症状若见于神经症的其他亚型,只诊断其他相应类型的神经症。②神经衰弱症状常见于各种脑器质性疾病和其他躯体疾病,此时应诊断为这些疾病的神经衰弱综合征。

（七）癔症

癔症又称歇斯底里症,是由明显精神因素、暗示或自我暗示所导致的精神障碍,主要表现为感觉或运动障碍、意识状态改变,症状无器质性基础的一种神经症。多于青壮年期发病,起病突然,可有多次发作,尤多见于女性。癔症的发生与遗传因素、个性特征有关,一般在某种性格基础上,因精神受到刺激而发病,亦可在躯体疾病基础上发病。高度情感性、高度暗示性、高度自我显示性、丰富幻想性这四点突出而典型者称癔症性病态人格。

1. 症状 癔症起病较急,临床表现多样化。根据临床表现可分为两类,以躯体方面症状为主要临床表现者称转换型癔症,以精神方面症状为主要表现者称分离型癔症。

(1)躯体症状:又称转换症状,如突然双目失明或弱视,出现视觉障碍;突然失去听力出现暂时性耳聋;偏侧感觉麻木或过敏,但不符合神经分布区域特点;出现抽搐发作,突然倒地,全身僵直,四肢抖动,呼吸急促,扯头发和衣服,表情痛苦;瘫痪,不能站立或行走;失声或缄默,口吃、耳语和声嘶,用手势或书写表达自己思想。

(2)精神症状:又称分离症状,如情感暴发,突然尽情发泄,哭笑,吵闹,扯头,撕衣,撞墙,打滚;出现意识障碍,缓慢晕倒,情感丰富,行为夸张,有表演色彩,有问必答,答案近似正确;遗忘,不能回忆某段经历;神游症、双重人格和附体体验也会出现。

2. 诊断标准

1)症状标准

(1)有心理社会因素作为诱因,并至少有下列1项综合征。①癔症性遗忘;②癔症性漫游;③癔症性多重人格;④癔症性精神病;⑤癔症性运动和感觉障碍;⑥其他癔症形式。

(2)没有可解释上述症状的躯体疾病。

2)严重标准　社会功能受损。

3)病程标准　起病与应激事件之间有明确联系,病程多反复迁延。

4)排除标准　排除器质性精神障碍(如癫痫所致精神障碍)、诈病。

3. 治疗　一般以精神治疗为主,必要时采用药物及其他治疗方法。精神治疗通常以暗示或疏泄治疗为主。当症状缓解后,应及时向患者说明疾病的本质,消除顾虑,增加治疗信心,并应指出患者的性格缺陷与发病的关系,帮助患者找出防治的方法等。癔症性情感暴发可一次予以足够剂量的镇静剂;痉挛发作常结合言语性暗示,静脉注射10%葡萄糖酸钙溶液;精神症状明显时选用相应的抗精神病药物治疗。针对癔症性瘫痪或感觉障碍等躯体症状,可采用针刺与电刺激治疗。症状缓解后,除心理支持治疗外,对残存症状应予以对症处理。

四、心境障碍

案 例 引 导

甄某,女,41岁。37岁时生了一个儿子,非常可爱、聪明,再加上中年得子,所以深得她与丈夫的疼爱。但爱子不幸于几个月前夭折了,当时丈夫伤心欲绝。自己虽然也很伤心,但仍劝丈夫节哀。当时丈夫就指责她为什么不像他这样难过,因而夫妻之间的关系出现了裂痕。甄某因此终日郁郁寡欢、闷闷不乐,对什么事情都没兴趣、食欲不振、失眠,觉得还不如死了算了。同事都说她最近像变了一个人似的。根据以上症状分析判断,甄某可能是哪种病症的典型临床表现?

(一)概述

心境障碍(又称情感性精神障碍)是指以明显而持久的心境高涨或低落为主的一组精神障碍,并有相应的思维和行为改变,可有精神病性症状,如幻觉、妄想。大多数患者有反复发作的倾向,每次发作多可缓解,部分患者可有残留症状或转为慢性。心境障碍分为躁狂发作、抑郁发作和双相障碍。

(二)分类

临床上将只有抑郁发作(而无躁狂发作),或只有躁狂发作(而无抑郁发作)的心境障碍称为单相情感性精神障碍。将既有躁狂发作,又有抑郁发作的称为双相情感性精神障碍。单相抑郁发作多见,双相障碍其次,单相躁狂发作少见。

1. 躁狂发作　以心境高涨为主,与其处境不相称,可以从高兴愉快到欣喜若狂,某些病例仅以易激惹为主。病情轻者,社会功能可无损害或仅有轻度损害,严重者可出现幻觉、妄想等精神病性症状。

1)症状标准　以情绪高涨或易激惹为主,并至少有下列 3 项(若仅为易激惹,至少需 4 项)。①注意力不集中或随境转移;②语量增多;③思维奔逸(语速增快、言语急促等)、联想加快或有意念飘忽的体验;④自我评价过高或夸大;⑤精力充沛、不感疲乏、活动增多、难以安静,或不断改变计划和活动;⑥鲁莽行为(如挥霍、不负责任或不计后果的行为等)增多;⑦睡眠需要减少;⑧性欲亢进。

2)严重标准　严重损害社会功能,或给别人造成危险或不良后果。

3)病程标准

(1)符合症状标准和严重标准至少已持续 1 周。

(2)可存在某些分裂性症状,但不符合精神分裂症的症状标准。若同时符合精神分裂症的症状标准,在分裂性症状缓解后,满足躁狂发作症状标准至少 1 周,方可诊断为躁狂发作。

4)排除标准　排除器质性精神障碍或精神活性物质和非成瘾物质所致的躁狂。

需要说明的是,本躁狂发作的全部标准仅适用于单次发作的诊断。

2. 抑郁发作　以心境低落为主,与其处境不相称,可以从闷闷不乐到悲痛欲绝,甚至发生木僵,严重者可出现幻觉、妄想等精神性症状。某些病例的焦虑与运动性激越很显著。

1)症状标准　以心境低落为主,并至少有下列 4 项。①兴趣丧失、无愉快感;②精力减退或有疲乏感;③精神运动性迟滞或激越;④自我评价过低、自责,或有内疚感;⑤联想困难或自觉思考能力下降;⑥反复出现想死的念头或有自杀、自伤行为;⑦睡眠障碍,如失眠、早醒或睡眠过多;⑧食欲降低或体重明显减轻;⑨性欲减退。

2)严重标准　社会功能受损,给本人造成痛苦或不良后果。

3)病程标准

(1)符合症状标准和严重标准至少已持续 2 周。

(2)可存在某些分裂性症状,但不符合精神分裂症的症状标准。若同时符合精神分裂症的症状标准,在分裂症状缓解后,满足抑郁发作标准至少 2 周,方可诊断为抑郁发作。

4)排除标准　排除器质性精神障碍或精神活性物质和非成瘾物质所致的抑郁。

需要说明的是,本抑郁发作的全部标准仅适用于单次发作的诊断。

3. 双相障碍　双相障碍的临床特点是反复(至少两次)出现心境和活动水平明显紊乱的发作,有时表现为心境高涨、精力充沛和活动增加(躁狂或轻躁狂),有时表现为心境低落、精力减退和活动减少(抑郁)。目前发作符合某一型躁狂或抑郁标准,以前有相反的临床表现或混合性发作,如在躁狂发作后又有抑郁发作或混合性发作。发作间期通常以完全缓解为特征。

混合性发作是双相障碍的亚型,指躁狂症状和抑郁症状在一次发作中同时出现,临床上较为少见。通常是在躁狂与抑郁快速转相时发生,例如一个躁狂发作的患者突然转为抑郁,几小时后又再复躁狂,使人得到"混合"的印象。患者既有躁狂,又有抑郁的表现,如一会活动明显增多说话滔滔不绝的患者,同时有严重的消极想法,又如有抑郁心境的患者可有言语和动作的增多。但这种混合状态一般持续时间较短,多数较快转入躁狂相或抑郁相。混合发作时临床上躁狂症状和抑郁症状均不典型,易误诊为分裂情感障碍或精神分裂症。快速循环发作是指过去 12 个月中,至少有 4 次心境障碍发作,不管发作形式如何,但符合轻躁狂或躁狂发作、抑郁发作,或混合性发作标准。

（三）治疗

心境障碍的治疗处理以控制和预防发作为主。躁狂发作的治疗处理，多数患者需住院治疗，及时用药，加强护理；采用药物治疗或电抽搐治疗。抑郁发作的治疗处理临床上多采用认知-行为疗法，结合药物和无抽搐电休克治疗。心境障碍易反复发作，治疗缓解后需预防复发。一般应遵循以下原则：药物维持治疗；定期随访，接受心理治疗；利用家庭和社会支持系统。

五、人格障碍

 案 例 引 导

患者，男，32岁，自诉总是害怕并相信自己正受到迫害，不能相信他人，近几年总是频繁调动工作，人际关系常处于敌对状态，不相信任何人，容易与人发生冲突。相关的颅脑CT、脑电图检查均正常。根据以上症状分析判断患者是哪种病症的典型临床表现？

（一）概述

1. 定义　人格障碍是指人格特征明显偏离正常，使患者形成了一贯的反映个人生活风格和人际关系的异常行为模式。这种模式显著偏离特定的文化背景和一般认知方式（尤其在待人接物方面），明显影响其社会功能与职业功能，造成对社会环境的适应不良。患者为此感到痛苦，并已具有临床意义。患者虽无智能障碍，但适应不良的行为模式难以矫正，仅少数患者在成年后可有改善。人格障碍通常开始于童年期或青少年期，并长期持续发展至成年或终生。人格障碍是遗传因素和社会经历的双重结果。如果人格偏离正常是由躯体疾病（如脑病、脑外伤、慢性酒精中毒等）所致，或继发于各种精神障碍则称为人格改变。

2. 主要表现　人格障碍的主要表现有：①在特定的文化背景中，与一般人的感知、思维、情感特别是待人方式上有极为突出或明显的偏离；②行为模式相对稳定（持续性）；③常伴有主观苦恼及社会功能与行为方面的问题。

3. 诊断标准

（1）症状标准：个人的内心体验与行为特征（不限于精神障碍发作期）在整体上与其文化所期望和所接受的范围明显偏离，这种偏离是广泛的、稳定的和长期的，并至少有下列1项。①认知（感知及解释人和事物，由此形成对自我及他人的态度和形象的方式）的异常偏离；②情感（范围、强度及情感唤起和反应）的异常偏离；③控制冲动及对满足个人需要的异常偏离；④人际关系的异常偏离。

（2）严重标准：特殊行为模式的异常偏离，使患者或其他人（如家属）感到痛苦或社会适应不良。

（3）病程标准：开始于童年期或青少年期，现年18岁以上，至少已持续2年。

（4）排除标准：人格特征的异常偏离并非躯体疾病或精神障碍的表现或后果。

进行人格障碍诊断时还应注意：①患者一般在童年期或青春期出现，延续到成年，17岁前一般不诊断为人格障碍；②应考虑文化或地域差异；③人格改变通常是成年后获得的，多在重大刺激、疾病或脑部损伤后发生。

4. 类型　人格障碍包括偏执型人格障碍、分裂型人格障碍、反社会型人格障碍、冲动型人格障碍（攻击型人格障碍）、表演型人格障碍（癔症型人格障碍）、强迫型人格障碍、焦虑型人格障碍、依赖型人格障碍。

（二）偏执型人格障碍

1. 概述　偏执型人格障碍以猜疑和偏执为特点,始于成年早期,男性患者多于女性患者。主要表现有:①对周围的人或事物敏感、多疑;②经常无端怀疑别人要伤害、欺骗或利用自己,或认为有针对自己的阴谋;③遇到挫折或失败时,易于埋怨、怪罪他人,推诿责任;④容易与他人发生争辩、对抗;⑤常有病理性嫉妒观念;⑥易于记恨,对自认为受到轻视、不公平待遇等耿耿于怀,引起强烈的敌意和报复;⑦易感到委屈;⑧自负、自我评价过高,对他人的过错不能宽容,固执地追求不合理的利益或权利;⑨忽视或不相信与其想法不符的客观证据,因而很难改变患者的想法。

2. 诊断标准

（1）符合人格障碍的诊断标准。

（2）以猜疑和偏执为特点,并至少有下列 3 项。①对挫折和遭遇过度敏感;②对侮辱和伤害不能宽容,长期耿耿于怀;③多疑,容易将别人的中性或友好行为误解为敌意或轻视;④明显超过实际情况所需的好斗表现,对个人权利执意追求;⑤易有病理性嫉妒,过分怀疑恋人有新欢或伴侣不忠,但不是妄想;⑥有过分自负和以自我为中心的倾向,总感觉受压制、被迫害,甚至上告、上访,不达目的不肯罢休;⑦具有将其周围或外界事件解释为"阴谋"等的非现实性优势观念,因此过分警惕和抱有敌意。

（三）分裂型人格障碍

1. 概述　分裂型人格障碍以观念、行为和外貌装饰的奇特,情感冷漠,以及人际关系的明显缺陷为特点,男性患者略多于女性患者。

2. 诊断标准

（1）符合人格障碍的诊断标准。

（2）以观念、行为和外貌装饰的奇特,情感冷淡,以及人际关系缺陷为特点,并至少有下列 3 项。①性格明显内向(孤独、被动、退缩),与家庭和社会疏远,除生活或工作中必须接触的人外,基本上不与他人主动交往,缺少知心朋友,过分沉湎于幻想和内省;②表情呆板,情感冷淡,甚至不通人情,不能表达对他人的关心、体贴及愤怒等;③对赞扬和批评反应差或无动于衷;④缺乏愉快感;⑤缺乏亲密、信任的人际关系;⑥在遵循社会规范方面存在困难,导致行为怪异;⑦对与他人之间的性活动不感兴趣(考虑年龄)。

（四）反社会型人格障碍

1. 概述　反社会型人格障碍以行为不符合社会规范,经常违法乱纪,对人冷酷无情为特点,男性患者多于女性患者。该类患者往往在童年期或少年期(18 岁前)就出现品行问题,成年后(18 岁后)习性不改,主要表现为行为不符合社会规范,甚至违法乱纪。

2. 诊断标准

（1）符合人格障碍的诊断标准,并至少有下列 3 项。①严重和长期不负责任,无视社会常规、准则、义务等,如不能维持长久的工作(或学习),经常旷工(或旷课),多次无计划地变换工作;有违反社会规范的行为,且这些行为已构成拘捕的理由(不管拘捕与否)。②行动无计划或有冲动,如进行事先未计划的旅行。③不尊重事实,如经常撒谎、欺骗他人,以获得个人利益。④对他人漠不关心,如经常不承担经济义务、拖欠债务、不赡养父母。⑤不能维持与他人的长久关系,如不能维持长久的(1 年以上)夫妻关系。⑥很容易责怪他人,或对其与社会相冲突的行为进行无理辩解。⑦对挫折的耐受性低,微小刺激便可引起冲动,甚至暴力行为。⑧易激惹,并有暴力行为,如反复斗殴或攻击别人,包括无故殴打配偶或子女。⑨危害别人时缺少内疚感,不能从经验(特别是受到惩罚的经验)中获益。

（2）在18岁前有品行障碍的证据,至少有下列3项。①反复违反家规或校规;②反复说谎（不是为了躲避体罚）;③有吸烟、喝酒的习惯;④虐待动物或弱小同伴;⑤反复偷窃;⑥经常逃学;⑦至少有两次未向家人说明外出过夜的原因;⑧过早发生性行为;⑨多次参与破坏公共财物活动;⑩反复挑起或参与斗殴;⑪被学校开除过,或因行为不轨至少停学一次;⑫被拘留或被公安机关管教过。

（五）冲动型人格障碍

1. 概述　冲动型人格障碍（又称攻击型人格障碍）以情感暴发,伴明显行为冲动为特征,男性患者明显多于女性患者。

2. 诊断标准

（1）符合人格障碍的诊断标准。

（2）以情感暴发和明显的冲动行为作为主要表现,并至少有下列3项。①易与他人发生争吵和冲突,特别是在冲动行为受阻或受到批评时;②有突发的愤怒和暴力倾向,对导致的冲动行为不能自控;③对事物的计划和预见能力明显受损;④不能坚持任何没有即刻奖励的行为;⑤有不稳定的和反复无常的心境;⑥自我形象、目的及内在偏好（包括性欲望）发生紊乱和不确定;⑦容易产生人际关系的紧张或不稳定,时常导致情感危机;⑧经常出现自杀、自伤行为。

（六）表演型人格障碍

1. 概述　表演型人格障碍（又称癔症型人格障碍）以过分的感情用事或夸张言行吸引他人的注意为特点,主要表现有:①情感体验肤浅,情感反应强烈易变,易感情用事;②爱表现自己,行为夸张、做作,渴望别人注意,或在外貌和行为方面表现过分;③过于喜欢表扬,经受不起批评,爱撒娇,任性,心胸狭窄;④以自我为中心,强求别人满足其需要或意愿,不如意时则表现出强烈不满;⑤暗示性强,容易受他人影响或诱惑;⑥富于幻想,缺乏真实性;⑦喜欢寻求刺激而过分地参加各种社交活动。

2. 诊断标准

（1）符合人格障碍的诊断标准。

（2）以过分的感情用事或夸张言行吸引他人的注意为特点,并至少有下列3项。①富于自我表演性、戏剧性、夸张性地表达情感;②肤浅和易变的情感;③以自我为中心,自我放纵和不为他人着想;④追求刺激和进行以自己为注意中心的活动;⑤不断渴望受到赞赏,情感易受到伤害;⑥过分关心躯体的性感,以满足自己的需要;⑦暗示性强,易受他人影响。

（七）强迫型人格障碍

1. 概述　强迫型人格障碍以过分的谨小慎微、严格要求与完美主义及内心的不安全感为特征,男性患病人数多于女性的2倍,约70%的强迫症患者有强迫人格障碍,主要表现有:①对任何事物都要求过严、过高,按部就班,常拘泥细节,否则会感到焦虑不安;②好洁成癖;③常有不安全感,往往穷思竭虑,对实施的计划反复检查、核对,唯恐有疏忽或差错;④主观、固执,要求别人也按其方式办事,否则即感到不快;⑤在解决问题时常犹豫不决;⑥过分节俭,甚至吝啬;⑦过分沉溺于职责义务与道德规范,过分投入工作,业余爱好少,缺少社交往来,工作后缺乏愉快和满足的内心体验,反而常有悔恨和内疚。

2. 诊断标准

（1）符合人格障碍的诊断标准。

（2）以过分的谨小慎微、严格要求与完美主义及内心的不安全感为特征,并至少有下列3项。①因个人内心深处的不安全感导致优柔寡断、怀疑及过分谨慎;②须在很早以前就对所有的活动做出计划且不厌其烦;③凡事反复核对,因对细节的过分注意,以致忽视全局;④经常被讨厌的思想或冲动所困扰,但尚未达到强迫症的程度;⑤过分谨慎多虑、过分专注于工作成效而不顾个人消遣及人际关系;⑥刻板和固执,要求别人按其规矩办事;⑦因循守旧,缺乏表达温情的能力。

(八)焦虑型人格障碍

1. 概述　焦虑型人格障碍以一贯感到紧张、提心吊胆、不安全及自卑为特征,总是需要被人喜欢和接纳,对拒绝和批评过分敏感,因习惯性地夸大日常处境中的潜在危险,而有回避某些活动的倾向。

2. 诊断标准

(1)符合人格障碍的诊断标准。

(2)以持久和广泛的内心紧张及忧虑体验为特征,并至少有下列3项。①一贯的自我敏感、不安全感及自卑感;②对遭受排斥和批评过分敏感;③不断追求被人接受和受到欢迎;④除非得到保证被他人所接受和不会受到批评,否则拒绝与他人建立人际关系;⑤习惯于夸大生活中潜在的危险因素,达到回避某种活动的程度,但无恐惧性回避;⑥因"稳定"和"安全"的需要,生活方式受到限制。

(九)依赖型人格障碍

1. 概述　依赖型人格障碍是以一种特有的方式将本人的需要依附于别人为主要特征的一类人格障碍,以女性多见。这类患者的特征是缺乏自信,不能独立活动,一般难以自己主动确定计划,将自己置于从属地位,一切悉听他人决定。由于不能独立生活,许可他人对其生活的主要方面承担责任,为获得别人的帮助,随时需要有人在身旁,当独处时便感到极大的不适,当与亲密的人中断联系或孤独时,即感到失助或焦虑不安,感到自己孤独无助和笨拙。其原因是多因素的,社会文化、心理社会因素有重要意义,如在儿童早期,其独立做某件事情时常受双亲的斥责或惩罚或受到过多的限制,以致儿童某种自主性的行为模式可能从未建立。与焦虑型、表演型、分裂型人格障碍可能并存。

2. 诊断标准

(1)符合人格障碍的诊断标准。

(2)以过分依赖为特征,并至少有下列3项。①要求或让他人为自己生活的重要方面承担责任;②将自己的需要附属于所依赖的人,过分地服从他人的意志;③不愿意对所依赖的人提出即使合理的要求;④感到自己无助、无能或缺乏精力;⑤沉湎于被遗忘的恐惧之中,不断要求别人对此提出保证,独处时感到难受;⑥当与他人的亲密关系结束时,有被抛弃和无助的体验;⑦经常把责任推给别人,以应对逆境。

(十)治疗

1. 心理治疗　通过深入接触,同人格障碍患者建立良好的关系,以人道主义和关心的态度对待他们,帮助其认识自己个性的缺陷,进而使其明白个性是可以改变的,鼓励他们树立信心,改造自己的性格,重建健全的行为模式。如遇到困境可进行危机干预;可成立治疗性社区或称治疗性团体,营造健康的生活和学习环境,让人格障碍者在团体中,针对偏离常态的行为模式和人格特征,采用学习疏导等方法,通过参与有益的活动,控制和改善其偏离行为,逐渐纠正既往习得的不良习惯,校正其不健康心理;也可与参与活动的其他成员相互交往,探索新的、较适合的恢复方法和途径。这种集体治疗方式较个别精神治疗更为有效。

2. 教育与训练　以精神科医生为媒介组织各种服务措施。对反社会型人格障碍必须从全社会着眼,采取综合治疗方针政策,从全局出发调动社会各方面积极因素,防治结合统筹安排。尽管抗精神病药对反社会人格障碍无效,但当发生兴奋激动或短暂性精神障碍时,可考虑短期使用抗精神病药,如氯丙嗪、奋乃静等。

对偏执型人格障碍患者,应予以充分的尊重和信赖。要有足够的耐心,努力寻找他们可接受的方式和现实的态度,与患者探讨和商量某种可行的干预措施和方法,争取患者的主动配合。精神药物干预效果不明显。

对冲动型人格障碍目前尚无有效的治疗手段。治疗主要针对患者对应激做出反应的阈值偏低,予以认知治疗等心理治疗,可能对预防发作有所帮助。

对焦虑型人格障碍可采用认知行为治疗,使他们认识到自己的紧张和忧虑是过分的,并且促使其逐渐克服。焦虑症状明显时,可适当予以抗焦虑药。

对依赖型人格障碍可进行家庭治疗、行为治疗等心理治疗,并加强自信心的训练,同时要鼓励患者多参与社会实践。

（艾春启　王　熙　陆建霞）

目标检测

一、单选题(请从以下每一道题下面 A、B、C、D、E 五个备选答案中选择一个最佳答案)

1. 下列哪项不是目前常用的心理正常与否的判断标准?(　　)
   A. 内省经验标准　　　　　B. 社会适应标准　　　　　C. 医学标准
   D. 统计学标准　　　　　　E. 检验标准

2. 临床中最常见的幻觉是(　　)。
   A. 听幻觉　　B. 视幻觉　　C. 嗅幻觉　　D. 味幻觉　　E. 触幻觉

3. 临床上最常见的妄想是(　　)。
   A. 钟情妄想　　B. 被害妄想　　C. 关系妄想　　D. 影响妄想　　E. 嫉妒妄想

4. 抑郁症的核心症状是(　　)。
   A. 自责自罪　　B. 情绪低落　　C. 失眠　　D. 焦虑　　E. 食欲缺乏

5. 思维迟缓是(　　)。
   A. 急性精神分裂症的常见症状　　　　　B. 慢性精神分裂症的常见症状
   C. 抑郁症的常见症状　　　　　　　　　D. 焦虑症的常见症状
   E. 癔症的常见症状

6. 患者,男,28岁。半年前无明显诱因出现疑心重,总怀疑有人要害自己,并在自己的房子里安装有监视器,监视自己的一举一动。该患者最可能的诊断是(　　)。
   A. 抑郁症　　　　　　　　B. 焦虑症　　　　　　　　C. 躁狂症
   D. 精神分裂症　　　　　　E. 急性应激障碍

7. 因极其严重的应激引起的短暂性精神障碍是(　　)。
   A. 亚健康　　　　　　　　B. 适应障碍　　　　　　　C. 创伤后应激障碍
   D. 急性应激反应　　　　　E. 抑郁症

8. 下列哪种说法符合急性应激障碍?(　　)
   A. 反复重现创伤性体验　　　　　　　B. 应激源消失后病程不超过6个月
   C. 一般不影响社会功能　　　　　　　D. 症状出现时间短,一般不超过1个月
   E. 持续性警觉增高

9. 创伤后应激障碍的临床表现除反复重现创伤性体验或回避使患者触景生情的活动情景外,与上述症状并存的常见症状有(　　)。
   A. 焦虑和抑郁　　　　　　B. 躁狂状态　　　　　　　C. 强迫状态
   D. 幻觉和妄想　　　　　　E. 冲动行为

10. 患者,女,16岁,既往体健。某日与父母一同旅游,途中发生车祸,其父母双亡。患者轻

伤,突然大喊大叫,口中大叫爸爸妈妈,行为冲动,表情恐惧。最可能的诊断为( )。

    A.创伤后应激障碍   B.急性应急障碍   C.适应障碍

    D.癔症   E.躁狂状态

11. 下列最可能属于焦虑症患者的表现是( )。

    A.坐立不安   B.唉声叹气   C.自言自语   D.作声   E.活动增多

12. 焦虑症可分哪些临床类型?( )

    A.惊恐发作和部分性焦虑   B.惊恐发作和广泛性焦虑   C.惊恐发作和焦虑发作

    D.广泛性焦虑和部分性焦虑   E.焦虑发作和广泛性焦虑

13. 强迫症与恐惧症的区别在于( )。

    A.出现焦虑反应   B.明知不对难以控制   C.是否回避

    D.有无精神因素   E.有无自主神经症状

14. 某人对特定场合紧张不安、恐惧、心境压抑,这称为( )。

    A.抑郁   B.焦虑   C.恐怖   D.紧张   E.易激惹

15. 患者,女,50 岁。近 1 年来经常感到心慌难受、心烦意乱,注意力难以集中,有时感到莫名的恐惧。该患者最可能的疾病是( )。

    A.抑郁症   B.心脏病   C.广泛性焦虑

    D.恐惧症   E.强迫症

16. 下列最可能属于抑郁症患者的表现是( )。

    A.坐立不安   B.唉声叹气   C.自言自语   D.作声   E.活动增多

17. 患者,女,50 岁。近 1 年来经常感到心情低落,常常感到疲劳,干什么事也没有兴趣,注意力难以集中,有时感到生活没有乐趣。该患者最可能的疾病是( )。

    A.抑郁症   B.心脏病   C.广泛性焦虑   D.恐惧症   E.强迫症

18. 下列哪种人格障碍类型最常见?( )

    A.偏执型人格障碍   B.强迫型人格障碍   C.分裂型人格障碍

    D.反社会型人格障碍   E.依赖型人格障碍

19. 精神分裂症患者表现为思维的内容空虚、概念和词汇的贫乏,其思维障碍形式属于( )。

    A.象征性思维   B.逻辑倒错性思维   C.思维被控制

    D.思维贫乏   E.思维云集

20. 神经症患者普通而突出的表现是( )。

    A.工作能力受到明显影响   B.丧失自知力   C.喜欢诉苦

    D.一种短暂的精神障碍   E.伴有人格瓦解

21. 下列哪项是心身疾病与神经症的区别?( )

    A.以心理、社会因素为重要病因   B.病因由多种因素联合作用所致

    C.躯体不适,有一定病理生理和病理形态学改变 D.有一定的人格特征

    E.具有自知力

二、案例题(以下每个案例下设若干个题目,请根据个案所提供的信息,在每题下面的 **A、B、C、D、E 五个备选答案中选择一个最佳答案**)

案例一:患者,男,23 岁。情绪低落、悲观厌世 1 年。主要表现情绪低落,自诉大脑反应慢,记忆力下降,觉得自己拖累家人,是一种累赘,觉得活得没意思、失眠等。

1. 对该患者最可能的诊断是( )。

    A.精神分裂症   B.躁狂症   C.抑郁症   D.焦虑症   E.失眠症

2. 最适合的心理康复方法是( )。

Note

A. 行为治疗   B. 认知矫正   C. 精神分析治疗

D. 药物治疗   E. 家庭治疗

案例二：患者，女，18岁。自幼家里人对其比较娇惯，生活自理能力较差。3个月前远离家乡到外地某大学就读，1个月前出现失眠，不高兴，认为自己能力差，不如其他同学，不与同学交往，少语，常唉声叹气，自卑，上课注意力不集中，学习效率低。

3. 此患者主要的症状为（   ）。

A. 警觉性增高   B. 情绪低落   C. 情感淡漠

D. 社交性焦虑   E. 社交性回避

4. 此患者目前最可能的诊断是（   ）。

A. 抑郁症   B. 社交恐惧症   C. 恶劣心境障碍

D. 适应障碍   E. 急性应激障碍

案例三：患者，男，25岁。3个月前的一次考试中突然发生不明的恐惧害怕，心慌，心率达每分钟100次以上，约10 min后消失。以后又发作10余次，时间及地点均无规律，也无预兆。发作时头脑清楚，客观环境并无相应可怕的事物或情景。不发作时，生活、学习均正常。

5. 该患者最可能的诊断为（   ）。

A. 惊恐发作   B. 广泛性焦虑   C. 广场恐怖症   D. 强迫症   E. 癔症

6. 关于该疾病下列描述正确的是（   ）。

A. 一般有明显而固定的诱因

B. 发病时间可以预测

C. 脑电图会出现特异性改变

D. 症状单次持续时间一般为30 min，一般不超过2 h

E. 可自行缓解

案例四：患者，男，25岁。3个月前的一次考试不佳，渐出现心情高兴不起来，感到大脑反应迟钝，觉得自己就是一个废人，不愿意去上学，睡眠差。

7. 该患者最可能的诊断为（   ）。

A. 惊恐发作   B. 广泛性焦虑   C. 广场恐怖症   D. 抑郁症   E. 癔症

三、问答题

1. 如何判断正常心理和异常心理？

2. 试简述异常心理的分类及各类异常心理的表现。

项目三　康复心理的临床技能

子项目一　康复心理评定

学习目标

1. 掌握：心理评定的基本概念。
2. 熟悉：心理评定的具体实施方法；常用量表的使用和结果的分析评估。
3. 了解：心理评定的作用。

案例引导

　　患者，女，54岁，右侧肢体功能障碍伴言语不利5个月余。患者有明显的言语障碍、认知障碍、运动障碍。近期睡眠欠佳，情绪低落，整天一言不发，愁眉苦脸，目光呆滞，对周围人群反应淡漠，参与康复治疗心不在焉，有时甚至拒绝进行康复训练。头颅MRI检查示：脑桥、左侧颞叶脑梗死。查体：①心理行为：患者精神不振、情绪低落、反应迟钝、缄默、悲伤流泪、注意力不集中、烦躁、焦虑、易激惹。②生理方面：食欲不振、体重减轻、失眠、疲劳乏力，以及有头晕、头痛等心血管系统症状。请问如何对该患者进行心理评定？

任务一　心理评定概述

一、心理评定的定义

　　心理评定是以心理学的理论、技术、方法和工具为主获得信息，对个体的心理现象进行全面、系统和深入的客观描述、分类、鉴别与诊断的过程。通过心理评定，可了解患者心理方面有无异常，确定其性质和程度，为制订心理康复计划打下基础，可预测其康复潜力及预后，制订康复计

Note

划,并可及时调整康复治疗方案,取得较好的康复效果。

二、心理评定的方法

心理评定方法主要包括观察法、会谈法、调查法、作品分析法、测验法等。

(一) 观察法

观察法是指有目的、有计划地观察患者的心理行为表现,如外表及印象、行为举止、情绪状态、态度及反应等,根据观察结果做出评定。观察法是人们获得信息的最常用的方法。

观察法需要注意的是:首先,观察必须有明确的目的和计划;其次,必须客观和精确,反复多次,不可轻易根据某些偶然现象就做出结论;最后,必须做详细的、准确的观察记录,必要时可利用一些辅助工具,如照相机、录像机、录音机等。

(二) 会谈法

会谈法是指医护人员或临床心理学家通过与患者的谈话过程,了解患者病情的来龙去脉,心理异常表现的性质及产生的原因,病前的生活经历和遭遇,以及可能存在的心理冲突和患者的性格特点、行为习惯等,从而达到诊断的目的。会谈法具有简便易操作的特点,应用较为广泛。

(三) 调查法

调查法是通过晤谈、访问、座谈或问卷等方式获得资料,并加以分析研究。可分为现状调查、历史调查等。

(四) 作品分析法

作品分析法是通过对心理咨询者的作品进行分析进而了解咨询者的内心世界。作品是典型的物化的心理及行为样本的结果,有利于研究和分析,常见的作品有文章、日记、手工艺品、一次操作的成果等。目前较为流行的沙盘游戏也属于作品分析法的范畴。

(五) 测验法

测验法是以测验、量表等形式对特定心理品质或行为所做的评估,具有数量化、标准化、客观化的特点。例如人格量表、智力量表、症状量表等,可获得较高可信度的量化记录。

三、心理评定的作用

康复心理评定的作用主要有:区分心理的正常和异常,对心理异常的性质和程度做出判断,寻找心理异常的原因,预测其康复潜力及预后;依据心理评定,确定心理康复目标,制订心理康复计划;根据治疗效果,及时调整康复治疗方案等。

四、心理评定与心理测验

(一) 心理测验的定义

心理测验是一种测量工具,它是依据一定的心理学原理和技术,对人的心理现象或行为做出推断和数量化测量分析的一种手段。从心理测量学意义上来讲,心理测验是对行为样本进行客观和标准化测量。标准化是指测验的实施条件与程序、记分方法和标准统一。

(二) 心理测验的种类

1. 按测验的功能分

(1) 智力测验:这类测验的功能是测量人的一般智力水平。如比奈-西蒙智力量表、斯坦福-比奈智力量表、韦克斯勒儿童和成人智力量表等。

(2) 特殊能力测验:这类测验偏重测量人的特殊潜在能力。

（3）人格测验：这类测验主要用于测量性格、气质、兴趣、态度、品德、情绪、动机、信念等个性中除能力之外的心理特征。一类是问卷法，一类是投射法。前者如明尼苏达多相人格测验（MMPI）、16PF、艾森克人格问卷（EPQ），后者如罗夏墨迹测验、主题统觉测验（TAT）。

2. 按测验材料的性质分

（1）文字测验：所用的文字材料，以言语来提出刺激，团体测验多采用此种方式编制，其缺点是容易受被试者文化程度的影响。

（2）操作测验：也称非文字测验。题目多属于对图形、实物、工具、模型的辨认和操作，无须使用言语作答，不受文化因素的限制，可用于学龄前儿童和不识字的成人。如罗夏墨迹测验、TAT、Raen测验及韦克斯勒儿童和成人智力量表中的操作部分。两类测验常常结合使用。

3. 按测验材料的严谨程度分

（1）客观测验：只需被试者直接理解，无须发挥想象力来猜测和遐想。绝大多数心理测验都属这类。

（2）投射测验：刺激没有明确意义，问题模糊，对被试者的反应也没有明确规定。具有代表性的有罗夏墨迹测验、TAT、自由联想测验和句子完成测验。

4. 按测验的方式分

（1）个别测验：采用一对一的形式，一次一个被试者。主试者需要较高的训练与素养，一般人不易掌握。

（2）团体测验：由一个或几个主试者对较多的被试者同时实施测验。主要用在军队、学校、团队等。主试不必接受严格的专业训练，缺点是对被试者的行为不能做切实的控制。

5. 按测验的应用分

（1）教育测验：主要用于学校。

（2）职业测验：主要用于人员的选拔和安置。

（3）临床测验：主要用在医务部门。

6. 按测验的目的分

（1）描述性测验。

（2）诊断性测验。

（3）预示性测验。

7. 按受测者的特点分

（1）婴幼儿测验。

（2）成人测验（能力、成就、动机、人格）。

（3）老年测验（注重衰老指标）。

任务二　心理测验

一、标准化的心理测验

（一）定义

心理测验是一种测量工具，它是依据一定的心理学原理和技术，对人的心理现象或行为做出推断和数量化测量分析的一种手段。标准化的心理测验是指心理测验具有规范的标准，其中每个环节均按照系统的科学程序进行，对误差做严格的控制，是一个系统化、科学化、规范化的施测

Note

过程。所谓"标准化"包括了测验全过程的标准化,即按照标准确定测验的目的和计划,项目的编制标准化,测验的管理标准化,评分记分的标准化,分数解释的标准化等。

（二）标准化心理测验的要素

每个心理测验编制完成后,我们需要很多指标来评价和衡量其科学性的高低,其中信度和效度是重要的指标之一。

1. 信度 信度是指测验结果的可靠性或稳定性。一个可靠的量表必须具有较高的信度,也就是要保证多次测量结果间的一致程度。心理测验主要有复测信度、分半信度、等值信度等。

2. 效度 效度是指测验能够测量某种特定心理特性的真实性和准确性,简单地理解就是一个心理测验是否有效的程度。它是检验心理测验能否测出所要测量的某种心理特征或状态的指标,主要有内容效度、效标关联效度、结构效度等。

3. 常模 为了对个别测量结果进行正确的评定,必须与客观的标准进行比较才能做出判断,这种标准称为常模。心理测验不像考试,预先规定多少分以上就为及格,心理测验的结果是将分数与其他人的分数相比,然后来确定分数的意义。常模就是正常或平均的分数。一个人的测验得分只有与这个常模加以对照才能知道他的水平,也能评价其优劣的程度。

由此可见心理测验从编制、实施、评分以及结果的解释都是按照严格的程序、标准来执行的,尽量避免受主观判断的影响。因此心理测验具有一定的客观性。

二、心理测验的分类

（一）智力测验

智力测验的主要功能是测量人的一般智力水平。智力测验是一种重要的心理测验技术,它不仅能够对人的智力水平的高低做出评估,而且可在某种程度上反映出与患者有关的其他精神病理状况。因此,智力测验是心理测验中应用最广、影响较大的工具和技术。

1. 智商及其计算方法 智力是人们在获得知识和掌握技能以及解决实际问题时所必备的心理条件或特征,与观察力、记忆力、注意力、思维力、想象力有关,智力测验的结果常用智商(IQ)表示。

（1）比率智商:表示一个人在同龄人中的智力水平,又称年龄智商。其公式为:

$$IQ = MA/CA \times 100$$

其中 MA 为智龄,指智力所达到的年龄水平,CA 指实际年龄。比率智商可使不同年龄者的智力水平相互比较,可以表示一个人的聪明程度,这是它的优点。但比率智商也有其局限性。因为人的实足年龄是与年俱增的,而心理年龄并不与年俱增,特别是到了一定年龄以后会产生稳定不前,甚至下降的趋势,这样就会降低 IQ 分数,因而不能正确地反映出实际的智力水平,故它不适用于 20 岁以上的成年人。实际上,目前比率智商已很少使用。

（2）离差智商:为了解决以上问题,韦克斯勒在编制智力测验量表时,提出离差智商,它是指一个人的智力测验成绩与同年龄组被试者平均水平比较后得出的相对分数。离差智商是采用统计学中的均数和标准差计算出来的,表示被试者偏离他本人这个年龄组平均成绩的量数,是依据测验分数的常态分布来确定的。它设标准化样本中每一年龄组被试者的 IQ 均值为 100,标准差为 15,公式如下:

$$IQ = 100 + 15(X - M)/S$$

公式中,X 为某人实得分数,M 为某人所在年龄组的平均分数,S 为该年龄组分数的标准差,$(X - M)/S$ 实际上就是一般教育与心理统计中常用的标准分数(也称 Z 分数)。因此,韦克斯勒智力量表中的 IQ,实际上已不是一个商数。如当被试者的 IQ 为 100 时,表示他属于中等智力;如当 IQ 为 115 时,他便高于一般人的智力;而 IQ 为 85 时,表示他低于一般人的智力。

2. 几种智力测验(量表)简介

(1) 比奈-西蒙智力量表:比奈-西蒙智力量表是世界上第一个智力量表,也是世界上第一个系统、规范的心理测验量表。该量表于 1905 年由法国心理学家比奈与其助手西蒙为国家所需而编制,用以区分低能儿童,并对其进行特殊教育。测验最早有 30 个项目,1908 年进行了修订,对题目进行了删改和扩充,增加到 58 个项目,所有项目按照年龄分组,每一岁为一组,年龄从 3 岁至 13 岁,共分为 10 组。1911 年,比奈对其再次修订,更改了一些项目的顺序和内容并增加了一个成人组。

比奈-西蒙智力量表具有划时代的意义,它开创了心理测试的先河。其主要的优点是将题目按照难度排序并以某一年龄中大多数被试者能够通过的题目划分为一个年龄组,以此来测定个体的心理年龄。其项目根据语文、数学演算等实际操作的成绩来判定智力的高低,任务明确,测量意图明显。第一次对心理过程进行量化的区分。当然,作为第一个心理量表,其缺点也不少。第一,其量表项目较少,抽样略显片面;第二,其测验结果不稳定,信度偏低,仅对智力低下者有较好的区分,难以区分高智力者。

(2) 斯坦福-比奈智力量表:1916 年,美国斯坦福大学的推孟教授对比奈-西蒙智力量表进行了一次较大的修订,增加和删改了一些项目,使得测验项目增加到了 90 个,并用受测者的实际年龄除以其得到的智力年龄,再将结果乘以 100,以此得到智力商数,即智商(IQ)。该量表被命名为斯坦福-比奈智力量表(Stanford-Binet intelligence scale)。1937 年推孟对量表进行了一次修订,将量表分为 M 型和 L 型两个等值的版本,1960 年又将两个版本重新合并,保留了两个版本最好的项目,称为 LM 型,并舍弃了比率智商,引入离差智商。此后量表又经过了多次修订。

该测验量表的主要优点为:其拥有着良好的信度和效度,结果稳定且与分数和教师评定相关度较高;第一次采用了智力商数来表示智力的高低,使得智力更加量化;后期使用了离差智商,其表示方法更为科学。

斯坦福-比奈智力量表的主要缺点为早期的合成分一直以 16 为标准差,不能与其他智力量表所得智商进行直接比较。早期版本的整体结构依然为早期比奈-西蒙智力量表的范式,只能得到一个合成分。这些不足之处在后来的几次修订中得到了完善,使得该量表在当下依然经常使用。

(3) 韦氏智力量表:韦氏智力量表(Wechsler intelligence scale)是由美国心理学家韦克斯勒编制的一组智力量表。韦氏智力量表有三种:一是韦氏成人智力量表(Wechsler adult intelligence scale,WAIS),其前身是 1939 年韦克斯勒编制的韦克斯勒-贝勒维智力量表(W-B1),此量表于 1955 年修订成目前使用的韦氏成人智力量表;二是韦氏儿童智力量表(Wechsler intelligence scale for children,WISC),于 1949 年编制;三是韦氏学前儿童智力量表(Wechsler preschool and primary scale of intelligence,WPPSI),1963 年编制,1967 年最后完成。WAIS 适用于 16 岁以上的成人;WISC 适用于 6.5 岁至 16 岁的儿童;WPPSI 适用于 3 岁 10 个月至 6 岁 10 个月的幼儿。三套量表相互衔接,可以对一个人从幼年到老年进行智力测量。

韦氏智力量表不同于以往的智力测验量表,其优势十分明显,首先其采用了离差智商来表示个体的智力水平,同时其结构也比比奈-西蒙智力量表和斯坦福-比奈智力量表复杂得多,一共可以提供三个智商分数,即两个分测验的分数和一个合成分,用以表示被试者的言语智力、操作智力和总智力水平。其常模也很具有代表性。可测量的年龄跨度大,辅助测验多,覆盖面广泛。

我国对上述三个量表均进行了修订。1979—1980 年由龚耀先主持,全国 56 个单位协作修订的 WAIS,称 WAIS-RC;1980—1986 年由林传鼎和张厚粲主持,全国 22 个单位协作修订的 WISC,称 WISC-CR;1980—1986 年由龚耀先和戴晓阳主持,全国 63 个单位协作修订的 WPPSI,称"中国韦氏幼儿智力量表(C-WYCSI)"。现已得到广泛应用。

(4) 瑞文推理测验:1938 年,英国心理学家瑞文推出了一种由自己编制的,只包含有图形推理题目的纸笔测验,该测验适用于 8 岁以上的人群,称为瑞文推理测验(Raven's progressive matrices,RPM),其根据斯皮尔曼的智力二因素理论编制,主要测量智力的 G 因素。瑞文标准推理测验(Raven's standard progressive matrices,SPM)包含 60 道题目,分为 A、B、C、D、E 共 5 组(图 3-1-1),每组题目由难到易,并且每组各自考察一类推理能力。瑞文标准推理测验主要适用于 8 岁以上一般的普通人。1947 年,又推出瑞文彩图推理测验(Raven's color progressive matrices,CPM),可以用以测量幼儿和智力低下者的智力。此外瑞文推理测验还包括了瑞文高级推理测验(Raven's advanced progressive matrices,APM),此测验可以较好地测量高智商人的智力水平。

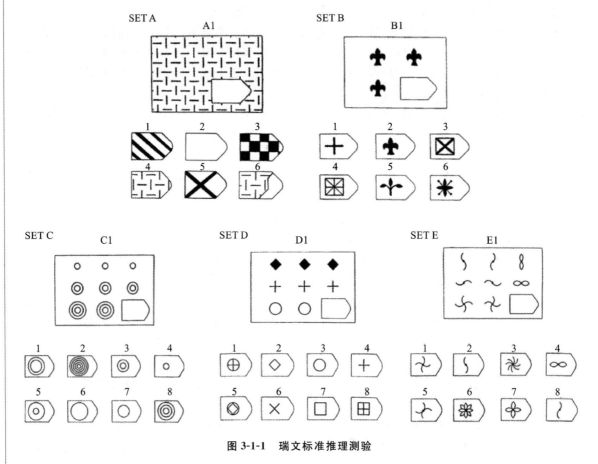

图 3-1-1　瑞文标准推理测验

瑞文推理测验的优势十分明显,首先其只为纸笔测验,而且只包含图形推理题目,聋哑人、文盲者、难以进行操作测验的残疾人,甚至是自闭症患者都可以完成测验。适用范围很广,不受文化、种族差异的影响。其也便于进行团体测验。信效度良好,结果直观。题目是逐渐变难的,有助于发挥真实水平。测验内容也有一定趣味性。

其缺点也十分明显,首先其只能考察被测者的逻辑推理能力,考察范围十分片面,不能测量整体智力。测验内容受个体经验影响严重,有过类似经验的个体成绩明显高于其他的个体,有时甚至出现难易倒错的现象。另外由于适用范围过大,导致常模的精确性下降。

(二) 人格测验

人格测验是根据心理学对人格的理解和看法,对一个人的人格进行测量和评估。因为心理学界对人格的看法不尽一致,有关人格的测验方法也就不能统一。目前常用的人格测验方法有:卡特尔 16 种人格因素问卷(16PF)、明尼苏达多相人格测验(MMPI)、艾森克人格问卷(EPQ)。

1. 卡特尔 16 种人格因素问卷(16PF)　卡特尔 16 种人格因素问卷(sixteen personality factor questionnaire,16PF)是美国伊利诺伊州立大学人格及能力测验研究所卡特尔教授经过几十年的系统观察和科学实验,以及用因素分析统计法慎重确定和编制而成的一种精确的问卷。卡特尔及其同事从搜集字典上或精神病、心理学文献中各种行为,采用系统观察法、科学实验法以及因素分析统计法,经过几十年研究确定了16种人格特质,并据此编制了问卷,这16种因素的名称和符号是:乐群性(A)、聪慧性(B)、稳定性(C)、恃强性(E)、兴奋性(F)、有恒性(G)、敢为性(H)、敏感性(I)、怀疑性(L)、幻想性(M)、世故性(N)、忧虑性(O)、实验性(Q1)、独立性(Q2)、自律性(Q3)、紧张性(Q4)。上述人格因素是各自独立的,每一种因素与其他因素的相关度极小。经许多位心理学家研究证实,这些因素普遍地存在于年龄及文化背景不同的人群之中。由这些因素的不同组合,就构成一个人不同于其他人的独特个性。除了上述16种人格特质外,还可以测量其他方面更为广泛的内容,称为次元人格因素,如适应性、焦虑性、内向性、外向性、感情用事性、安详机警性、怯懦性、果断性。

2. 明尼苏达多相人格测验(MMPI)　明尼苏达多相人格测验(Minnesota multiphasic personality inventory,MMPI)是由明尼苏达大学教授 S. R. Hathaway 和 J. C. Mckinley 于 20 世纪 40 年代制定的,是迄今应用极广、颇具权威的一种人格测验。经过多年的不断修订、补充,基于 MMPI 模型的问卷被翻译成 100 多种文字,在几百个国家里进行了使用,是世界上被使用次数最多的人格测验之一。测试共 566 题,其中 1~399 题是与临床量表有关的题目,400~566 题与另外一些研究量表有关。题目内容包括对身体各方面的情况(如神经系统、心血管系统、消化系统、生殖系统等情况)、精神状态、家庭、婚姻、宗教、法律、社会等的态度,只为精神病临床诊断使用,一般采用前 399 题。测试可有多种操作形式,如用卡片、问卷、磁带或人机对话式等,一般均采用个别问卷式。不论采用何种形式,均要求被试者根据自己的实际情况在各项目下选答是或否。

3. 艾森克人格问卷(EPQ)　由英国心理学家 H. J. Eysenck 编制,EPQ 搜集了大量有关人格方面的特征,通过因素分析归纳出成人问卷和儿童问卷两种格式。包括 4 个分量表(表3-1-1),即内外倾向(E)量表、情绪性(N)量表、心理变态(P,又称精神质)量表和效度(L)量表。

表 3-1-1　EPQ 的 4 个量表及评定说明

量表名称	检测目的	结果说明
E 量表(共 21 条)	测试内向与外向的个性特征	高分:性格外向,表现为乐观随和,爱交际,喜欢刺激和冒险,易冲动
		低分:性格内向,表现为安静离群,踏实可靠,富于内省,不易冲动
N 量表(共 24 条)	测试情绪的稳定性	高分:情绪不稳定,表现为焦虑、紧张、抑郁、情绪反应重、难以平静
		低分:情绪稳定,表现为平静,不紧张,情绪反应慢、弱
P 量表(共 23 条)	测试精神质(或偏强性)	高分:个性倔强,表现为倾向独身,不关心他人,难以适应环境,对人施以敌意
		低分:个性随和,表现为对人友善、合作
L 量表(共 20 条)	测试自我掩饰或隐蔽特征	高分:有掩饰或自我隐蔽倾向,说明被试者较老练成熟
		低分:掩饰倾向低,说明被试者单纯、幼稚

（三）神经心理测验

神经心理学是心理学的一个分支，是神经学和心理学相交叉的一门年轻的科学，近年来越来越多地引起心理学家和医学家的兴趣。神经心理学主要研究脑-行为的关系，也就是大脑功能与心理的关系。神经心理学的研究在临床上对脑部病变的定位、定性及早期诊断可提供有价值的客观资料。在复康医学中，对颅脑损伤、脑瘫、偏瘫及一切引起脑损伤的疾病，可用神经心理学的方法了解脑损害的情况及残存的功能，以便制订康复计划，也可作为康复追踪的科学指标。在老年科学及其他学科中，神经心理学也将发挥不可忽视的作用。

神经心理学的测验方法有很多，分为单个测验和成套测验。单个测验是测一种功能的方法，简单易行，可揭示大脑的损害情况，如连线测验、班德视觉完形测验、韦氏智力测验中的数字符号测验，都属于这一类。成套测验则是包括各种形式，能测多种功能的一组测验，如 Halstead-Reitan 神经心理成套测验（简称 H-R 神经心理成套测验）、Luria-Nebraska 神经心理成套测验等。

（四）临床评定量表

1. 症状自评量表

1）评定时间　可以评定一个特定的时间，通常是评定 1 周时间。

2）项目说明　症状自评量表（SCL-90）包括 10 个因子，每一个因子反映出患者某方面症状的痛苦情况，通过因子分可了解症状分布特点（表 3-1-2）。

（1）躯体化：包括 1、4、12、27、40、42、48、49、52、53、56、58 共 12 项。该因子主要反映身体不适感，包括心血管、胃肠道、呼吸和其他系统的主诉不适，和头痛、背痛、肌肉酸痛，以及焦虑的其他躯体表现。

（2）强迫症状：包括 3、9、10、28、38、45、46、51、55、65 共 10 项。主要指那些明知没有必要，但又无法摆脱的无意义的思想、冲动和行为，还有一些比较一般的认知障碍的行为征象也在这一因子中反映。

（3）人际关系敏感：包括 6、21、34、36、37、41、61、69、73 共 9 项。主要指某些个人不自在与自卑感，特别是与其他人相比较时更加突出。在人际交往中的自卑感，心神不安，明显不自在，以及人际交流中的自我意识，消极的期待亦是这方面症状的典型原因。

（4）抑郁：包括 5、14、15、20、22、26、29、30、31、32、54、71、79 共 13 项。以苦闷的情感与心境为代表性症状，还以生活兴趣的减退，动力缺乏，活力丧失等为特征。此外，还反映出失望、悲观以及与抑郁相联系的认知和躯体方面的感受，另外还包括有关死亡的思想和自杀观念。

（5）焦虑：包括 2、17、23、33、39、57、72、78、80、86 共 10 项。一般指那些烦躁，坐立不安，神经过敏，紧张以及由此产生的躯体征象，如震颤等。测定游离不定的焦虑及惊恐发作是本因子的主要内容，还包括一项解体感受的项目。

（6）敌对：包括 11、24、63、67、74、81 共 6 项。主要从三方面来反映敌对的表现：思想、感情及行为。其项目包括厌烦的感觉，摔物，争论直到不可控制的脾气暴发等各方面。

（7）恐怖：包括 13、25、47、50、70、75、82 共 7 项。恐惧的对象包括出门旅行，空旷场地，人群或公共场所和交通工具。此外，还有反映社交恐惧的一些项目。

（8）偏执：包括 8、18、43、68、76、83 共 6 项。本因子是围绕偏执性思维的基本特征而制订，主要指投射性思维，敌对，猜疑，关系观念，妄想，被动体验和夸大等。

（9）精神病性：包括 7、16、35、62、77、84、85、87、88、90 共 10 项。反映各式各样的急性症状和行为，限定不严的精神病性过程的指征。此外，也可以反映精神病性行为的继发征兆和分裂性生活方式的指征。

（10）其他：此外还有 19、44、59、60、64、66、89 共 7 个项目未归入任何因子，反映睡眠及饮食情况,分析时将这 7 项作为附加项目或其他,作为第 10 个因子来处理,以便使各因子分之和等于总分。

3) 各因子的因子分的计算方法　各因子所有项目的分数之和除以因子项目数。例如,强迫症状因子各项目的分数之和假设为 30,共有 10 个项目,所以因子分为 3。在 0~4 评分制中,粗略简单的判断方法是看因子分是否超过 2 分,若超过 2 分,即表明该因子的症状已达到中等以上严重程度。

表 3-1-2　症状自评量表(SCL-90)

项　目	无	很轻	中等	偏重	严重
1. 头痛	0	1	2	3	4
2. 神经过敏,心中不踏实	0	1	2	3	4
3. 头脑中有不必要的想法或字句盘旋	0	1	2	3	4
4. 头昏或昏倒	0	1	2	3	4
5. 对异性的兴趣减退	0	1	2	3	4
6. 对旁人求全责备	0	1	2	3	4
7. 感到别人能控制您的思想	0	1	2	3	4
8. 责怪别人制造麻烦	0	1	2	3	4
9. 忘性大	0	1	2	3	4
10. 担心自己的衣饰不整齐及仪态的不端正	0	1	2	3	4
11. 容易烦恼和激动	0	1	2	3	4
12. 胸痛	0	1	2	3	4
13. 害怕空旷的场所或街道	0	1	2	3	4
14. 感到自己的精力下降,活动减慢	0	1	2	3	4
15. 想结束自己的生命	0	1	2	3	4
16. 听到旁人听不到的声音	0	1	2	3	4
17. 发抖	0	1	2	3	4
18. 感到大多数人都不可信任	0	1	2	3	4
19. 胃口不好	0	1	2	3	4
20. 容易哭泣	0	1	2	3	4
21. 同异性相处时感到害羞不自在	0	1	2	3	4
22. 感到受骗,中了圈套或有人想抓您	0	1	2	3	4
23. 无缘无故地突然感到害怕	0	1	2	3	4
24. 自己不能控制地大发脾气	0	1	2	3	4
25. 怕单独出门	0	1	2	3	4
26. 经常责怪自己	0	1	2	3	4
27. 腰痛	0	1	2	3	4
28. 感到难以完成任务	0	1	2	3	4
29. 感到孤独	0	1	2	3	4

续表

项 目	无	很轻	中等	偏重	严重
30. 感到苦闷	0	1	2	3	4
31. 过分担忧	0	1	2	3	4
32. 对事物不感兴趣	0	1	2	3	4
33. 感到害怕	0	1	2	3	4
34. 感情容易受到伤害	0	1	2	3	4
35. 旁人能知道您的私下想法	0	1	2	3	4
36. 感到别人不理解您,不同情您	0	1	2	3	4
37. 感到人们对您不友好,不喜欢您	0	1	2	3	4
38. 做事必须做得很慢以保证做得正确	0	1	2	3	4
39. 心跳得很厉害	0	1	2	3	4
40. 恶心或胃部不舒服	0	1	2	3	4
41. 感到比不上他人	0	1	2	3	4
42. 肌肉酸痛	0	1	2	3	4
43. 感到有人在监视您,谈论您	0	1	2	3	4
44. 难以入睡	0	1	2	3	4
45. 做事必须反复检查	0	1	2	3	4
46. 难以做出决定	0	1	2	3	4
47. 怕乘电车、公共汽车、地铁或火车	0	1	2	3	4
48. 呼吸有困难	0	1	2	3	4
49. 一阵阵发冷或发热	0	1	2	3	4
50. 因为感到害怕而避开某些东西、场合或活动	0	1	2	3	4
51. 脑子变空了	0	1	2	3	4
52. 身体发麻或刺痛	0	1	2	3	4
53. 喉咙有梗塞感	0	1	2	3	4
54. 感到对前途没有希望	0	1	2	3	4
55. 不能集中注意力	0	1	2	3	4
56. 感到身体的某一部分较弱无力	0	1	2	3	4
57. 感到紧张或容易紧张	0	1	2	3	4
58. 感到手或脚发沉	0	1	2	3	4
59. 想到有关死亡的事	0	1	2	3	4
60. 吃得太多	0	1	2	3	4
61. 当别人看着您或谈论您时感到不自在	0	1	2	3	4
62. 有一些不属于您自己的想法	0	1	2	3	4
63. 有想打人或伤害他人的冲动	0	1	2	3	4

续表

项 目	无	很轻	中等	偏重	严重
64. 醒得太早	0	1	2	3	4
65. 必须反复洗手、点数目或触摸某些东西	0	1	2	3	4
66. 睡得不稳不深	0	1	2	3	4
67. 有想摔坏或破坏东西的冲动	0	1	2	3	4
68. 有一些别人没有的想法或念头	0	1	2	3	4
69. 感到对别人神经过敏	0	1	2	3	4
70. 在商店或电影院等人多的地方感到不自在	0	1	2	3	4
71. 感到任何事情都很难做	0	1	2	3	4
72. 一阵阵恐惧或惊恐	0	1	2	3	4
73. 感到在公共场合吃东西很不舒服	0	1	2	3	4
74. 经常与人争论	0	1	2	3	4
75. 单独一人时神经很紧张	0	1	2	3	4
76. 别人对您的成绩没有做出恰当的评价	0	1	2	3	4
77. 即使和别人在一起也感到孤单	0	1	2	3	4
78. 感到坐立不安,心神不宁	0	1	2	3	4
79. 感到自己没有什么价值	0	1	2	3	4
80. 感到熟悉的东西变成陌生或不像是真的	0	1	2	3	4
81. 大叫或摔东西	0	1	2	3	4
82. 害怕会在公共场合昏倒	0	1	2	3	4
83. 感到别人想占您的便宜	0	1	2	3	4
84. 为一些有关"性"的想法而很苦恼	0	1	2	3	4
85. 认为应该因为自己的过错而受到惩罚	0	1	2	3	4
86. 感到要赶快把事情做完	0	1	2	3	4
87. 感到自己的身体有严重问题	0	1	2	3	4
88. 从未感到和其他人很亲近	0	1	2	3	4
89. 感到自己有罪	0	1	2	3	4
90. 感到自己的脑子有毛病	0	1	2	3	4

2. 抑郁自评量表 抑郁自评量表(self-rating depression scale,SDS)共有 20 个项目,分别列出了有些人可能会有的问题(表 3-1-3)。

指导语:请仔细阅读每一条目,然后根据最近 1 周内你的实际感受,选择一个与你的情况最相符合的答案。A 表示没有该项症状,B 表示相当多的时间没有该症状,C 表示相当多的时间有该症状,D 表示绝大部分时间或全部时间有该症状。请你不要有所顾忌,应该根据自己的真实体验和实际情况来回答,不要花费太多的时间去思考,应顺其自然,应根据第一印象做出判断。注意:测验中的每一个问题都要回答,不要遗漏,以避免影响测验结果的准确性。

表 3-1-3　抑郁自评量表

项　　目	无(A)	有时(B)	经常(C)	持续(D)
1.我感到情绪沮丧,郁闷	1	2	3	4
*2.我感到早晨心情最好	4	3	2	1
3.我要哭或想哭	1	2	3	4
4.我夜间睡眠不好	1	2	3	4
*5.我吃饭像平时一样多	4	3	2	1
*6.我的性功能正常	4	3	2	1
7.我感到体重减轻	1	2	3	4
8.我为便秘烦恼	1	2	3	4
9.我的心跳比平时快	1	2	3	4
10.我无故感到疲劳	1	2	3	4
*11.我的头脑像往常一样清楚	4	3	2	1
*12.我做的事情像往常一样不感到困难	4	3	2	1
13.我坐卧不安,难以保持平静	1	2	3	4
*14.我对未来感到有希望	4	3	2	1
*15.我比平时更易激动	4	3	2	1
*16.我觉得决定事情很容易	4	3	2	1
*17.我感到自己是有用和不可缺少的人	4	3	2	1
*18.我的生活很有意义	4	3	2	1
19.假如我死了别人会过得更好	1	2	3	4
*20.我仍旧喜欢自己平时喜欢的东西	4	3	2	1

注:前注 * 者为反序记分。

结果分析:总分低于 50 分为正常;50～60 分为轻度抑郁;61～70 分为中度抑郁;70 分以上为重度抑郁。

3. 焦虑自评量表

指导语:请仔细阅读表中 20 条文字,把意思弄明白,然后根据您最近 1 周的实际感觉,在适当的数字上打一个勾(表 3-1-4)。每一条有四项,"A"表示没有或很少时间,"B"表示少部分时间,"C"表示相当多时间,"D"表示绝大部分时间,"E"由工作人员填写。

表 3-1-4　焦虑自评量表(self-rating anxiety scale,SAS)

项　　目	A	B	C	D	E
1.我觉得比平时容易紧张或着急	1	2	3	4	
2.我无缘无故地感到害怕	1	2	3	4	
3.我容易心里烦乱或觉得惊恐	1	2	3	4	
4.我觉得我可能将要发疯	1	2	3	4	
5.我觉得一切都很好,也不会发生什么不幸	1	2	3	4	
6.我手脚发抖打战	1	2	3	4	

续表

项 目	A	B	C	D	E
7.我因为头痛、颈痛和背痛而苦恼	1	2	3	4	
8.我感觉容易衰弱和疲乏	1	2	3	4	
9.我心平气和,并且容易坐着	1	2	3	4	
10.我觉得心跳得很快	1	2	3	4	
11.我因为一阵阵头痛而苦恼	1	2	3	4	
12.我有晕倒发作或觉得要晕倒似的	1	2	3	4	
13.我吸气呼气感到很容易	1	2	3	4	
14.我的手脚麻木和刺痛	1	2	3	4	
15.我因为胃痛和消化不良而苦恼	1	2	3	4	
16.我常常要小便	1	2	3	4	
17.我的手脚常常是干燥温暖的	1	2	3	4	
18.我脸红发热	1	2	3	4	
19.我容易入睡并且一夜睡得很好	1	2	3	4	
20.我做噩梦	1	2	3	4	

评定的注意事项包括:

(1) 评定前告知患者指导语,一般在 10 min 内完成,每条目只选一个答案。

(2) 评定的时间需强调是"现在或过去 1 周"的实际感觉。

(3) 评定后检查是否有漏项。

(4) 量表作为研究时应做治疗前后的两次评定。

4. 汉密尔顿抑郁量表 汉密尔顿抑郁量表是临床上评定抑郁状态时最常用的量表(表 3-1-5)。

表 3-1-5 汉密尔顿抑郁量表(HAMD)(17 项版)

项目和评定标准:(0)无 (1)轻度 (2)中度 (3)重度 (4)很重

抑郁情绪

只在问到时才诉述; 1

在言语中自发地表达; 2

不用言语也可从表情、姿势、声音或欲哭中流露出这种情绪; 3

患者的自发语言和非自发语言(表情、动作),几乎完全表现为这种情绪。 4

有罪感

责备自己,感到自己已连累他人; 1

认为自己犯了罪,或反复思考以往的过失和错误; 2

认为目前的疾病,是对自己错误的惩罚,或有罪恶妄想; 3

罪恶妄想伴有指责或威胁性幻觉。 4

自杀

觉得活着没有意义; 1

Note

续表

项目和评定标准：(0)无　(1)轻度　(2)中度　(3)重度　(4)很重

希望自己已经死去，或常想到与死有关的事；...2

消极观念(有自杀念头)；...3

有严重自杀行为。...4

入睡困难

主诉有时有入睡困难，即上床后半小时仍不能入睡；...1

主诉每晚均有入睡困难。...2

睡眠不深

睡眠浅多噩梦；...1

半夜(晚上 12 点以前)曾醒来(不包括上厕所)。...2

早醒

有早醒，比平时早醒 1 小时，但能重新入睡；...1

早醒后无法重新入睡。...2

工作和兴趣

提问时才诉述；...1

自发地直接或间接表达对活动、工作或学习失去兴趣，如感到没精打采，犹豫不决，不能坚持或需强迫自己去

工作或活动；...2

病室劳动或娱乐不满 3 小时；...3

因目前的疾病而停止工作，住院患者不参加任何活动或者没有他人帮助便不能完成病室日常事务。.............4

迟缓：指思维和语言缓慢，注意力难以集中，主动性减退。

精神检查中发现轻度迟缓；...1

精神检查中发现明显迟缓；...2

精神检查进行困难；...3

完全不能回答问题(木僵)。...4

激越

检查时表现得有些心神不定；...1

明显的心神不定或小动作多；...2

不能静坐，检查中曾站立；...3

搓手，咬手指，扯头发，咬嘴唇。...4

精神性焦虑

问到时才诉述；...1

自发地表达；...2

表情和言谈流露明显忧虑；...3

明显惊恐。...4

躯体性焦虑：指焦虑的生理症状，包括口干、腹胀、腹泻、打呃、腹绞痛、心悸、头痛、过度换气和叹息，以及尿频

和出汗等。

轻度；...1

续表

项目和评定标准:(0)无　(1)轻度　(2)中度　(3)重度　(4)很重

中度,有肯定的上述症状; ⋯⋯2

重度,上述症状严重,影响生活或需加处理; ⋯⋯3

严重影响生活和活动。 ⋯⋯4

胃肠道症状

食欲减退,但不需他人鼓励便自行进食; ⋯⋯1

进食需他人催促或请求或需要应用泻药或助消化药。 ⋯⋯2

全身症状

四肢、背部或颈部沉重感,背痛,头痛,肌肉疼痛,全身乏力或疲倦; ⋯⋯1

上述症状明显。 ⋯⋯2

性症状:指性欲减退、月经紊乱等。

轻度; ⋯⋯1

重度; ⋯⋯2

不能肯定,或该项对被评者不适合。(不计入总分)

疑病

对身体过分关注; ⋯⋯1

反复考虑健康问题; ⋯⋯2

有疑病妄想; ⋯⋯3

伴幻觉的疑病妄想。 ⋯⋯4

体重减轻

1 周内体重减轻 1 斤以上; ⋯⋯1

1 周内体重减轻 2 斤以上。 ⋯⋯2

自知力

知道自己有病,表现为忧郁; ⋯⋯0

知道自己有病,但归于伙食太差、环境问题、工作过忙、病毒感染或需要休息等; ⋯⋯1

完全否认有病。 ⋯⋯2

结果分析:总分< 7 分,正常;7~17 分,可能有抑郁症;18~24 分,肯定有抑郁症;总分>24 分,严重抑郁症。

5. 汉密尔顿焦虑量表　详见表 3-1-6。

表 3-1-6　汉密尔顿焦虑量表(HAMA)

请圈出最适合患者情况的分数。

项　　目	无症状	轻	中等	重	极重
焦虑心境	0	1	2	3	4
紧张	0	1	2	3	4
害怕	0	1	2	3	4
失眠	0	1	2	3	4
认知功能	0	1	2	3	4
抑郁心境	0	1	2	3	4

续表

项　目	无症状	轻	中等	重	极重
躯体性焦虑:肌肉系统	0	1	2	3	4
躯体性焦虑:感觉系统	0	1	2	3	4
心血管系统症状	0	1	2	3	4
呼吸系统症状	0	1	2	3	4
胃肠道症状	0	1	2	3	4
生殖泌尿系统症状	0	1	2	3	4
植物神经系统症状	0	1	2	3	4
会谈时行为表现	0	1	2	3	4

注:

1. 焦虑心境:担心、担忧,感到有最坏的事情将要发生,容易激惹。

2. 紧张:有紧张感,易疲劳,不能放松,有情绪反应,易哭,颤抖,感到不安。

3. 害怕:害怕黑暗、陌生人、独处、动物、乘车、旅行及人多的场合。

4. 失眠:难以入睡、易醒、睡得不深、多梦、梦魇、夜惊、醒后感疲倦。

5. 认知功能:或称记忆、注意障碍。注意力不能集中,记忆力差。

6. 抑郁心境:丧失兴趣、对以往爱好缺乏快感、忧郁、早醒、昼重夜轻。

7. 肌肉系统症状:肌肉酸痛、活动不灵活、肌肉抽动、肢体抽动、牙齿打战、声音发抖。

8. 感觉系统症状:视物模糊、发冷发热、软弱无力、浑身刺痛。

9. 心血管系统症状:心动过速、心悸、胸痛、血管跳动感、昏倒感、心搏脱漏。

10. 呼吸系统症状:胸闷、窒息感、叹息、呼吸困难。

11. 胃肠道症状:吞咽困难、嗳气、消化不良(进食后腹痛、胃部烧灼痛、腹胀、恶心、胃部饱感)、肠鸣、腹泻、体重减轻、便秘。

12. 生殖泌尿系统症状:尿意频数、尿急、停经、性冷淡、过早射精、勃起不能、阳痿。

13. 植物神经系统症状:口干、潮红、苍白、易出汗、易起"鸡皮疙瘩"、紧张性头痛、毛发竖起。

14. 会谈时行为表现:①一般表现:紧张、不能松弛、忐忑不安、咬手指、紧紧握拳、摸弄手帕、面肌抽动、不停顿足、手发抖、皱眉、表情僵硬、肌张力高、叹息样呼吸、面色苍白;②生理表现:吞咽、打呃、安静时心率快、呼吸快(20次/分以上)、腱反射亢进、震颤、瞳孔放大、眼睑跳动、易出汗、眼球突出。

　　HAMA 无标准的评分标准,但一般可以这样评分:①症状轻微;②有肯定的症状,但不影响生活与活动;③症状重,需加处理,或已影响生活活动;④症状极重,严重影响其生活。

　　结果分析:总分超过 29 分,可能为严重焦虑;超过 21 分,肯定有明显焦虑;超过 14 分,肯定有焦虑;超过 7 分,可能有焦虑;如小于 7 分,患者就没有焦虑症状。一般划界分,HAMA 14 项分界值为 14 分。

　　评定的注意事项包括:

　　(1) 应由经过培训的两名医生对患者进行联合检查。采用交谈与观察的方式,检查结束后,两名评定者分别独立评分。做一次评定需 10～15 min。

　　(2) 评定的时间范围。初次评定时,评定当时或评定前一周的情况,治疗后 2～6 周,以同样方式,对患者再次评定用以比较治疗前后症状和病情的变化。

　　(3) 主要用于评定神经症及其他患者的焦虑症状的严重程度。

　　(4) HAMA 中,除第 14 项需结合观察外,所有项目都根据患者的口头叙述进行评分,同时特别强调受检者的主观体验,这也是 HAMA 编制者的医疗观点。因为患者仅仅在有病的主观感觉时,方来就诊,并接受治疗,故此可作为病情进步与否的标准。

(方福如)

目标检测

一、单选题(请从以下每一道题下面 A、B、C、D、E 五个备选答案中选择一个最佳答案)

1. ( )是观察者在自然条件下对个体的行为进行有目的、有计划的观察,以了解其心理活动和个性特征。

　　A.控制观察法　　　　　　　　B.全面观察法　　　　　　　　C.自然观察法

　　D.取样观察法　　　　　　　　E.以上都不对

2. 1890 年,( )在《心理》杂志上发表《心理测验与测量》一文,在心理学历史上首次提出了"心理测验"这个术语。

　　A.桑代克　　　B.卡特尔　　　C.麦考尔　　　D.斯金纳　　　E.以上都不对

3. ( )是以测量个人的一般能力为目的的一类测验,通常根据被试者对量表上题目的反应或回答情况来确定其智力水平的高低。

　　A.特殊能力测验　　　　　　　B.成就测验　　　　　　　　C.智力测验

　　D.人格测验　　　　　　　　　E.以上都不对

4. ( )的计算是通过对同一组受测者间隔一段时间使用同样的测验重复测试一次,计算两次测量分数之间的相关度。

　　A.重测信度　　　　　　　　　B.分半信度　　　　　　　　C.同质性信度

　　D.评分者信度　　　　　　　　E.以上都不对

5. ( )是指一群人测验分数的分布情形。

　　A.常模　　　B.标准分数　　　C.平均分数　　　D.中位数　　　E.以上都不对

6. ( )是指量表应该对所评定的内容敏感,即能够测出受评者某特质、行为或程度上的有意义的变化。

　　A.简便性　　　B.敏感性　　　C.分析性　　　D.功效性　　　E.准确性

7. ( )是指按照测验指导手册中规定的记分键对被试者所做的回答或反应所评的分数。

　　A.真分数　　　B.标准分数　　　C.信度系数　　　D.原始分数　　　E.以上都不对

8. 在心理测验实施中,主试者和被试者之间建立了一种友好的、合作的、能促使被试者最大限度地做好测验的关系,称为( )关系。

　　A.协调　　　　　　　　　　　B.朋友　　　　　　　　　　C.帮助者和被帮助者

　　D.教育者与被教育者　　　　　E.以上都不对

9. 最早的自陈量表是( )设计的。

　　A.武德沃斯　　　B.卡特尔　　　C.韦克斯勒　　　D.皮亚杰　　　E.弗洛伊德

10. SCL-90 是根据( )编制的。

　　A.健康人行为　　　　　　　　B.焦虑症状　　　　　　　　C.精神病学症状

　　D.人格问题　　　　　　　　　E.人类认知

11. 评定量表最早是由( )创制的。

　　A.卡特尔　　　B.高尔顿　　　C.伍德沃斯　　　D.艾森克　　　E.韦克斯勒

12. 詹金斯活动性调查表主要是调查( )行为的。

　　A.A 型　　　B.B 型　　　C.C 型　　　D.D 型　　　E.E 型

13. 画人测验要求被试者在一张白纸上画出一个人,这是一种( )。

　　A.自陈测验　　　　　　　　　B.评定测验　　　　　　　　C.主题统觉测验

　　D.投射测验　　　　　　　　　E.定量测验

14. ( )是美国心理学家 R.B.卡特尔和 A.K.卡特尔于 1949 年编制的非文字智力测验。

A. 文化公平智力测验　　　　　　B. 陆军甲种测验　　　　　　C. 认知能力测验
D. 瑞文推理测验　　　　　　　　E. 以上都不对

15. 在项目排列方式中,(　　)是指按照整个测验的内容或形式将其分为若干个分测验,对于同一个分测验的项目,依其难度由易到难排列。
A. 并列直进式　　　　　　　　B. 螺旋式　　　　　　　C. 混合式
D. 随机排列式　　　　　　　　E. 以上都不对

16. 美国心理学家(　　)曾提出"凡客观存在的事物都有其数量"的观点。
A. 桑代克　　B. 卡特尔　　C. 麦考尔　　D. 斯金纳　　E. 韦克斯勒

17. (　　)是心理评估中最基本、最普遍的一种方法,它具有方便、灵活的优点。
A. 控制观察法　　　　　　　　B. 自然观察法　　　　　　C. 全面观察法
D. 取样观察法　　　　　　　　E. 个别观察法

18. (　　)是可以用"是"或"不是"这样简单的肯定或否定方式回答的问题。
A. 开放性问题　　　　　　　　B. 封闭性问题　　　　　　C. 询问性问题
D. 试探性问题　　　　　　　　E. 发散性问题

19. (　　)是指评估工具的内容对于所测量的概念的代表性。
A. 构想效度　　B. 实证效度　　C. 内容效度　　D. 效标效度　　E. 以上都不对

20. 下列测验中不要求反应速度的是(　　)。
A. 人格测验　　B. 能力测验　　C. 智力测验　　D. 成就测验　　E. 以上都不对

21. (　　)是指不借助仪器,通过观察者的自身感觉器官进行观察,获得观察对象的感性材料。
A. 直接观察法　　　　　　　　B. 间接观察法　　　　　　C. 自然观察法
D. 全面观察法　　　　　　　　E. 控制观察法

22. (　　)又称学绩测验,主要用于测量个人或团体在经过学习和训练之后对知识与技能的掌握程度,即学业成就。
A. 特殊能力测验　　　　　　　B. 成就测验　　　　　　　C. 智力测验
D. 人格测验　　　　　　　　　E. 以上都不对

23. (　　)是指被试者由于接受测验而在应试前和测试中出现的一种焦急、紧张和恐惧的不愉快情绪体验。
A. 考试焦虑　　B. 问题焦虑　　C. 特质焦虑　　D. 测验焦虑　　E. 广泛焦虑

24. 卡特尔16PF测验适用于评估(　　)岁以上个体的人格特征。
A. 12　　　　B. 14　　　　C. 16　　　　D. 18　　　　E. 20

25. (　　)是根据一个人对模糊的或非结构化的刺激的解释来推论他或她的动机、想法、知觉和冲突的一类心理测验。
A. 投射测验　　B. 自陈量表　　C. 评定量表　　D. 能力测验　　E. 症状量表

26. 南加利福尼亚大学测验,又称吉尔福德智力结构测验,是吉尔福德及其同事在对智力结构的研究中发展起来的,主要测量(　　)。
A. 聚合思维　　B. 抽象思维　　C. 发散思维　　D. 形象思维　　E. 直觉思维

27. 目前应用评价中心技术选拔管理人才使用最多的方式是(　　)。
A. 心理测验和管理游戏　　　　　　　　B. 角色扮演和预算计划小组
C. 文件筐测验和无领导小组讨论　　　　D. 心理测验和角色扮演
E. 以上都不对

28. 测验结果的反馈具有(　　)功效。
A. 危害　　　　B. 治疗　　　　C. 激化　　　　D. 中性　　　　E. 无任何功效

29.（　　）指的是由于个体回答问题习惯的不同,而使得本来能力相同的被试者获得不同的测验分数。

A. 认知风格　　　B. 反应倾向　　　C. 反应结果　　　D. 反应时　　　E. 以上都不对

二、多选题(请从以下每一道题下面 A、B、C、D、E 五个备选答案中选择正确答案)

1. 瑞文测验具有以下哪些特点?（　　）

A. 一种跨文化的智力测验工具　　　　　　　　B. 以比率智商的方法计算 IQ

C. 一种非言语智力测验　　　　　　　　　　　D. 既可团体施测,又可个别施测

E. 以上都对

2. 自陈量表的主要编制方法有（　　）。

A. 合理建构法　　　　　　　B. 经验标准法　　　　　　　C. 因素分析法

D. 综合技术法　　　　　　　E. 以上都对

3. 职业状况量表(MVS)包括三个分量表,即（　　）。

A. 职业能力量表　　　　　　B. 职业认同量表　　　　　　C. 职业信息量表

D. 障碍量表　　　　　　　　E. 以上都对

4. 由于测量目的和所用资料不同,分数合成的方法主要包括（　　）。

A. 临床判断　　　B. 推理方法　　　C. 多重分段　　　D. 多重回归　　　E. 以上都对

5. 儿童多动症的诊断可分为三个方面,即（　　）。

A. 神经生理检测　　　　　　B. 行为检查　　　　　　　　C. 心理测验

D. 自陈测验　　　　　　　　E. 以上都对

6. 职业测验与评估有两大应用目标,即（　　）。

A. 收集信息,用于帮助个人做决策

B. 收集信息,帮助职业咨询师对来访者提供更有效的职业辅导

C. 收集信息评估心理水平

D. 评价健康状况

E. 以上都对

7. 韦氏成人智力量表修订本包括（　　）两个部分。

A. 言语量表　　　B. 操作量表　　　C. 自评量表　　　D. 评价量表　　　E. 以上都对

8. 经常用到的控制观察法有（　　）。

A. 情境压力设计　　　　　　B. 想象情境设计　　　　　　C. 模拟情境设计

D. 模糊情境设计　　　　　　E. 以上都对

9. 下列测验中属于人格测验的是（　　）。

A. EPQ　　　　B. TAT　　　　C. 16PF　　　　D. SCL-90　　　　E. WMS

10. 心理测验的特点有（　　）。

A. 客观性　　　B. 相对性　　　C. 主观性　　　D. 直接性　　　E. 间接性

三、问答题

1. 请简述效度的估计方法。

2. 简述运用综合技术方法编制自陈量表时的步骤并举例。

3. 行为观察法的概念及特点是什么?

4. 什么是常模?常模的形式有哪些?

子项目二　康复心理干预

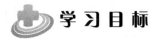 学习目标

1. 掌握：康复心理干预的定义及干预对象。
2. 熟悉：康复心理干预的内容。
3. 能针对不同的对象进行不同方面的心理干预。

任务一　康复心理干预概述

 案 例 引 导

　　患者，男，46岁，半年前因小腿骨折入院，起初患者不认为自己的腿骨折，强行要下地行走，经家属及医生劝说才承认。之后不接受治疗，和家属说自己的腿伤是由于上天要惩罚自己的罪行，应该找个法师来医院给自己做法事才能好，经家属、医生和护士的反复劝说和指导才打消此念头，接受治疗。三天后患者出现幼稚行为，自己能做的事情全部要求家属及医务人员来做，称自己是病人，就应该歇息养病。对家属及护士百般挑剔，动不动就大发脾气，谩骂护士和家人，有时甚至乱摔东西。一周后，患者又开始担心后期的康复效果，担心自己不能像正常人一样走路，并且不愿意和他人交谈，认为自己是一个残疾人，就是残废的命，因此整天闷闷不乐。请问：面对这类患者应如何处理？

一、康复心理干预的定义

　　康复心理干预是指在系统的心理学理论和方法的指导下，从生物-心理-社会角度出发，有计划、按步骤地对一定康复对象的心理活动、个性特征或心理问题施加影响，使之发生指向预期目标变化的过程。

　　康复心理干预的主要目的是帮助人们克服消极心理因素，发挥心理活动中的积极因素，唤起他们的乐观积极情绪，调动起主观能动性，发挥机体的代偿能力，使其丧失的功能获得恢复或改善、心理创伤获得愈合、社会再适应获得恢复、最大限度地提高其生活质量。

　　康复心理干预需要以良好的治疗关系为基础。康复心理干预中的患者，通常对心理学的一些咨询或治疗方法和原理知之甚少，甚至根本不愿参与咨询和治疗，而且很多患者有神经系统损害，会导致语言、认知等方面的障碍，在建立治疗关系方面要更为困难。在建立治疗关系的同时，还需要家属等其他人员的配合，有时家属或其他亲朋好友的一句话有可能会影响到良好治疗关系的建立，因此这就使治疗关系的建立和保持具有挑战性。

　　进行康复心理干预必须具备一定的心理学知识和技能,其核心是为患者提供生物-心理-社会模式的现代治疗理念,运用心理学方法应对生理、心理和社会环境的改变,尤其是很多问题是由患病后的家庭社会环境因素造成的,而这部分因素是很难改变的。患者很有可能会产生对生活目标、生存意义及其他现实问题的担忧,因此我们要通过潜移默化的影响,使患者有能力面对改变、应对挑战。患病后康复期情况的严重程度,不仅仅与疾病本身特点有关,更多地取决于患者的处理模式和应对策略。

　　在进行康复心理干预时同时要注意康复的不同阶段和不同时期,有些患者在患病前就有情绪和行为障碍,一般传统的心理治疗方法比较适合;而有些患者是在患病后由于疾病产生新的问题,这就需要考虑康复的相关问题。不同时期患者的心理需要、心理特点不同,所采取的心理干预方式也应随之变化。采用何种心理干预技术进行康复,取决于康复对象的个体特点和疾病类型,还要考虑到其年龄、民族、性格、文化水平、职业与社会环境的关系等。

二、康复心理干预的对象

　　1. 康复患者　康复患者在面对疾病时,以及在康复不同阶段中均可能出现各种不同的心理问题,如对疾病的否认、偏见,会产生焦虑、恐惧、抑郁等不良情绪,他们需要周围人理解、同情、安慰和支持,需要心理治疗师帮助度过心理危机并解决康复过程中出现的各种心理问题,才能完成康复计划。我们要帮助他们调整好康复的心态,让康复患者尽早地实施康复计划,积极、主动地投入到康复治疗和训练中。

　　2. 康复患者的家属　家庭是社会的基本组成单位,是患者生活的基本场所。残疾不仅对本人产生巨大的打击,还同时给家庭成员(父母、配偶、子女)及亲友造成心理负担。面对自己亲人的不幸和家庭结构变化这样的生活事件,他们同样需要心理干预。

　　每个人在家庭中有不同的角色。在意外事件发生以后,患者自身的角色丧失,家庭成员必须肩负新的角色和功能来应对,随着付出的时间增加,他们的社交和休闲活动时间也相对减少,长久下来,家庭结构有所改变,而照料者也会出现巨大的压力。家属的心理状况会受到社会支持系统、解决问题的方式和方法的影响,甚至会受到患者的影响,患者如果不配合治疗会给家属增加压力,同时家属也会反过来影响患者的康复。所以,注重家庭治疗是使患者达到心理康复的最好途径。来自家属的关爱、理解和支持是患者康复的巨大心理动力。合理开展家庭心理康复是锻炼患者心理与社会功能,促进患者尽快重返社会的重要途径。我们要面向家属开展相关疾病的宣传教育工作,并掌握一定的心理疏导技巧。不少疾病的致病因素来源于家庭,此时家庭成员应当对此加以重视,并尽量缓解家庭冲突和矛盾,为患者的心理康复提供坚实的家庭后盾。

　　3. 患者同事及亲朋　对于已经步入社会、有工作的患者而言,患病后工作岗位角色的丧失、经济上的压力、人际关系紧张等各方面的担忧会影响患者的心理健康状况,所以这些相关人员有必要了解康复对象的心理状况,在关心、帮助他们的同时,给予心理援助。当患者患病后,要求其同事或亲友要经常来探望患者,给予患者自信和鼓励,当发现问题时及时地进行干预,给患者营造一个良好的氛围。

　　4. 医护人员　医护人员包括从事康复治疗的各种技术人员,他们在患者的康复过程中起着非常重要的作用,其态度、言行、工作作风及业务水平都会影响康复对象的心理状况和治疗效果。如果其在康复操作中表现出粗暴、草率、不认真、不熟练,会给康复患者增加许多原本可以避免的痛苦和伤害,会使患者对各种康复训练产生恐惧和厌恶,康复程序过于烦琐、复杂、耗费的时间太长,会使患者产生厌烦情绪和疲劳感,而不愿意坚持治疗,中途退出,所以对医护人员也要开展相关专业的培训。

Note

三、康复心理干预的内容

1. 提供康复治疗的信息 当患病后,患者最为关心和关注的是自身疾病的状况,会产生恐惧、焦虑等情绪状态,因此我们要帮助康复患者了解残疾的性质,正确对待残疾的程度和预后,及时提供康复治疗的信息,解除他们由于缺乏医学知识而产生的心理困惑。当发现患者有偏心、偏见等认知错误时,应给予讲解,避免因为对残疾的错误认识而出现心理问题,讲解的具体内容包括:①疾病状况信息;②医疗条件信息;③医院环境信息;④康复评定与治疗的信息;⑤疾病预后及康复效果信息。

2. 介绍有关康复的政策和法律 向康复患者及其家属提供有关康复的政策和法律,让他们了解国家在教育、劳动、就业、福利及法律责任等方面对残疾人权利的保障;获得一些解决困难的方法和渠道,使他们感受到社会的关怀和温暖,增加回归社会的信心。

3. 危机干预 一方面,康复患者在突然面对残疾,受到身心打击时,往往容易失去心理平衡,处于精神崩溃的边缘;另一方面,有些患者在漫长的康复过程中,由于自身的残疾、个体性格及各种生活事件造成较严重的抑郁状态,易出现自杀念头。危机干预可以及时帮助处于危机境遇中的康复患者恢复心理平衡,帮助自杀企图者打消自杀的念头,正视现实,适应环境。

4. 解决康复对象及其家属成员存在的心理问题 要理解、安慰康复患者及其家属成员,帮助他们改善焦虑、抑郁等不良情绪,面对残疾的现实,调整好心态,纠正其不良认知,让康复患者尽早地实施康复计划,积极、主动地投入康复训练,并使其家庭成员配合医护人员,共同帮助康复患者达到全面康复的目的。

5. 指导各类参与康复计划实施的相关人员 教育康复患者的家庭成员、亲友、单位领导及同事以正确的心态面对患者,使他们认识到家庭社会因素对康复的重要性。指导各级基层保健人员和社区工作人员针对患者在康复过程中的心理状况,采取必要的措施,给予及时、适当的调整。

任务二 康复心理干预技术

一、康复心理干预的基本技能

卡尔·罗杰斯是20世纪最卓越、最有影响力的心理学家之一,他领导的人本主义运动被称为心理学第三势力,而他始创的非指导性治疗更是在心理治疗和咨询领域产生了广泛而深刻的影响。罗杰斯认为,来访者有着极为强大的建设性解决自身问题的力量,咨询师只要在面谈中创造合适的促进成长的氛围,来访者强大的自我成长、自我整合的力量就会发挥出来,而这种成长氛围的创建和治疗效果的产生有赖于咨询师在咨访关系中满足三个充分必要条件:共情、真诚、无条件积极关注。这里讲到心理咨询中咨访关系建立所需的基本技能。虽然在康复过程中,康复治疗师(康复医师)与康复患者、患者的亲朋好友等人并非标准咨访关系,但这些基本技能的习得有助于维持他们之间融洽的关系,有助于康复治疗师(康复医师)对康复患者与患者的亲朋好友等人进行生理康复和心理康复。

为了便于表述,下文中所称的康复治疗师包括对患者或患者家属等人进行心理康复指导的康复治疗师与康复医师;下文中所称的康复患者,包括需要心理调适的患者及患者家属与亲朋好友等人。

（一）共情

1. 共情的概念 共情（empathy），也称同理心、移情、同感，即能感受康复患者的内心世界，就好像我们自己的世界一样，设身处地地体会他们的处境和心情，心领神会、心理磨合、将心比心。共情的三层含义：通过康复患者的语言和行为，深入对方内心去体验他们的情感、思维；借助知识经验，把握其体验与他们的经历和人格间的联系，以更好理解他们现有的心理问题实质；运用心理治疗技巧，把自己的共情传达给对方，让对方知晓并有反映。

共情不是同情，同情意味着在金钱、物质上要优于被同情者，只涉及对对方的物质上的帮助或感情上的抚慰；共情也不是认同，认同是自我承认，我认为是合理，而共情并不就是我认同你的信念、表现。也就是我可以理解你，但是我不一定就认为你是对的。

共情的意义明显，如果康复治疗师能与康复患者共情，患者会感到自己被接纳、被理解，从而产生一种愉快与满足感，这有助于建立良好的治疗关系（生理与心理治疗）；对于那些迫切需要获得理解、关怀或情感倾诉的患者，共情具有明显的助人与治疗效果。

2. 共情的层次 共情有不同的层次水平，代表了不同的共情质量。国外学者对此有不同的分类，伊根（Egan）把"共情"分为初级和高级。初级共情是指康复治疗师回应康复患者提供的信息，是康复患者明确表达的感觉与想法；高级共情则是康复治疗师表达了康复患者叙述中隐含的，或他们自己都不清楚的感觉与想法。因此，高级的共情技术可帮助康复患者更好地了解自己未知或想逃避的部分。

共情的层次水平分为五类，它们分别是：①毫无共情反应，即完全忽视康复患者的感受和行为；②片面而不准确的共情反应，即理解康复患者的经验及行为而完全忽略其感受；③基本的共情反应，理解康复患者的经验、行为及感受，但忽视其感受程度；④较高的共情反应，理解康复患者的经验、行为及感受，并把握其隐藏于内心的感受和意义；⑤最准确的共情，既能准确把握康复患者言语传达的表层含义，亦能把握其隐藏的深层含义及其程度。第四、第五层次相当于高级共情。

康复治疗师发展共情能力，有三点非常重要：第一是内容，即对康复患者所陈述的事实、观点、情况等是否有准确了解；第二是康复患者的感受，即康复患者的情绪或情感体验，它们可通过语言如"我很难过""我好悲伤"来表达，但更多的是通过康复患者的表情、语调、姿态等非言语行为来表现；第三是康复治疗师对感受体认识的程度，即是否全面、准确地把握了康复患者的感受。高水平的反应往往显得比康复患者表达出来的还全面、准确。

共情层次案例分析：

康复患者：……我觉得很难过、很难过，因为我从来没有担心过出这种事，得了脑卒中这种病，走路走不得，还要人来照顾，自己就是个拖累。原来，我是那么优秀，做事干净利索，没想到一向是佼佼者的我……我觉得这场病真是让我与原来的生活那么不同，孩子们虽然仔细照顾我，但我根本就烦自己，有时也烦他们不理解我……

共情五层次分析，具体结果如表 3-2-1 所示。

康复治疗师 1：你为什么感到如此难过呢？

康复治疗师 1 的回答似乎根本没有留意康复患者所说的话，而他问康复患者为何这样难过，是一个很不妥当的问题，反映了他不但没有留心倾听，而且还完全忽略了康复患者所表达的重要感受。其属第一层次共情。

康复治疗师 2：你一向做事干净利索，但想不到却得了这种病。

康复治疗师 2 的回答虽然在内容上和康复患者表面所说一致，但他只注意了康复患者表面的感受，故在反应中只有内容上的复述，缺乏感情的响应。从他的反应中，可看出他的倾听不是很准确，以致了解得不够全面。其属第二层次共情。

康复治疗师 3:因为你得了脑卒中,所以你感到很烦、很难过。

康复治疗师 3 的反应与康复患者所表达的意义和感受比较一致,但未能对康复患者较深的感受做出反应,即没有对隐藏于言语背后的感受做出"共情"的反应,属第三层次共情。

康复治疗师 4:因为你得病了,所以你感到很难过,也觉得自己家人对自己的理解程度不够,心中很烦。

第四层次中,"共情"的程度较高,在康复治疗师的反应中,他所表达的感受已深于来访者所能表达的,即康复治疗师把康复患者深藏于言语背后的感受也表达了出来,因此康复患者可由此来体验和表达起初未察觉和未能表达的感受,同时也因此可以掌握到这些感受背后的含义。

康复治疗师 5:你一向做事做得很好,原来在生活中是一位佼佼者,从没想到会得这种病,让你行动不便,因此你感到特别难过,也有点气愤与不甘心,并且,你有时觉得家人也不能很好地理解你。

达到第五层次的康复治疗师,做到了最准确的"共情"。无论在表面或深入的感受上,都很准确。上例中,他不但明白康复患者很失望、难过这表面的感受,甚至连很深入的情感,如气愤、不甘心和矛盾等,也做了准确的反应。此时康复治疗师已能对康复患者做全面而准确的"共情"了。

表 3-2-1　共情的五个层次

共情层次	不同层次康复治疗师的回答	感受	程度	内容
一	你为什么感到如此难过呢?	×	×	×
二	你一向做事干净利索,但想不到却得了这种病。	×	×	√
三	因为你得了脑卒中,所以你感到很烦、很难过。	√	×	√
四	因为你得病了,所以你感到很难过,也觉得自己家人对自己的理解程度不够,心中很烦。	√	×	√
五	你一向做事做得很好,原来在生活中是一位佼佼者,从没想到会得这种病,让你行动不便,因此你感到特别难过,也有点气愤与不甘心,并且,你有时觉得家人也不能很好地理解你。	√	√	√

3. 共情的使用原则　正确使用共情,才能产生积极的作用,康复治疗师要避免共情使用不当带来的消极影响。正如定义所揭示的那样,共情就是设身处地地像康复患者那样认识问题、思考问题。在实际使用时,需注意以下问题。

(1)康复治疗师能够走出自己的参照框架而进入康复患者的参照框架,把自己放在康复患者的位置和处境上来感受对方的喜怒哀乐,感受越准确越深入,共情的层次就越高。有些初学者往往以自己的价值观为主,这样就无法感受康复患者的心情,也就无共情可言。因此,初学者应反复提醒自己别总在自己的参照框架内。

(2)如果康复治疗师不太肯定自己的理解是否正确、是否达到了共情时,可使用尝试性、探索性的口气来表达,请康复患者回答,以此来确定自己是否与其共情了。比如,在某康复患者叙述了自己与辅导员的关系后,咨询者说:"从你的叙述来看,你似乎对你的辅导员老师很反感,但又不敢直接和他交流,对不对?"康复患者就会说:"不完全对。我对他的印象并不那么坏。"咨询者可接着说:"是吗? 我可能听错了。那你能不能再举些例子,详细说一说。"在咨询者的诱导下,康复患者就会进一步说明自己对辅导员的感受,从而使咨询者更好地把握共情的层次。

(3)共情的表达除了语言之外,还有非言语行为,如目光、表情、身体姿势、动作变化等。有时,非言语行为的使用效果更好,因此,在咨询中除了重视语言的正确使用外,还应重视非言语行为的准确表达。

（4）共情的表达要适时适地，而且要因人而异，否则就会适得其反。不同的人对共情的要求不同，一般说来，情绪反应强烈、表达比较混乱、寻求理解愿望强烈的人对共情的要求较多。此外，共情的使用要适度，要与康复患者问题严重程度、感受程度成正比，过度会让康复患者觉得是小题大做、过于矫情，不足则会使康复患者觉得你是心不在焉。

（5）共情时要注意角色的把握。康复治疗师要做到进得去、出得来，出入自如，恰到好处，才能达到最佳境界。有些咨询者做到了设身处地，与康复患者同喜同悲，完全忘记了自己的真正角色，这样就可能失去咨询的客观性。因此，咨询者应在共情的同时，保持客观公正的立场，防止自己的情感完全受康复患者情绪的左右。

（6）共情表达要考虑到文化背景及康复患者自身的特点。比如，西方人喜欢用拥抱、抚摸、亲吻等表达自己的共情，我国的康复治疗师在使用这些行为时就应多加注意对方是否能接受。

4. 影响共情的因素

（1）康复治疗师的人格魅力：康复治疗师对康复患者进行心理咨询时，康复治疗师的人格魅力有时比他的技术水平更有影响力。一些理论流派甚至认为，咨询者的人格品质（如敏感、细致、耐心、谦和、宽容、豁达、善良和乐于助人）、自身素质是咨询中第一重要的因素。咨询者整个身心的参与，并且是积极地、健康地参与，是咨询卓有成效的保证。

（2）康复治疗师的人生经验、社会阅历：丰富的人生阅历有助于咨询者更深刻地理解他人、理解生活、理解人生，对于共情能力的培养大有好处。

（3）康复治疗师知识的广博程度：这也影响共情能力。知识能弥补阅历的不足，因为知识是人类经验的总结，书本是社会的缩影。从这个意义上说，年轻的咨询者可通过广泛涉猎来弥补自身阅历上的欠缺。

（4）康复治疗师本身的生活态度、人格特征：这与共情层次有关。认为生活充满光明，抱有乐观、积极的态度，为人开朗、豁达、善良，乐于助人，而且敏感、细致、耐心、谦和、宽容，这样的人容易达到较高的共情层次。

共情的提高，共情特质的获得是一种学习、实践的过程，是用心修养的过程，康复治疗师可根据自己的不足做相应的调整。

5. 提高共情水平的方法

（1）表示内心的理解：康复治疗师不仅要表示自己能够准确地理解康复患者的问题，而且还要表示自己愿意站在康复患者的角度去理解他的问题。理解不仅包括对康复患者个体的理解，还应包括对他的世界观、环境、社会政治情况和文化背景的理解。例如，康复治疗师应尽力去理解康复患者的生活背景，去澄清、探询康复患者的经历和各种情感。

（2）讨论康复患者认为重要的事情：通过询问和陈述，向康复患者表达你很清楚对康复患者而言最重要的事情是什么。你的反应要与康复患者的最基本问题建立起联系。这一反应要简洁，直指康复患者的思想和情感，并关联到康复患者的问题与烦恼。

（3）运用语言反映出康复患者的情感：这个方法有时被称作可交换共情或基本共情。

（4）使用言语连接或补充康复患者表达不明确的信息：共情也包括理解康复患者内心深处的想法和观点，特别是当这些想法没有被说出来或表达得不明确的时候。为了扩展康复患者的参照系统及引申问题的含义，康复治疗师要通过表明理解了康复患者所做的暗示或推断来连接或补充康复患者的信息。这种方法有时被称为附加共情或高级共情。其中要运用外推式逻辑推理，以帮助康复治疗师辨认出线索，形成想法，并综合相关的信息。

（二）真诚

1. 真诚的概念　真诚是指在对康复患者进行心理指导时，开诚布公地与康复患者交谈，直截了当地表达自己的想法,而不是让其去猜测你谈话中的真实含义,或去想象你所说的是否还提供了什么别的信息。这里的"真诚"并不是"表演"出来的,而是康复治疗师在生活中自然形成的待人品质。事实上,真诚是无法表演的,它是一种发乎其中,而形于其外的东西。这就要求康复治疗师在生活中也是一个真诚的人。

在与康复患者的交流中,真诚一方面可以抚慰康复患者那颗没有安全感的心,让他感到安全的氛围,让其切实感到自己被接纳、被信任、被爱护;另一方面,康复治疗师的真诚坦白为康复患者提供了一个良好的榜样,因为这样做是在告诉患者要以同样的态度对待康复过程,让他们也放弃伪装,敞开心扉坦然地表露自己的喜怒哀乐,宣泄感情,让康复治疗师了解他们内心真实的想法、感受,走入他们内心。

2. 康复治疗师真诚表达的原则

(1)淡化角色意识:在语言中不过分强调自己的专家角色、权威和地位,而以平等的身份进行交流,这样更能表达真诚。真诚的康复治疗师是一个对自己、对他人和情境均能感到自然舒适的人。康复治疗师在与康复患者交流过程中要经常检查自己的语言表达,避免过多地说教,使自己的语言表达平易近人,易于被患者接受。

(2)表达自然、简洁:表达自然是指康复治疗师与康复患者交流时,用语不过分地矫揉造作、辞藻堆砌,而是最自然恰当地表达自己。表达简洁是指康复治疗师在表达时能用简洁明了的语言时,就不要为了显示自己的专家身份、权威地位,或为了表现出自己的渊博学识而用复杂的、深奥的、康复患者难以接受的语言。

(3)适当表露自己:自我表露是指康复治疗师自愿、适度地将自己的真实感受、经历、观念等与康复患者分享。这样做的目的是促进康复治疗师与患者双方的人际互动,建立和维护良好的咨访关系,从而影响康复患者及心理康复过程;另外,可以鼓励康复患者增加自我表露的成分,促进患者的自我表达。

3. 表达"真诚"的注意事项 真诚的表露需要适度,虽说表达真诚贵在真和诚,不应有掩饰、虚假,但实际上问题并不那么简单,运用不当,有时会起反作用。因此,在表达真诚时应当注意以下几点。

(1)真诚不等于说实话:康复治疗师的真诚并不是什么都可以随意说出来,那些有害于康复患者或有损于康复治疗师与患者关系的话,一般不宜表达,避免给人一种过分概括化、绝对化的印象,如"你得了这种病就是这样啊,很麻烦的""你这种自私的性格造成你天天想到自己,不管别人,生病了,当然别人也不来看你了"。有时也需要某些比较激烈的言语,其目的是刺激一下患者,让其对自己及问题的严重性有所认识,但一般不宜多用,即使用也应该建立在康复治疗师与患者关系良好的基础上,而且要充满诚意。另外,康复治疗师也不宜把自己所知晓的关于患者的信息全部说给他听,这样做虽然表面上看似"真诚",但实际上对患者可能会造成更深的心理伤害,如康复患者老爱吐口水,康复治疗师不要一来就告诉患者"你这是强迫症哦",这样的表述一方面表现出康复治疗师不严谨,另一方面这种直接的表达会促使患者更加关注自己的此种行为,使此强迫行为加强,就像有癌症的患者听到医生说自己得了癌症后会更加注意自己的身体,反而使病情加重。

(2)真诚不是自我发泄:康复治疗师对康复患者表达真诚时,其目的是帮助患者,而不是为了宣泄自己的情感或宣传自己的主张。例如,康复治疗师在给康复患者做治疗时,康复患者抱怨自己的丈夫因为自己得病了要抛弃自己,而康复治疗师正好也有同样的经历,于是便开始对患者发泄自己对前夫的不满,以及自己的痛苦等。这种表达可能会产生负面效果,使患者对康复治疗师的形象评价下降,而且这种行为也表明该康复治疗师忘记了自己最初的目的,对康复患者的心理康复效果不良。

(3)真诚应实事求是:康复治疗师在对康复患者心理康复的过程中表达"真诚"一定是在事

实的基础之上的,否则会给人一种"假"的感觉。例如,一位女性康复患者已经被病痛折磨得容颜不佳,可康复治疗师却说"今天你可真漂亮啊,真有气质",这会让患者感到康复治疗师是为了促进二者的关系而说此话,而且很可能对康复治疗师的审美能力产生怀疑,从而不信任康复治疗师。另一方面,有些康复治疗师很注意维护个人形象,要求自己在康复患者面前是权威和完美的,以便能让患者敬佩。然而,由于过多地注意形象,过分表现自己,甚至装腔作势,以致表现得不够真诚。康复患者更愿意接受真实的康复治疗师,因此,康复治疗师应了解自己,承认并接受自己的不足,不弄虚作假。

有人说:真诚不是物质,却可显示出比物质更显珍贵的价值;真诚不是智慧,却可能放射出比智慧更具有魅力的光泽。真诚是一弯金秋的银镰,收获着别人对你的信任。世界上最深的地方是人心,打开人心的钥匙是真诚。真诚一经修饰,那就失去真诚本色,人与人之间的魅力在于真诚。在这里,我们说真诚是康复治疗师与康复患者之间最短的距离,是打开康复患者心结的钥匙。但真诚是建立在康复治疗师自信、乐观、向上的基础上,是建立在对康复患者真正关注与信任的基础上。真诚是康复治疗师的必备素质,也是康复治疗师在心理康复过程中,经验积累中得到的结果。

(三) 尊重

1. 尊重的概念　尊重是康复治疗师对待康复患者的基本态度,优秀的康复治疗师把对康复患者的尊重看作是一种应有的态度,而不是一种技术。尊重,意味着把康复患者作为有思想情感、内心体验、生活追求,有各自的独特性与自主性的活生生的人去对待;尊重,应当体现为对患者现状、价值观、人格和权益的接纳,关注和爱护;尊重,是建立良好治疗关系的重要条件。

尊重康复患者,其意义在于可以给患者一个安全、温暖、舒适的氛围,以便让其更好地表达自己。另一方面,康复治疗师尊重康复患者,可让患者体验到被尊重的感觉,从而获得一种自我价值感,特别是对那些因为缺乏"尊重"而产生心理问题的患者来说,尊重具有明显的治疗效果,是心理康复成功的基础。尊重可以唤起康复患者的自尊心、自信心,以便康复治疗师更好地开发其潜能。

2. 如何表现尊重

(1) 完整地接纳一个人:尊重意味着完完整整地接纳对方,包括他的价值观、人生观。有些刚当康复治疗师的人员,在对康复患者进行心理康复时,看到患者表现出来的令人厌恶的行为,尤其是听到他们表达的滑稽可笑、无理、片面的言辞而又固执己见时,就会产生厌烦情绪,厌恶患者。此时,康复治疗师首先应充分了解自己的价值观,充分尊重对方的价值观,因为某些价值观念不一定就只有康复治疗师是对的,康复患者在得病后的某些特定情境下,也许他的价值观就有存在的合理性,康复治疗师的价值观念也许就是不合理的,所以观念是否正确是相对而言的。

(2) 对康复患者一视同仁:无论康复患者的学历高低、地位高低、有无实权、相貌美丑、经济贫富、性别为何、年龄大小等,康复治疗师都应一视同仁,不能厚此薄彼。

(3) 以礼待人,不说粗话、脏话,不动怒、不惩罚、不贬抑:尊重意味着以礼待人,不仅仅是言语方面,非言语方面有时更重要。口头上说我尊重你,而我们鄙视的目光就可以告诉对方,我并没有真正地接纳对方。因此尊重应该是发自内心的、由衷地接纳一个有价值、有情感、有人权、有独立人格的康复患者。不可以出言不逊、发脾气、嘲笑、鄙视、动怒、贬低、惩罚患者。

(4) 信任对方:尊重意味着信任对方。康复治疗师与康复患者的关系不良时,康复患者对某些敏感性话题会有所顾忌,甚至有所掩饰和犹豫,此时,康复治疗师在对其进行心理康复时就更应该以信任的方式理解和尊重他们的安全感需求。信任对方,以尊重和理解解除他们的顾虑,相信其可通过自身努力,进行自我调节、自我发展,最终解决自身的心理问题。

(5) 保护隐私:心理康复的过程中,也许康复患者向康复治疗师讲述了自己内心的秘密,康

131

复治疗师应该做到不随便外传,保护患者的隐私。

(6)以真诚为基础:尊重意味着要真诚,真诚看待康复患者的一切,如言行、观念和人格。有原则地、有是非观念地、理性地去对待,而非完全按照先前所言的无条件地尊重,不可以一味地迁就康复患者。在心理康复过程中,康复治疗师应以真诚的态度对待康复患者,其言语应该是患者可以接受的、可以理解的、中肯的。因此,关于尊重有一个界限尺度,需要每个康复治疗师在心理康复实践过程中好好地去把握。

（四）热情

1. 概述　在对康复患者进行心理康复时,康复治疗师如果仅有尊重是不够的,尊重是礼貌待人,平等交流,富有理性色彩,但仅有尊重,与患者沟通起来有时会显得公事公办似的,使人感到不舒服。所以,在交流时,康复治疗师还应加入热情(温暖)技巧。热情与尊重的区别:尊重更多点平等、礼貌,想保持距离,偏理性成分;热情更多点友好、温暖,想减少距离,偏感性成分;热情(温暖)主要体现在耐心、亲切、不厌其烦。因此,在心理康复过程中需注意两者结合,才能情理交融。

2. 热情技巧应用的功能

(1)消除或减弱康复患者的不安心理:有不同病症的康复患者前来做治疗,因感到自己有疾病而不安,甚至怕别人看不起自己。此时,康复治疗师如果能够热情对待康复患者,让其感到自己受重视,自己不必多想什么,其不安心理会有所减轻。

(2)激发康复患者的合作愿望:有的康复患者来做康复治疗时并非完全自愿,因此,可能在康复的过程中,不配合治疗,如果这时康复治疗师没有表示出热情、关怀康复患者,他便不会体会到治疗所带给他的希望,也就更不会配合治疗。所以,康复治疗师热情的表露会让康复患者看到治疗前景,增强其治疗信心,激发其合作愿望。

(3)本身就具有助人功能:有的康复患者因为有这样或者那样的生理问题、心理问题,而在生活与工作中可能常常受到轻视与歧视,在他们的内心深处是非常渴望得到关注和认可的。因此,当康复治疗师表现出对他们的热情时,会让他们感到温暖,看到希望。

2. 热情的组成要素

(1)承诺:承诺的内容主要有以下几个方面。①乐意帮助:告诉康复患者,自己乐意为康复患者做康复治疗。②提出要求:前期给康复患者提出一些要求,并让康复患者遵守这些要求,也是康复治疗师对康复患者负责的表现。③问题解决:告诉康复患者,只要双方做出努力,对病情会有帮助。④方法承诺:向康复患者承诺,在康复的过程中,康复治疗师会尝试很多方法,然后找到最适合于康复患者的有效方法。

(2)理解:对康复患者的充分理解,体现在康复治疗师能同时反映康复患者所述语言与其语言背后的情感和内心冲突。例如,某一康复患者说:"我得病了,不能多动,然后就太胖了,我知道这是我朋友很少的原因。"康复治疗师可能有以下的几种回应。①"既然你知道原因,为什么不想办法改善呢?"②"你不用担心,虽然有点胖,但还是可爱的样子,不久就会有朋友的。"③"你好像很孤单,你认为自己太胖了,以至于自己没有朋友?"④"你看到别人有朋友,而自己却没有朋友,因此感到沮丧。另外,你对自己的外表也感到不满意,最重要的是你对自己得的病很担心,希望自己的病能快点好起来,自己就可以多运动了,是不是?"这个例子中咨询的第①、②种都没有对当事人的感受真正理解。第④种反应则不仅对该康复患者说话的明显内容,而且对内隐的沮丧、对自身形象不满与对自己病症的担心等也给了准确的反应。因此,作为康复治疗师在心理康复的过程中,首先,应尽量做到将自己放在康复患者的地位和处境中尝试感受他的喜怒哀乐,经历他所面对的压力,并体会他所做决定和行为的原因。其次,康复治疗师要善于观察,从康复患者的表情,包括言语性和非言语性的线索中增进理解的准确性。例如,焦虑紧张者会不断地绞扭双手,或在椅子中扭动、坐立不安。最后,康复治疗师要不断丰富自身的言语词汇,提高语言表达能力,以便将自己对康复患者的充分理解反馈给康复患者。

(3) 自然性:其是康复患者感受康复治疗师热情的真实性的重要标志。自然性主要表现为行为方式自然、语言自然、提问自然等。康复治疗师做到这几方面的自然性会充分表现出对康复患者发自内心的、真实可靠的关心和爱护。

3. 热情在咨询中的体现

(1) 初次见到康复患者时适当询问,表达关切:康复患者初来做康复治疗时多带有担忧、焦虑、紧张等情绪,所以,他们的行为也表现出紧张、焦虑的状态,如身体发抖、言语无法正常表达、不配合治疗等。这时,康复治疗师的热情、友好往往能有效地消除或减弱康复患者的不安心理,使其感到自己被接纳、受欢迎。

(2) 注意倾听康复患者的叙述:在与康复患者谈话过程中,康复治疗师应注意倾听,并适当运用点头、微笑,语言上的"嗯""哦"等,即运用语言与非语言的表达来配合康复患者的叙述。目光要适度注视康复患者,不宜东张西望或漫不经心,也要避免长时间盯着康复患者,面部表情、身体姿势都应传达对康复患者的关心。

(3) 康复过程中表现耐心、认真、不厌其烦:在心理康复过程中,康复治疗师如表现出急躁难免会给康复患者造成心理压力,故而,康复治疗师应耐心细致,根据不同情况、不同康复患者的不同表现,循循善诱、不厌其烦。

(五) 积极关注

1. 概述　积极关注是康复治疗师对康复患者的一种态度,即康复治疗师以积极的态度来看待康复患者,注意强调他们的长处,强调他们的积极与光明的一面,并且能利用其积极因素来使康复患者发生变化。其包含两方面内容:一方面康复治疗师需对康复患者整体性地接纳(无条件尊重)。整体性接纳,而不是对他身上合我们口味的地方接受,不合我们口味的地方排斥,即对他整个人的一种关切。另一方面康复治疗师需相信、理解康复患者所具备的潜能或资源可使他们有所改变。

积极关注的基础就是如果康复治疗师想帮助康复患者,使之有所改变,那么就必须相信其可以改变,不仅如此,他们身上总有些长处、优点,并且他们身上都有潜力存在,都存在一种向上的动力。如能通过自己的努力,外界的帮助,他们就能比现在更好。作为康复治疗师就是要当康复患者遇到困难或外界的不满、批评、歧视等,有自我批评、自我否定的倾向强烈时,发掘其积极方面,引导他们从自我否定中走出来,悦纳自己,能正确地看待自己的不足和挫折,增强康复信心。

2. 使用积极关注的注意事项

(1) 应避免盲目乐观与过分悲观,淡化康复患者自身的问题。有的康复治疗师误解积极关注就是向康复患者做保证,告诉他们情况并没有他们想的那么糟,因此,他们容易这样表述:"你目前的病症没什么了不得的,一切都会好起来""你所面临的困难是暂时的,这是黎明前的黑暗,你那么聪明与坚强,我相信你一定能战胜疾病,一切都会过去的"。而有的康复治疗师则容易被康复患者描绘的令人沮丧的情况蒙住眼睛,自己也感到沮丧无望,他们会说:"噢,你面临的情况看来确实很不好,这样下去你会越来越消沉的。"前面的乐观对康复患者而言是没有任何作用的空洞的安慰,而后面的悲观则强化了康复患者的消极认知,于心理康复过程无益。

(2) 应立足实事求是,有针对性,不说空话。积极关注应该具体实在,而不是单纯地爱护和空洞地安慰,要注意探讨、追问、启发,使用开放式问题和封闭式问题。例如:轻率地说"你是好样的,你的人生是大有希望的",就不具体,不着边际;也不能赞美一些关系不大的事情,如"你的衣服真好看",这样的赞美就是多余的。康复治疗师的反应应该向当事人传达这样的信息:"我明白你的问题和困难,它们的确是令人烦恼的,但是还有许多积极的东西你疏忽了,譬如,它们证明你是有改善的希望的。"总之,积极的关注应该立足于康复患者的实际情况,不脱离、不淡化实际问题,对积极方面的强调也必须以康复患者身上实际存在的东西为依据,而不是凭空杜撰。

3. 使用积极关注的技巧

(1)针对康复患者在康复治疗中的表现给予鼓励赞许。如"你能主动训练,就是你改变自己的第一步""你今天很配合治疗,我很高兴"。

(2)针对康复患者身上的某些长处,特别是那些康复患者自己都没发现或没重视的特点,给予肯定。如"你说你现在说话很慢,但我却觉得你说话思路很清晰,表达得很好啊""你的病虽然造成你现在行动不便,但你还是坚持主动锻炼,这反映了你顽强的精神"。

(3)针对康复患者的进步给予表扬。如"你看你今天腿抬得比前几天高很多呢,这是你锻炼的结果,很好""很高兴你今天通过思考,找到了深层的原因""你能很好地完成我们布置的'训练作业',对自己的问题有了新认识,这是令人鼓舞的""看到你一天一天进步,我很高兴"。

(4)针对康复患者的潜能给予激励。如"你以前遇到过那么困难的事情,你也想方设法地克服了,这说明你是有这个能力的""你的学习一直都很好,说明你的智力不错,而且也非常有毅力,有这样的智力与毅力,相信你一定会配合我的治疗方案,坚持训练,争取达到更好的治疗效果"。

 案 例 引 导

张某,男,17岁,高二年级,体育特长生,擅长3000米、5000米跑步项目,体育成绩优秀。他爱慕本班一位女生,多次要求其与自己谈恋爱,女生一直不愿意。一天晚上上完自习,张某又与该女生谈及此事,女生仍不愿意,张某一时冲动,从本班位于三楼教室的窗户上跳出,坠于楼下,导致身体多处骨折,在医院骨科治疗一段时间后转入康复科治疗。在院期间其情绪控制能力很差,常常发火,不配合治疗,认为自己这个样子的话,没什么前途了,一提起学校就显得很焦虑,也怕见老师与同学们。

二、康复心理干预的常用方法

(一)行为治疗

1. 行为治疗的概念　该概念最早由美国的斯金纳和利得斯莱于20世纪50年代提出。行为治疗的核心思想是人的问题行为、症状是由错误认知与学习所导致的,主张将心理治疗或心理咨询的着眼点放在来访者当前的行为问题上,以促使问题行为的改变、消失或新的行为的获得。

2. 行为治疗的主要技术

1)放松疗法　又称松弛疗法、放松训练,它是按一定的练习程序,学习有意识地控制或调节自身的心理、生理活动,以达到降低机体唤醒水平,调整那些因紧张刺激而紊乱了的功能的一种方法。实践表明,心理、生理的放松,均有利于身心健康,起到治病的作用。近年来放松训练发展出许多类型,如渐进性肌肉放松、腹式呼吸放松、想象放松、生物反馈辅助下的放松等。虽然放松训练的原理及程序不一样,但有着共同的目的,就是降低交感神经系统的活动水平、降低骨骼肌的紧张、减轻焦虑与紧张的主观状态。

这里仅介绍最常见的腹式呼吸放松训练、渐进性肌肉放松训练和想象放松训练。

(1)腹式呼吸放松训练:①伸出两只手,一手放胸部,一手放腹部;②吸气时腹部隆起,肺下部充满气体后持续吸气至充满肺中部,胸部隆起,持续吸气至充满上肺部;③缓缓吐气,从肺的上部至下部,最后腹部用力将剩余的空气吐出;④吐气的同时放松,慢慢增加吐气时间,吐气时间最好为吸气时间的2倍,可在吸气时数到3,呼气时慢慢数到6,在两者之间要有短暂停顿。

（2）渐进性肌肉放松训练：在实施渐进性肌肉放松疗法时，心理康复人员首先应选择一处环境安静、光线柔和、气温适宜的地方，周围不要有干扰刺激，可以选择播放轻松、缓慢、柔和的音乐。心理康复人员可指导患者排完大小便后宽松衣带、鞋带和颈部的衣扣，让其坐在舒适的椅子上，头向后靠，双手放于椅子扶手上或自然下垂置于腿上，两腿随意叉开相距约半尺，整个身体保持舒适、自然的姿势。实施放松训练时，从某一部分肌肉训练开始，完成之后，再训练另一部分肌肉，如此逐渐达到全身放松。在训练时，心理康复人员应配合音乐小声说出指导语，有可能的话，可将指导语录下来给患者，以让他自我训练。录制的指导语速度与实际训练中的速度应完全一致，并配有恬静优雅的背景音乐。指导语的声音须温柔而坚定，使患者乐意去聆听去照办。下面是一例指导语示范：

"现在我们开始肌肉放松训练，因为全身肌肉放松能消除您的紧张和焦虑。首先，我们要知道什么是紧张、什么是放松。现在注意听我的口令。请握紧右手，要用劲。（停 2 s）请注意手掌、前臂与上臂有什么感觉。（停 3 s）请注意，不同部位的感觉是有区别的。手掌有触觉和压觉，胳膊是肌肉紧张的感觉，请特别注意这种肌肉紧张的感觉。（停 1 s）好，请松开拳头，彻底松开，这就是放松。再来一次，看看紧张和放松有什么区别。（停 10 s）

"现在练习头部的肌肉，请把眉毛往上抬，再把眉头皱起来。对！保持这个样子，记住，这就叫作愁眉苦脸，这是烦恼的表情。好，放松，眉头放松，眼睛轻闭，好了，烦恼没有了，呼吸也均匀了。注意呼吸时的感觉。（停 2 s）吸满一口气，（停 2 s）再慢慢呼出来，要慢，要均匀，注意放松的感觉，好像把沉重的包袱放下来了一样。（停 2 s）好，现在咬紧您的牙，体验一下紧张的感觉。（停 2 s）放松，再放松，完全放松后下巴是会下垂的。（停 3 s）请将舌头用劲抵住上颌，体验舌头紧张的感觉。（停 2 s）好，将舌头放松，放松，放松后的舌头便有膨大了的感觉，细细体味一下。（停 3 s）现在训练颈部肌肉，不要靠在椅背上，笔直坐着，对啦，请注意背部和颈部的紧张感觉。（停 2 s）现在放松背部肌肉，随意靠在椅背上。对！再放松颈部肌肉，让头部随重量下垂，前倾后仰都可以。对，就这个样子，这就叫放松。（停 3 s）现在练习抬肩，左边的，还有右边的，对，体验肌肉紧张的感觉。（停 2 s）现在放松，完全放松，让双臂自然下垂。（停 3 s）现在收腹，使劲收，好像有人向您的肚子击来一拳。（停 2 s）

"现在放松，好像内脏在下坠。（停 3 s）请把脚跟靠向椅子，对，努力下压，好，同时抬高脚趾。您会觉得小腿和大腿绷得很紧。（停 2 s）好，现在放松，完全放松。好，现在休息一会儿。（停 1 min）现在继续练习，您刚才做得很好，跟着我的口令再练习一次。现在握紧双拳，对了，再紧皱眉头，对，咬牙，抵舌，耸肩，挺胸，昂头，直背，收腹，坚持住！再双腿下压，脚趾上翘。好！这就是紧张，全身紧张。（停 5 s）现在逐步放松，松拳，舒展眉头，放松牙关、舌头，双肩下垂，对啦，靠背，垂首，松腹，再放松双腿。很好，深深吸一口气，（停 2 s）慢慢呼出。随着空气的呼出，您已彻底地放松。（停 2 s）再来一次深吸慢呼……现在，您正在享受您肌肉完全放松的状态，这是您以前不曾体验过的……

"简单而言，肌肉放松是以先拉紧某部分肌肉，然后再放松它的方式进行。因此，在用力拉紧肌肉时，只要觉得用力（约八成力气）就可以了，不必一直增加力道。用力拉紧是为了感觉放松，所以放松时，请您慢慢地松开肌肉，不是突然松开。放松时，请注意肌肉慢慢松开的感觉，具体步骤如下。步骤一：手臂用力向前伸，用力握紧拳头，眉毛用力扬起，然后逐渐松开。步骤二：用力闭起眼睛、皱起鼻头，嘴巴用力往中间挤，然后慢慢松开。步骤三：用力咬紧牙齿，舌头用力抵住下面门牙，再逐渐松开。步骤四：头往下压，肩膀往后拉，胸膛用力挺出来，用力向后弯腰，头也尽力向后弯，再慢慢恢复到原位。"

（3）想象放松训练：作为心理康复人员，可以对康复患者采用想象放松技术，指导患者进行想象放松，达到降低焦虑的效果。想象放松是放松训练的一种方法，它主要是通过对一些宁静、令人心旷神怡的画面或场景的想象以达到放松身心的目的。经常进行放松训练可以增强记忆、稳定情绪、提高学习效率,长期坚持训练还可以改善人的性格,消除不健康的行为,对焦虑症、强迫症、恐惧症等神经症有良好的治疗效果,甚至对一些心身疾病也有广泛的治疗作用,对于缓解紧张的心理压力更是效果显著。在使用时,指导语极为重要,患者可据此进行想象,因此好的指导语可有效减少患者焦虑、紧张等情绪。下面就展示一例想象放松训练的指导语,心理康复人员可以学习,也可以在工作时,据此进行拓展。

"现在请您躺好,轻轻地闭上您的眼睛,随着这优美的音乐,让心情慢慢平复,让您的身体慢慢地全面地放松下来,放松,现在您已经完全放松了,您内心平静自然,心无杂念。此时此刻,您的心灵慢慢升起,离开你的躯体,来到一片风景优美的草地上。这是一个初夏的午后,您迎着轻轻的微风,缓缓地走在这一望无际的绿油油的草地上,草地上点缀的星星点点的小花随着轻风微微地点着头。您来到不远处的小湖边,湖心一片连绵的荷叶浮在清澈的水面上,含苞待放的荷花婀娜地立在其间,偶有几只蜻蜓点水飞过,湖面便荡起圈圈涟漪。此时,您看着眼前的美景感觉您的身心豁然开朗,有一种非常舒适的感觉在您的身体里蔓延开来。您席地而坐,慢慢地躺在柔软的草地上,你闭上眼睛,享受着美妙的时刻。您深深地吸了一口气,略带花草香味、清新的空气一直渗入到您的心里,渗入到您身上的每一个细胞,您整个身心都慢慢地、慢慢地融入这美丽的大自然之中。暖暖的阳光温柔地照在您的身上,微风轻轻地拂过您的脸庞,此时您的一切烦恼、忧愁、恐惧、沮丧,在这阳光的照射和微风的吹拂下都一去不复返了,您感到自己的身心非常放松,非常的安逸,非常的舒适。湛蓝的天空中飘着几朵白云,轻盈地如棉絮般,您感觉您坐在了一片白云上,随着它慢慢漂移,您感到绵软而踏实、自由自在、无拘无束,您的内心充满了宁静祥和,一种舒适平安的感觉慢慢地聚集到您的心里,您感觉到自己的身心非常安逸,非常放松,非常舒适,非常平安,请您慢慢体验一下这种放松后愉悦的感觉……现在,您的心灵随着白云渐渐地漂移到您的躯体,慢慢地与您的身体合二为一,您觉得浑身都充满了力量,心情特别愉快,您的头脑开始渐渐地清醒,思维越来越敏捷,反应也更加灵活,眼睛也非常地有神气,您特别想下来走走,散散步,听听音乐。准备好了吗?好,请您慢慢地睁开眼睛,您觉得头脑清醒,思维敏捷,浑身都充满了力量,您想马上起来出去散散步。"

2)系统脱敏疗法　又称交互抑制法,这一疗法是南非心理学家沃帕于1958年从治疗动物实验性神经症获得成功而创立的。实验内容是把一只猫关在笼中,每当食物出现引起猫的取食反应时,即对其施以强烈电击。多次实验后,猫便产生了强烈的恐惧反应,拒绝进食。这样,在食物出现时,猫便产生了饥而欲食和怕电击而退的对立反应。然后,沃帕用系统脱敏疗法对其进行治疗。首先,他在原来实验的笼外给猫食物,猫虽然有恐惧电击的反应,但终因食物的诱惑而前去取食,此后多次重复,逐步回到原来的实验情境,只要不重复电击,也能将猫引回到笼中就食。

利用这种方法主要是诱导患者缓慢地暴露出导致焦虑的情境,并通过心理的放松状态来对抗这种焦虑情绪,从而达到消除神经症焦虑习惯的目的。沃帕曾说,人和动物的肌肉放松状态与焦虑情绪状态是一种对抗过程,一种状态的出现必然会对另一种状态起抑制作用,例如,在全身肌肉放松状态下,各种生理生化反应指标,如呼吸、心率、血压、肌电、皮电等生理反应指标,都会表现出同焦虑状态完全相反的变化,这就是交互抑制作用。根据这一原理,在心理治疗时,康复人员便应从能引起患者较低程度的焦虑反应的刺激开始进行治疗,一旦某个刺激不会再引起患者焦虑反应时,康复人员便可向处于放松状态的患者呈现另一个比前一刺激略强一点的刺激。如果一个刺激所引起的焦虑状态在患者所能接受的范围之内,经过多次反复地呈现,他就不会再对该刺激感到焦虑,治疗效果就显现出来了。这就是系统脱敏疗法的治疗原理。

采用系统脱敏疗法进行治疗的步骤如下。

(1)心理康复人员与患者协商,向其介绍系统脱敏疗法,并征得其同意。

(2)建立焦虑等级:这一步包括两个内容。①找出所有使患者感到焦虑的事件,并报告出对每一事件的主观感受,这种主观感受可用主观感觉尺度来度量(图3-2-1),一般这种尺度为0~

100,可以分为 10 个等级,单位为 sud;②将患者报告的焦虑事件按等级由小到大进行排序。如前述案例中张某的焦虑等级可设为以下几个等级,如表 3-2-2 所示。

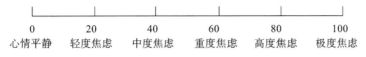

图 3-2-1　主观感觉尺度

表 3-2-2　焦虑事件等级

序　列	事　　件	焦虑等级/sud
1	想到以后还要上学	20
2	想到自己在路上走路难看的样子	40
3	想到自己一瘸一拐走进学校	60
4	想到同学们围着自己看,露出异样的目光	80
5	想到运动会上所有自己曾经擅长的项目都不能参加	100

以上两项可由心理康复人员与患者一起完成,但如果该患者认知状态良好,独立意识较强,也可由其单独完成,但康复人员应认真检查等级排列的情况。

(3)进行放松训练:一般需要 6～10 次练习(训练的具体操作见上文),每次历时半小时,每天 1～2 次,以达到全身肌肉放松为合格。

(4)分级脱敏训练:系统脱敏要求患者在完全放松的状态下进行,因此,心理康复人员首先应让患者放松,从等级中最低的焦虑事件开始,由心理康复人员做口头描述,并要求患者在能清楚地想象此事时,伸出手指示意,然后让患者保持这一想象中的情景 30 s 左右,接着停止想象,让患者报告主观焦虑的程度和想法,随后继续放松,重复以上做法,每一次想的时间比上一次略有延长,直到患者对某一等级的事件不再感到焦虑,即这一等级的脱敏过程结束。需要心理康复人员注意的是,此时的想象训练应在安静的环境中进行,想象生动逼真,最好让患者完全进入当时的角色,不要回避,忍耐一小时左右视为有效,但如果患者无法忍耐出现非常紧张情绪时,采用放松疗法对抗。一次想象训练不超过 2 个等级,如果在某一级训练中患者仍出现较强的情绪反应,则应降级重新训练,直至完全适应。

(5)实地适应练习:这是治疗的关键步骤,想象脱敏完成之后,可将患者带到实地进行适应练习,如前述案例中的张某,心理康复人员可将其带至学校进行脱敏。实地脱敏也是从最低级到最高级,逐级训练,以达到心理适应,一般均重复多次,直到情绪完全消除,方可进入下一等级,一次 30～40 min,可视患者身体情况每周做 1～2 次。

3)暴露疗法　又称满灌疗法,与系统脱敏疗法正好相反,这种方法不需要经过任何放松训练,一开始就让患者进入最使他恐惧的情境中。一般采用想象的方式,鼓励患者想象最使他恐惧的场面,或者康复治疗师在旁反复地,甚至不厌其烦地讲述他最感害怕的情境中的细节,或者用录像、幻灯片放映最使患者恐惧的镜头,加深患者的焦虑程度,同时不允许患者采取堵耳朵、闭眼睛、喊叫等逃避措施。在反复的恐惧刺激下,即使患者因焦虑时紧张而出现心跳加剧、呼吸困难、面色发白、四肢冰冷等植物性神经系统反应,但患者最担心的可怕灾难并没有发生,焦虑反应也就相应地消退了。另外一种方式是要患者直接进入他最感恐惧的情境,在那种他认为的可怕的情境里,居然并未发生其所担心的事件,从而使治疗获得成果。如一名下肢受伤但已经康复的患者,他不愿意离开医院,因为他一直担心天空中吹的风会冻坏他的下肢导致他瘫痪,于是夏天里,他上身穿半袖,下肢仍需穿毛裤或棉裤,他说只要他一脱下厚厚的裤子,他就冷得发抖,不能站立或行走了。此是,将其置于室温 28 ℃的房间里,其上身穿单衣,下肢穿秋裤与毛裤,康复治疗师告诉他,他的上下肢是一样的,都是没有问题的,在室温下不会瘫痪,同时,室内准备了电刺激仪以预防可能出现的他所担心的情况。在康复治疗师的坚持下,取得患者同意后,康复治疗师迅速脱掉患者的裤子,只留下短内裤,结果患者下肢未见瘫痪或因冷而发抖的现象,从而获得治疗效果。

该疗法因见效迅速,故为广泛采用,适用于各型恐惧症及有特定情境的惊恐发作和强迫性动作。但使用该方法时一定得考虑患者的承受能力和坚持性,在做治疗前要向患者家属及患者本人介绍治疗的方法及过程,患者及其家属同意后才可施行,同时须做必要的检查,如心电图、脑电图等,对于有严重心血管疾病、中枢神经系统疾病、呼吸系统疾病、内分泌系统疾病的患者不宜使用,此外,老人、儿童及身体虚弱的人也不宜使用。

4)厌恶疗法　或称厌恶性条件法,是一种具体的行为治疗技术。其内容为:将欲戒除的目标行为(或症状)与某种不愉快的或惩罚性的刺激结合起来,通过厌恶性条件作用,而达到戒除或至少是减少目标行为的目的。常用于成瘾行为、性行为变态、强迫观念等。通过对患者的条件训练,使其形成一种新的条件行为,以此消除患者的不良行为。在治疗时,厌恶性刺激应该达到足够强度。通过刺激确能使患者产生痛苦或厌恶性反应,治疗持续的时间应为直到不良行为消失为止。另外,要求患者要有信心,主动配合治疗。当治疗有进步时康复治疗师要及时鼓励患者,必要时最好取得患者家人的配合,效果会更好。

5)阳性强化法　也称正性强化法,强调行为的改变是依据行为后果而定的,其目的在于矫正不良行为,训练与建立某种良好行为。即运用正性强化原则,每当个体出现所期望的心理与目标行为,或者在一种符合要求的良好行为之后,采取奖励办法,立刻强化,以增强此种行为出现的频率,故又称奖励强化法。此方法特别适用于儿童患者,也适用于老年患者。在矫正中,心理康复人员要用好奖赏品(也称"强化物"),适用于老年患者的强化物主要有三类:①活动性强化物,如过生日、郊游、家族聚会等活动;②操作性强化物,如集体游戏等;③社会性强化物,指老年患者喜欢接受的语言刺激或身体刺激(如赞美、拥抱等)。适用于儿童患者的强化物主要有五类:①消费性强化物,如糖果、饮料等一次性消费物品;②活动性强化物,如看电视、过生日等;③操作性强化物,如涂颜色、做游戏等;④拥有性强化物,指在一段时间内孩子拥有享受的东西(如穿自己喜欢的衣服,有属于自己的小红旗、玩具等"私有财产");⑤社会性强化物,指孩子喜欢接受的语言刺激或身体刺激(如赞扬、点头、微笑)。

6)生物反馈疗法　又称生物回授疗法,或称自主神经学习法,是在行为疗法的基础上发展起来的一种新型心理治疗技术和方法。生物反馈疗法是利用现代生理科学仪器,通过人体内生理或病理信息的自身反馈,使患者经过特殊训练后,进行有意识的"意念"控制和心理训练,从而消除病理过程、恢复身心健康的新型心理治疗方法。生物反馈法的运用一般包括两方面的内容:一是让来访者学习放松训练,以便能减轻过度紧张,使身体达到一定程度的放松状态;二是当来访者学会放松后,再通过生物反馈仪,使其了解并掌握自己身体内生理功能改变的信息,进一步加强放松训练的学习,直到形成操作性条件反射,解除影响正常生理活动或病理过程的紧张状态,以恢复正常的生理功能。目前利用生物反馈仪,通过认识、塑造、强化、条件反射等过程,人们可以有意识地控制自身的心率、血压、皮肤温度、胃肠蠕动、脑电波、肌肉活动、情绪紧张、汗腺分泌等。此疗法适用于康复患者因过度紧张而致的心身疾病。例如,顽固性失眠、焦虑症、恐惧症、抑郁症、抽动症(抽动秽语综合征)、紧张性头痛、血管性头痛、更年期综合征、高血压、偏头痛、冠心病、心脏神经官能症、甲状腺功能亢进、面肌痉挛、哮喘病、性功能障碍、胃肠神经官能症等。

生物反馈作为一种心理生理的自我调节技术,现已得到广泛使用,但它要求患者主动学习矫治自己疾病的方法,康复治疗师只起到教练的作用。当然,这个过程中,康复治疗师不仅要会使用仪器,还要帮助患者学会自身调节,不仅在医院、诊室中,在紧张的现实生活中,也能保持治疗效果。

(二)认知治疗

认知疗法于二十世纪六七十年代在美国产生,它是根据人的认知过程会影响其情绪和行为的理论假设,通过认知和行为技术来改变患者的不良认知,从而矫正并适应不良行为的心理治疗方法。

1. 合理情绪行为疗法(rational emotive behavior therapy,REBT) 它是美国临床心理学家艾尔伯特·艾利斯(Albert Ellis)在二十世纪五十年代提出的一种心理治疗方法。该理论强调认知、情绪、行为三者有明显的交互作用及因果关系,特别强调认知在其中的作用,所以归于认知疗法的一种。

该疗法的基本核心为 ABCDE 理论(图 3-2-2)。A 代表诱发性事件(activating events)。B 代表信念(beliefs),是指个体对 A 的信念、认知、评价或看法。C 代表结果(consequences),即症状。艾利斯认为并非诱发性事件 A 直接引起症状 C,A 与 C 之间还有中介因素在起作用。这个中介因素是个体对 A 的信念、认知、评价或看法,即信念 B。艾利斯认为个体总是带着或根据大量的已有信念、期待、价值观、意愿、欲望、动机、偏好等来看待 A,而极少能够纯粹客观地知觉 A。因此,对 A 的看法总是主观的,因人而异的,不同的个体在同样的 A 的作用下会引起不同的 C,主要是因为他们的信念 B 不同。换言之,事件本身的刺激情境并非引起情绪反应的直接原因,而个体对刺激情境的认知解释和评价才是引起情绪反应的直接原因。D 代表与不合理的信念辩论(disputing),即治疗。通过 D 来影响 B,认识偏差纠正了,情绪和行为困扰就会在很大程度上解除或减轻,最后达到 E 效果(effects),负性情绪得到纠正。

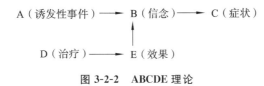

图 3-2-2 ABCDE 理论

应用 REBT 对康复患者进行心理治疗时,一般是从其情感困扰开始,然后结合 REBT 的方法和行为对这些情感进行集中探讨。综合看来,康复治疗师可以根据具体情况使用认知、情感和行为三方面的技术。

(1)认知技术:①与不合理信念辩论。实质上,D 过程是使用各种方法来帮助康复患者质疑他们的不合理信念。韦斯勒经过归纳研究,总结出不合理信念的几个特征:绝对化要求,是指人们以自己的意愿为出发点,对某一事物怀有认为其必定会发生或不会发生的信念,它通常与"必须""应该"这类字眼连在一起。比如:"我必须康复成功""我病了,家人必须待我很好""我应该是不会得这种病的"等等。过分概括化。这是一种以偏概全的不合理的思维方式。艾利斯曾说过,过分概括化就好像以一本书的封面来判定其内容的好坏一样。例如,当面对康复训练前期的失败时,患者往往会认为自己"一无是处",是"废物",是治疗不好的。这是一种认为如果一件不好的事发生了,将是非常可怕、非常糟糕,甚至是一场灾难的想法。这将导致个体陷入极端不良的情绪体验,如耻辱、自责自罪、焦虑、悲观、抑郁的恶性循环之中,而难以自拔。辩论,就是康复患者要与自己的不合理信念进行辩论,其方法是学习如何有逻辑和有根据地质疑它们,说服自己摆脱它们并反其道而行之。最后,康复患者要学会从合理的(自助)的信念中区分出不合理的(自我挫败)信念。②改变语言。REBT 坚信不准确的语言是思维过程歪曲的一个重要原因。让康复患者认识到"必须""应当"和"应该"是完全可以改变为愿望的。与"如果我在医院里完不成那项康复训练那就糟糕透了"相反,他们要学会说"如果我完不成那项康复训练情况会变得有点麻烦"。通过这样治疗,使他们学会使用新的陈述,进而以新的视角思考和行动。

(2)情感技术:①合理情绪想象。首先,让康复患者想象其引发情绪困扰的场景;其次,让患者保持想象,但要求改变自己的情绪,使之适度,并加以体验;最后,停止想象,报告是怎样想,怎样做方使情绪体验有所改变。康复治疗师要及时强化合理观念补充,使患者产生新的合理观念和认知。②角色扮演:包含情绪成分和行为成分。康复治疗师要经常打断患者,及时引导他们看到,正是他们告诉自己的话造成了困扰,同时让他们知道怎样把不健康的情感变成健康的情感。例如,一个患者不想接受治疗,就让他与医务人员进行一个角色互换,让他体验到医务人员的所想所为。

(3) 行为技术:REBT 治疗师会使用很多标准的行为治疗技术,如前面提到的系统脱敏、放松技术等,只要是在 REBT 的认知取向的大框架下都是可以的。

2. Beck 认知疗法(简称 CT) 该方法是 Beck 于 1976 年创造的,通过训练患者根据行为后果检验其信念的可靠性,通过家庭作业、分配任务等方式,让患者看到与其信念对立的证据。

应用 CT 技术,康复治疗师并不太关心具体问题的实质,他们主要帮助康复患者对日常生活事件形成可供选择的不同解释感兴趣。康复治疗师通过检查患者的自动想法让个体意识到自己思维模式中存在的歪曲,并注意其可能有的错误推理,之后会帮其看到自己是如何得出一个结论,而这个结论并没有什么证据支持或者它是建立在对过去经验进行歪曲了的信息之上的。这里介绍整个过程的三个技术:①提问和自我审查技术。这种技术的目的,就是为了尽快发现康复患者行为问题背后的不正确的认知观念。对于不正确的观念,Beck 归纳了常见的 5 种形式,即任意的推断、选择性概括、过度引申、夸大或缩小、全或无的思想。所谓提问,就是由康复治疗师提出某些特定的问题,把患者的注意力导向与他的情绪和行为密切相关的方面。所谓自我审查,就是鼓励其说出自己的看法,并对这些看法进行细致的体验和反省。②检验表层错误观念。所谓表层错误观念,就是指患者对自己的不适应行为的一种直接、具体的解释。例如,一个脑中风患者认为不经常刷牙就会影响到自己的健康。③纠正深层错误观念。深层错误观念往往表现为一些抽象的与自我概念有关的命题,比如"我一无是处""我是一个失败的人""我这么多年白活了"等,它们并不对应具体的事件与行为,也难以在具体情境中加以检验。对此,我们常采用语义分析技术来应对。语义分析技术主要针对患者错误的自我概念,它常表现为一种特殊的句式——"主—谓—表"句式结构,如"我是一个废物"。纠正错误核心观念:首先,把主语位置上的"我"换成与"我"有关的更为具体的事件和行为,如"我上次做的事情不太好,让家人担心了";其次,表语位置上的词必须能够根据一定的标准进行评价。通过这种语义分析和转换,康复治疗师就可以引导患者把代表他深层错误观念的无意义的句子转变成具体的、有特定意义的句子,使他学会把"我"分解为一些特定的事件和行为,并在一定的社会参照下来评价它们。使他认识到他只是在某些特定行为上确实有一些问题,但除此之外的其他方面则可能是与正常人一样的。

(三) 支持疗法

1. 概述 支持疗法,又称支持性心理疗法、一般性心理治疗法,是一种以"支持"为主的特殊性心理治疗方法,该疗法首先由 Thorne 于 1950 年提出。支持疗法是康复治疗师应用心理学知识和方法,采取劝导、启发、鼓励、支持、共情、说服、消除疑虑、保证等方式,来帮助和指导康复患者分析、认识当前所面临的问题,使其发挥自己最大的潜在能力和自身的优势,正确面对各种困难或心理压力,以度过心理危机并适应现实。

2. 方法 支持疗法很难说有什么独树一帜的专门技术,这种疗法通常采用的是一些能够给康复患者提供心理支持、舒缓心理压力的一系列方法,主要有以下几种。

(1) 倾听:康复治疗师在任何情况下都要善于倾听康复患者的叙述。这不仅是了解康复患者情况的需要,也是建立良好护理关系的需要。康复治疗师要专心倾听康复患者叙述,让其觉得康复治疗师郑重其事地关心他们的疾苦,以便消除顾虑,增进信任感,从而树立起勇气和信心。此外,让其尽情倾吐,也会使其感到轻松。

(2) 解释:康复患者常有疾病缠身,疾病对患者是一种威胁或危害,同时,它又是不直接以患者意志为转移的客观过程,患者往往多少有些不安全感。不安全感本身对康复患者构成一种新的危害。它可以破坏患者稳定而愉快的心情,造成焦虑、疑虑和恐惧,也为有关疾病的错误观念大开方便之门。不良的心情往往造成患者身体功能的紊乱,阻碍疾病的康复,它还使自我感觉恶化,使疼痛加剧。因此,在康复治疗师与患者之间建立起信任关系,康复治疗师对患者问题的来龙去脉及其实质、患者所具备的潜能和条件有了充分了解后,可向患者提出切合实际的真诚的解释和劝告。患者常常记不清那么多,康复治疗师要用通俗易懂的语言,把解释和劝告多讲几次,以便患者能仔细领会。要注意的是,不论是保证还是解释都应该实事求是,言过其实即使暂时有效,将来迟早要出问题。另外,解释过多不仅没有必要,甚至还有害处。

(3)鼓励:康复患者中的中老年人大多有慢性病,而大多数慢性病患者需要长期的经常的鼓励,结合生活中的具体处境和实际问题给予鼓励最为有效。含糊笼统的鼓励作用不大。尽管患者的病情和处境千差万别,需要鼓励的情况不外乎两种:①在跟自卑做斗争的过程中,加强患者的自尊和自信。②当患者犹豫不决时,敦促患者采取行动。康复治疗师可以用自己的经验或患者过去成功的实例进行鼓励。不要鼓励患者去做他实际上办不到的事,这样的鼓励会起相反的作用,即挫伤患者的积极性,降低患者的自信心。

(4)建议:康复治疗师在康复患者心目中建立起权威后,他提出的建议是强有力的。但不能为康复患者包办、替康复患者做决定,而是要帮助康复患者分析问题,让他们了解问题的症结;康复治疗师提出意见和劝告,让康复患者自己找出解决问题的办法,并鼓励康复患者实施。康复治疗师提出的建议要谨慎,要有限度,有余地,否则,如果康复患者按建议尝试失败了,不仅会对自己失去信心,而且对康复治疗师也会失去信心。而且建议也可以是多方面的,比如说对疾病、对康复患者的人际关系等。

(5)保证:在康复患者焦虑情绪很多时,尤其是其处于危机时,给予保证是很有益的。但在对康复患者尚不够了解时,过早的保证无法实施,其会认为受到欺骗,会使治疗前功尽弃。因此,康复治疗师在做出保证前,一定要有足够的根据和把握,使康复患者深信不疑,这种信任感是取得疗效的重要保证。如患者问及自己疾病的预后,康复治疗师有把握的话,应尽量向好的方向回答,同时附上几条希望,指导其从哪些方面去努力,才能实现其愿望。

(四)沙盘游戏治疗

1. 概述 沙盘游戏治疗方法,又称箱庭疗法,是康复治疗师与康复患者建立良好的关系后,康复治疗师陪伴康复患者通过非言语交流手段,从玩具架上挑选玩具,在盛有细沙的特制箱子里,康复患者构建其内心世界,将自我的心理冲突或矛盾,对未来的展望等,通过箱庭制作达到自我表现和自我疗愈的一种心理疗法。沙盘游戏呈现为一种心理治疗的创造和象征形式,在所营造的自由和保护的空间气氛中,把沙子、水和玩具运用在富有创意的意象中,便是沙盘游戏之心理治疗的创造和象征模式。一个系列的各种沙盘意象,反映了沙盘游戏者内心深处意识和无意识之间的沟通与对话,以及由此而激发的治愈过程、身心健康发展及人格的发展与完善。特别适用于儿童康复患者,既可以适用于个体治疗,也可适用于团体治疗。

2. 所需的材料

(1)沙箱:箱庭疗法的箱子规格为 57 cm×72 cm×7 cm。箱子内侧涂成蓝色,是为了使患者在挖沙子时产生挖出"水"的感觉。此外,蓝色能够将让患者烦躁的心平静下来,箱子的作用是保护制作者自由地表现内心世界。箱庭的箱子是一个有边界限定的容器,四角正是相对于"天"而言的"地",大地作为母性的象征给患者一种安全与受保护的感受。

(2)沙子:沙子是箱庭疗法中必不可少的。箱庭以沙箱为中心,以箱子和沙子创造出一个自由与受保护的空间。其中沙箱构成箱庭一个保护的有外在限制的空间,而沙子在某种程度上构成患者的一个内在释放和保护的空间,外围的限制与内在的释放有机结合在一起,对心理治疗起到调和与维护的作用。玩沙作为一种非言语的交流方式,有助于康复治疗师与康复患者的沟通,给患者自由、放松、休憩的感觉,提供了一个自由、释放、保护的空间。

(3)玩具:箱庭疗法使用各式各样的玩具或物品。玩具或物品本身接近于现实之物。玩具是三维空间,梦、理想的境界及难以用语言表达的情感等,可以通过箱庭及箱庭中的玩具这样的三维空间表现出来。箱庭疗法并不要求特定的玩具,只要能准备各种各样的玩具或物品,让患者充分表现自己即可。必须准备的玩具有人形玩具、动物、树木、花草、车船、飞行物、建筑物、桥、栏杆、石头、怪兽等。

(4)记录工具:包括照相机、纸质表格、记录笔、沙刷、沙铲等。

(五)正念疗法

正念思想根源可追溯至 2500 年前释迦牟尼的教导——万事万物都是生灭变化的(无常),但是人却会对本质无常的愉悦感受产生习惯性的贪爱、执取的反应,希望其永驻,而对不愉悦的感受则产生嗔恨、排斥的反应,希望其快点消失,因此人类痛苦烦恼的真正根源不是感受本身愉悦与否,而是这种贪嗔反应。如果能去掉这种习性反应,就可从痛苦中彻底解脱。这段话道出了人们负性情绪出现的根源。而后,乔·卡巴金(J. Kabat-Zinn)将"正念"定义为:"通过有目的地将注意力集中于当下,不加评判地觉知一个又一个瞬间所呈现的体验,而涌现出的一种觉知力。"简单来说,正念就是以特殊方法专注、自觉、开放、不批判、欣赏当下,与当下培养一种亲密感。因此,"正念"的核心在于两点:一是将注意力集中于"现在",这是我们真实活着的唯一瞬间;二是对"现在"所呈现的所有观念不做评价,接受每个到来的时刻,无论是愉悦的不愉悦的、好的坏的、美的丑的。以"正念"为理论基础的心理疗法均将"注意当下"与"不做评判"作为核心思想与主要方法。

正念疗法,不是一种心理疗法的特称,而是以"正念"为基础的一系列心理疗法的合称,这一系列心理疗法都具有一个共同的特征,那就是以"正念"为方法基础。目前主要的较成熟的正念疗法包括正念减压疗法(MBSR)、正念认知疗法(MBCT),其核心训练是正念冥想练习。正念认知疗法与传统的认知疗法的最大区别在于:传统的认知疗法关注患者的非理性思维,并且致力于帮助患者找出它们并改变这些思维,而正念认知疗法的核心不是改变这些非理性思维,而是去观察、接受这些思维,不是对这些思维采取排斥和厌恶的态度,而是好奇、和平共处的态度,从而导致负性思维的减少。

正念疗法均采取连续 8 周,每周 1 次的训练课程形式,一次 2.5~3 h,主要进行正念练习,同时讨论如何以正念和平常心来面对生活中的压力和疾病,并在第 6 周进行一整天 7~8 h 的全程禁语的密集型正念禅修。具体练习有坐禅、行禅、身体扫描、三分钟呼吸空间、正念瑜伽等。课后需要定时完成作业,以培养正念技能,正念技能需要不断实践,使其渗透于每天的生活中。

正念训练的目的是教授患者们不评判,即对自己的情绪、想法、病痛等身心现象做价值判断。共处,即与自己当下的身心状态保持和平共处;信任,即相信自己的智慧与能力;无为,即不强求想要的(治疗)目的;接受,即愿意如实地关注自己当下的身心状况;放下,即不管好恶,只是觉察当下发生的身心事件。

(六)其他治疗方法

1. 人际关系疗法　人际关系治疗的目标是帮助康复患者认识和改变不适应的人际交往,让康复患者领悟到当前不适的情感体验与人际交往的关系,通过适当调整和改善人际关系以减轻康复患者的不适感。在这里,康复患者家属被提到相当重要的地位,康复患者的家属因各种原因可能很难理解患者的病情,从而使患者难以得到亲人和朋友的支持,这对于患者是不利的。因此让患者家属和朋友了解患者的相关病情和理解患者的情感是很重要的,康复治疗师在治疗初期要开展家庭教育,帮助患者家人正确认识患者的病情和他的抑郁、焦虑等情绪,给予患者支持。

2. 艺术疗法

(1)色彩疗法:可以用来治疗康复患者心理疲劳、情绪低落、抑制烦躁等行为,因此,了解各种颜色的生理作用,正确使用各种颜色,可以消除疲劳,抑制烦躁,控制情绪,调整和改善人的机体功能。如淡蓝色有助于退热、紫色有助于平静、粉红色可以平息愤怒等。因此,在布置康复患者房间时,合适颜色的选择有助于提升其心理健康水平。

（2）音乐疗法：是通过生理和心理两个方面的途径来治疗疾病。人处在优美悦耳的音乐环境之中，可以改善神经系统、心血管系统、内分泌系统和消化系统的功能，促使人体分泌一种有利于身体健康的活性物质，可以调节体内血液的流量和神经传导。另一方面，音乐声波的频率和声压会引起心理上的反应。良性的音乐能提高大脑皮层的兴奋性，可以改善人们的情绪，激发人们的感情，振奋人们的精神。同时有助于消除心理、社会因素所造成的紧张、焦虑、忧郁、恐怖等不良心理状态，提高应激能力。其可广泛适用于情绪障碍为主的患者、慢性病患者、伤残者，伴有失眠、焦虑不安者，心身疾病和神经症患者。音乐疗法在实施过程中应注意音量的控制，根据康复患者的偏好选择曲目。

（3）舞蹈疗法：通过自我沟通，与他人沟通，从而达到自我控制、发泄、调整情绪的目的，该方法可用于集体治疗和个人治疗。有研究表明，舞蹈疗法可以帮助提高患者的社会康复功能，有利于其人际关系的建立。在实施过程中应注意选择适合康复患者的舞曲、舞种，并且安排适当的休息。

（苏　红　张婷婷）

目标检测

一、单选题（请从以下每一道题下面 A、B、C、D、E 五个备选答案中选择一个最佳答案）

1. 康复心理干预的目的不包括（　　　）。

A. 使其丧失的功能获得恢复或改善　　　　B. 发挥心理活动中的积极因素

C. 发挥机体的代偿能力　　　　　　　　　D. 心理创伤获得愈合

E. 最大限度地提高其生活质量

2. 对康复患者的关心不包括（　　　）。

A. 调整好康复的心态

B. 理解、同情、安慰和支持

C. 帮助度过心理危机并解决康复过程中出现的各种心理问题

D. 对于不配合的患者要强制执行

E. 尽早地实施康复计划

3. 下列关于康复政策和法律方面的介绍不包括（　　　）。

A. 财产　　　B. 教育　　　C. 就业　　　D. 法律责任　　　E. 福利

4. （　　　）是指设身处地地体会他们的处境和心情，心领神会、心理磨合、将心比心。

A. 同情　　　B. 积极关注　　　C. 共情　　　D. 真诚　　　　E. 热情

5. （　　　）是一种具体的行为治疗技术。其内容为：将欲戒除的目标行为（或症状）与某种不愉快的或惩罚性的刺激结合起来，通过厌恶性条件作用，而达到戒除或至少是减少目标行为的目的。

A. 厌恶疗法　　B. 暴露疗法　　C. 阳性强化法　　D. 放松疗法　　E. 脱敏疗法

6. Beck 认知疗法中，常用的三个技术为提问和自我审查技术、检验表层错误观念与（　　　）。

A. 查找错误发生率　　　　　　B. 找到错误原因　　　　　　C. 积极提问

D. 纠正深层错误观念　　　　　E. 行为纠正

7. 在心理康复过程中具体的心理治疗方法是由（　　　）。

A. 治疗师确定　　　　　　　　　　　　B. 患者来选

C. 根据患者的具体情况而定　　　　　　D. 患者家属来确定

E. 一经确定不可改变

8. 支持性心理治疗中的保证是（　　　）。

Note

A. 向患者客观明确地说出疾病的可能预后　　　　B. 向患者说明疾病是完全可以治愈的

C. 向患者承诺疾病是完全可以康复的　　　　　　D. 向患者肯定疾病是无法治愈的

E. 向患者肯定疾病是无法康复的

9. 首次就将恐高症患者带到 30 层楼的楼顶,属于哪一种心理治疗方法?(　　　)

A. 系统脱敏疗法　　　　　　　B. 厌恶疗法　　　　　　　　C. 支持性心理治疗

D. 满灌疗法　　　　　　　　　E. 森田疗法

10. 在治疗患有冠心病的恐惧症患者时忌用(　　　)。

A. 支持性心理疗法　　　　　　B. 系统脱敏疗法　　　　　　C. 冲击疗法

D. 认知疗法　　　　　　　　　E. 暗示疗法

11. 系统脱敏治疗中的关键因素是(　　　)。

A. 通过松弛训练学会放松　　　B. 划分焦虑等级　　　　　　C. 脱敏训练

D. 循环进行上述步骤　　　　　E. 改变患者的认知

12. 下列哪项不是支持性心理治疗的基本技术?(　　　)

A. 鼓励　　　　B. 解释　　　　C. 指导　　　　D. 保证　　　　E. 脱敏

13. 支持性心理治疗最根本的是(　　　)。

A. 了解患者的具体情况　　　　　　　　　　　　B. 让患者彻底地放松

C. 给患者讲解疾病的知识　　　　　　　　　　　D. 树立良好的医德医风

E. 针对病情合理用药

14. 在心理康复治疗的开始阶段,应强调(　　　)。

A. 避免依赖心理　　　　　　　B. 良好的医患关系　　　　　C. 避免恶性刺激

D. 有效行为　　　　　　　　　E. 避免情绪波动

15. 及时有效地识别、反馈、反映、共享患者的情感体验,增强患者对这些隐蔽着的体验的感知和理性化、言语化的能力,这一过程是康复治疗师对患者的(　　　)。

A. 投情理解　　B. 表达同情　　C. 积极关注　　D. 无条件尊重　　E. 暗示治疗

16. 以下哪项不属于行为治疗的特点?(　　　)

A. 以行为原则为理论基础　　　B. 治疗目标是改变人的行为　　C. 揭示个体的思想矛盾

D. 不过分追究过去的经验　　　E. 逐渐建立正常的行为反应

二、多选题(请从以下每一道题下面 A、B、C、D、E 五个备选答案中选择正确答案)

1. 康复心理干预的对象主要包括(　　　)。

A. 家属　　　　B. 护士　　　　C. 同事　　　　D. 患者　　　　E. 同学

2. 康复心理干预的主要内容包括(　　　)。

A. 提供康复治疗的信息

B. 介绍有关康复的政策和法律

C. 危机干预

D. 解决康复对象及其家属成员存在的心理问题

E. 指导各类参与康复计划实施的相关人员

3. 下面哪些是共情的影响因素?(　　　)

A. 康复治疗师的人格魅力　　　　　　　　　　　B. 康复治疗师的人生经验

C. 康复治疗师本身的生活态度　　　　　　　　　D. 康复治疗师本身的共情层次

E. 康复治疗师的智力水平

4. 康复治疗师真诚表达的原则包括(　　　)。

A. 表达自然、简洁　　　　　　B. 淡化角色意识　　　　　　C. 快速表达自己

D. 适当表露自己　　　　　　　E. 直截了当

5. 热情在咨询中的体现表现在( )。

A.初次见到康复患者时适当询问,表达关切　　B.倾听康复患者的叙述

C.康复过程中表现耐心,认真,不厌其烦　　D.催促患者快点说

E.以上都是

6. 认知疗法中 ABCDE 理论中,下列叙述正确的是( )。

A.A 代表诱发事件　　B.B 代表信念　　C. C 代表结果,即症状

D.D 代表自我意识　　E.E 代表效果

7. 放松训练的方法有( )。

A.冲击放松　　B.渐进性肌肉放松　　C.自主训练

D.松弛反应　　E.系统放松

8. 系统脱敏治疗的步骤是( )。

A.学会放松　　B.划分焦虑等级　　C.生物反馈训练

D.冲击训练　　E.脱敏训练

三、问答题

1. 请简述康复心理干预的对象。

2. 请简述康复心理干预的内容。

3. 请阐述提高共情的方法。

4. 请简述系统脱敏疗法的步骤。

5. 请简述渐进性肌肉放松训练的操作方法。

四、练习

1. 当康复患者说:"我最近倒霉透了,腿也跌断了,女朋友也和我分手了,我都觉得活着没意思了。"请你用不同的语言来表达同情、理解、瞧不起、关心、冷淡、热情、无视。

2. 请同学们组合成二人小组,互相做放松训练。

子项目三　康复医患沟通

 学习目标

1. 掌握:康复治疗中常用沟通技巧,以及与特殊年龄段、特殊患者的沟通技巧。

2. 熟悉:康复患者的心理需要、心理问题、治疗性沟通的特点。

3. 了解:影响治疗关系的因素、康复治疗师的沟通要求;治疗关系、康复人际沟通、康复治疗性沟通的含义。

扫码看课件

案例引导

患者,男,46 岁。肘关节屈曲受限 3 周入院。初步诊断:肱骨外上髁骨折术后,关节功能障碍。入院后予以蜡疗、音频电治疗、超声波理疗,并行关节松动术。责任治疗师甲在行关节松动术过程中,患者述"治疗力度太小,要求加大治疗力度",甲予以拒绝,但并未解释原因。后患者自行要求治疗师乙给予治疗,乙在没有详细掌握患者病情,也

Note

没有通知治疗师甲及患者的责任医师的情况下,对患者行"较大力度的关节松动术"。治疗时患者感"剧烈疼痛",治疗后肘部疼痛明显,并逐渐出现红肿症状,摄片示"再发骨折"。分析:在对该患者的康复治疗过程中,主要是什么因素导致了患者再发骨折?

康复心理学的研究对象十分广泛,包括残疾人、老年患者、儿童患者、各种慢性病患者及精神障碍患者。康复对象的复杂性决定了康复治疗工作的艰辛和康复治疗关系的特殊性。因此,作为康复治疗师必须了解康复患者的心理特征,康复过程中治疗关系的特点、影响因素,学会与不同患者沟通的技术。

任务一　康复患者常见心理

一、患者角色概述

(一) 角色

20 世纪 30 年代美国社会学家米德将戏剧术语"角色"一词引入社会心理学领域,认为每个人是他所扮演的全部社会角色的总和。每个社会角色有相应的行为模式及权利、义务。人们对特定的角色的行为有特定的角色期待,担当某角色的人应该符合他人的角色期待,否则被认为是不合适和不恰当的。例如,医生作为一种社会角色,应该履行治病救人的责任和义务,其行为应该符合医生角色的行为规范。

人的社会地位和身份在不同的社会环境中是不同的,比如一个人在医院里是医生,回到家庭中是孩子的父亲、妻子的丈夫、母亲的儿子,在商场是一名消费者,所以一个人可以同时或相继扮演多种不同的社会角色。时间不同、环境不同,个人的社会角色也会不同,其行为相应进行调整,称为角色转换。在角色转换过程中,如果可以随着角色的变化调整自己的行为,使之符合角色的要求,称为角色适应,反之,行为不符合角色的要求,就会出现角色冲突。角色冲突有三种类型:一是个人的期望与角色要求发生矛盾,如性格内向、不善言辞的人担任了教师角色;二是个人身兼多个角色,难以处理不同角色要求之间的矛盾;三是不同的人对同一社会角色期待不同,从而产生角色冲突。如中层领导,上级领导希望他严格要求下属员工,多为公司利益考虑,而员工则希望他宽松和善一些,多为员工福利考虑。

(二) 患者角色

患者角色又称患者身份,是指患有疾病或处于病痛之中的人,也是有治疗和康复的需要和行为的人。患者角色是许多社会角色中较为特殊的一种,包括了一系列社会期待的患者行为模式。人们体验到病感,通过求医行为,经过医生检查确定患有某种疾病,即获得了患者角色。患者角色有其相应的权利和义务。

1. 患者的主要权利

(1)被尊重、被治疗的权利:世界卫生组织的章程中提到"患者均享有被尊重和救治的权利,不因种族、宗教、政治信仰、经济和社会的状况而受到歧视"。联合国《残疾人权利公约》也提及残疾人的健康权,在第 25 条中要求国家机构要"确认残疾人有权享有可达到的最高健康标准,不受基于残疾的歧视"。患者生病以后,愿意听安慰与疏导的话语,希望得到别人的尊重、理解和同情,得到医护人员的帮助。因此,医务工作者必须以主动热情的态度关心、尊重患者,增强患者战胜疾病的信心。

（2）减轻或免除社会责任的权利：如我国的相关法律明确提出职工患病治疗期间，工资的标准应不低于当地最低工资标准的80％。在法律的保障下使患者能够没有顾虑地休息养病。患者有权根据疾病性质和严重程度不同而或多或少地免除一定的社会责任。

（3）了解诊疗方案并做出决定的权利：指患者有权力获知与自己疾病相关的诊断、治疗、预后信息，并有权做出有关自己治疗方案的决定。许多医患纠纷都起源于患者的知情权不被尊重、得不到保障，因此，医疗机构应加强管理切实保障患者知情权的实现。全社会都要树立起保护患者知情权的观念。

（4）保守个人秘密的权利：医护人员掌握的有关患者诊疗的全部资料，都应作为患者的隐私加以尊重，患者有权要求保密。

2.患者的主要义务

（1）积极求治的义务：患者有义务尽早就医，在接受医疗服务的过程中，应当遵守医疗中的各项规章制度，也要尊重医务人员的人格和工作，严格遵照医嘱进行治疗。对于有传染病和自知力缺如的精神疾病患者，有接受强制治疗的义务。

（2）乐观的精神和能够战胜疾病的信心：积极乐观的精神是疾病好转的最关键的内因，反之，消极悲观的态度，或满足于疾病带来的利益，即"继发性获益"都可能使疾病迁徙不愈。

（三）患者的角色认同

角色认同是指一个人对自己的某种角色认识和接受的过程。患者的角色认同不是患了病立刻实现的，一般要经历三个阶段：第一阶段，否认阶段，即患者对患病的事实持有不承认、不相信的态度；第二阶段，冲突阶段，患者开始意识到患病的事实，但内心不安，无法完全接受这个事实；第三阶段，认同阶段，患者开始面对患病的事实，否认和冲突转变成正视事实，寻找医疗帮助或是其他对策，逐步接受和适应患者角色及其行为模式。多数患者患病后能够顺利地完成患者的角色认同，但也有些患者表现为角色认同不良，常见的角色认同不良有以下几种。

1.角色行为缺如　角色行为认同的过程停留在否认阶段，不承认或不相信自己有病，不能由原来的社会角色向患者角色转化。这常是因为患者无意识地采用了否认的心理防御机制，以减轻心理上的痛苦，但这种原始而简单的防御模式，使得患者缺乏正视疾病，寻求医疗帮助的动力，或在治疗中缺乏主动与医护人员配合的愿望。

2.角色行为减退　患者有一定程度的角色行为认同，但由于在家庭、工作和社会中担任的其他角色所承担的责任与义务的需要，使得患者过早地走出患者角色。如治疗时间不够，不能充分休养，过早上班，提前出院等都属于角色行为减退的表现。

3.角色行为强化　随着疾病好转，患者的角色行为应逐步向其他角色行为转化，逐步恢复其社会功能。角色行为强化是指患者行为上表现出较强的依赖和退缩，对休息、营养、治疗、抚慰等方面要求过多，或虽然躯体功能已经康复，但因为惧怕现实生活中的矛盾和挫折而迟迟不能向正常角色转化，从而导致角色行为强化。

4.角色行为异常　患者无法承受患病的事实，特别是一些急症、重症患者，会出现悲观、绝望、冷漠等心理问题。严重的还会发生自杀等意外情况。

二、康复患者的心理问题

康复医学的主要研究对象是残疾人、老年患者和各种慢性病患者，康复的目的是使各种功能障碍得到最大限度的恢复、重建或代偿。躯体的病损、残疾和心理行为之间相互作用和影响。许多心理行为问题可以是病损或伤残的结果，也可以是病损和伤残的原因。如情绪波动、精神刺激、不良行为方式诱发高血压患者发生脑血管意外，同时脑血管意外的患者会出现恐惧、抑郁、焦

Note

虑等心理行为方面的问题。这些心理问题在很大程度上影响患者的全面康复,甚至使康复过程中断,或引起新的病损。

伤残改变了患者生理、心理及社会状况,其心理问题复杂多样。病损和残疾发生后,患者不可能立即适应,一般要经过一定时间,才可以逐渐接受残疾的现实,最终从生理、心理、社会方面去适应。

（一）残疾后的心理过程

1. 心理休克-恐惧期　突然发生的残疾使患者来不及应对,患者难以接受自己成为病残者的事实,表现为惊呆,麻木,出乎意料地镇静或淡漠,对伤残及治疗反应平淡,甚至无动于衷;有时思维混乱,意识可处于朦胧状态。随后,患者意识逐渐清晰,往往陷入严重的恐惧和焦虑状态。

2. 否认-怀疑期　患者无法面对残酷的现实,会认为"这不是我""这不可能"。在预后上确信"只要自己好好接受治疗,就能恢复到和以前一样"。这个阶段,患者没有针对残疾进行康复治疗的动力和愿望,在康复治疗中容易出现阻抗,也有的患者四处求医,希望奇迹发生。

3. 愤怒-抑郁期　当患者意识到残疾已经不可避免或将病残看作不公正的天灾人祸时,便会产生愤怒情绪,对自己和他人产生无名的怨恨和敌视,严重者不能自控,出现毁物、伤人或自伤、自残行为。同时,残疾人可能由于社会角色的改变,生活、家庭、事业等方面的损失,疾病的长期折磨,产生自卑、抑郁和绝望,抑郁的程度往往不仅仅由病残的性质和程度决定,同时也取决于病残者的个性和残疾对个体的特殊意义。表现为自我贬低,对周围环境失去兴趣。严重者长期持续地闷闷不乐,悲观失望,对生活失去兴趣,甚至出现自杀行为。

4. 接受-适应期　大部分残疾人经过一系列的心理变化,最终选择接受和适应现状。在认知、情感和行为上逐渐适应。他们会重新评价自我,挖掘自己的潜能,积极主动配合治疗,并不是所有人都能进入这一阶段,一些患者因难以恢复病前的心境而陷入长期的抑郁和痛苦中。

（二）影响康复患者心理状况的主要因素

康复对象的心理状态与个性密切相关,也受其他多种因素的影响,全面了解这些影响因素可以使康复治疗师更全面地掌握患者的心理状况,及时有效地帮助患者解决心理问题。

1. 生物因素

（1）残疾的类型与程度:残疾的类型、程度对康复患者的心理状况有很大影响。急性事件所导致的残疾,常常突然发生,出乎意料,患者较难很快接受和适应;而久病后的残疾一般就比较容易适应。功能无法恢复的残疾、癌症等"不治之症"的患者往往长期被负性情绪所控制。某些特殊类型的损伤,性功能的损伤或性器官的切除对康复患者心理状况的影响也不可忽视。

（2）残疾者的年龄:残疾儿童由于残疾,往往在社区、学校、家庭受到特殊的待遇,其个性、认知、情感及智能方面都受到不同程度的阻碍。可能会出现任性、暴躁、自卑、不合群等表现;身体和精神方面的残疾对青少年也会产生深刻的影响,可能使他们的恋爱、婚姻、职业都受到较大的影响,同正常的同龄人相比,残疾青少年表现出依赖性强,容易紧张、焦虑,缺乏自信的个性特征;中老年残疾者则常常表现出强烈的自卑和抱怨,因其生理功能明显衰退,社会地位的变化等影响,心理问题也有其独特的一面。

（3）残疾的病程:漫长的康复治疗过程是影响患者心理状况的重要因素,有的慢性病患者不愿意接受现实时,或是怨天尤人,爱挑剔,易激惹,责怪医护人员和家属,或是自我压制,消极厌世,还有的患者习惯于依赖他人的关心和照顾,强化了自己的患者角色,产生在心理上对疾病的习惯化。这些因素都对康复极为不利,应设法避免。

2. 心理因素

（1）个性:内向和外向的人,对残疾的态度不同,前者可能会默默忍受,后者可能会烦躁、怨天尤人;有的残疾患者宅居家中,不愿意让别人知道自己的情况;有的则会以疾病来博取别人同情;有的人一有病痛就四处求医问药,吃药打针,有的人却讳疾忌医。患者的个性不同,对待残疾的态度也会不同。

（2）人生观与价值观:对自身残疾的态度也受人生观和价值观的影响。有的人因为残疾而一蹶不振,变得自私自利或自暴自弃;而有些人却不被残疾所压倒,变得更加坚强,并利用一己所长,做出一番事业,为社会做出贡献。

（3）个人文化修养:一般来说,文化程度较高的,能够更好地了解自己的病情,在医疗和康复过程中,也能与医护人员较好地配合;文化程度较低的则容易怨天尤人,认为一切只能如此,而无所要求。

3. 社会因素

（1）家庭成员对患者和残疾人的态度:患者的父母、配偶、子女是患者最亲近的人,他们的态度对患者的康复起着举足轻重的作用。患病后患者的工作和生活能力下降,重者会失去劳动能力,丧失经济来源,这时患者最需要的是家人的同情、关心、爱护、体贴和帮助。如果家人对患者感到厌烦,视其为累赘,没有耐心,漠不关心,这样的家庭态度往往加重患者的悲观绝望,对康复极为不利。

（2）工作单位对患者和残疾人的态度:工作单位如果对患者缺乏同情、关心,尤其对经济上的困难不予解决,常会造成康复难以顺利进行。

（3）社会对患者和残疾人的态度:社会上其他人对残疾人的态度仍然良莠不齐,不闻不问、厌恶、嫌弃、嘲弄、侮辱的态度都会极大地伤害残疾人的自尊与自信,从而不利于康复的顺利进行。

（4）社会保障系统:贫困既是残疾的原因也是残疾的结果,残疾人往往被忽略、歧视,难以得到医疗、教育、住房和谋生机会。这种情况导致更加贫困和孤立。应建立健全社会支持系统和社会保障系统,保障残疾人和患者的基本生活条件和医疗条件。完善社会保险、社会福利制度,发展社区康复,鼓励残疾人做力所能及的事情,增加残疾人的谋生能力,动员全社会的力量给残疾人以有力的支援。

（5）医源性因素:医务人员能认真负责地对待患者,语言准确规范,通俗易懂,操作熟练、轻柔,都会对患者的心理产生积极的影响,反之则不利于患者的康复。另外,治疗的程序过于复杂、费时、副作用大,也会使患者难以忍受,中止康复治疗。治疗费用过高,也会给患者造成很大的经济压力和心理压力,可能会使患者放弃治疗,产生悲观绝望的情绪。

（三）康复治疗中的心理障碍及处理策略

康复治疗过程中患者的错误认知、不良情绪、不良行为往往对康复造成极大的影响和阻碍,针对患者在康复过程中各种心理变化及心理问题,及时地给予甄别和处理,才能保证康复治疗的顺利进行。

1. 错误认知对康复的阻碍和纠正

（1）否认:是心理防御机制的一种,表现为潜意识中拒绝接受现实、不愿面对疾病或意外对自己造成的潜在威胁。对已发生的不愉快事件加以否认,认为它从未发生过,借以逃避心理上的刺激和痛苦、获取暂时的心理安慰。开始极力否认自己有病,到处求医,试图证实自己没这种病,甚至在面对证据充分、诊断明确的诊断书时,仍固执地认为自己没有病,不需要康复治疗。否认消极的一面是会延误最佳治疗时机,积极的一面是在短期可以有效帮助康复患者控制情绪,理性思考,发挥心理缓冲的作用。

医务人员对于较为含蓄的否认,应把它看作对抗情绪紊乱的防御手段,必须关心和支持患者,可以对其身体状况和治疗计划进行公开讨论。帮助患者控制情绪,积极投入到康复训练中,并最终让其接受现实,逐步适应。对情绪极不稳定者,可应用精神安定剂。治疗重点是针对病残,鼓励患者参加持久性的康复训练,避免一味纠正其否认。

(2)偏见:偏见多见于文化水平较低的人群,对保健和康复的理解、态度因受某些错误理念的影响而发生偏差,以致做出许多不利于康复的行为。例如,截瘫患者发生尿潴留却拒绝做膀胱造瘘,最后死于尿毒症;有些患者不愿下床活动和锻炼,认为"能下床活动,还算什么患者!"结果由于长期卧床引起肌肉萎缩及各种心理和生理功能退化。

医务人员应充分了解患者想法,耐心细致地做好科学的解释工作,使患者正确对待自己的疾病,尽快康复。

(3)认同延迟:残疾发生后,患者原来正常有序的工作和生活被突然打断,同时要接受躯体的各种不适和疼痛,以及各种功能丧失,短期内难以适应。患者可能会把残疾和随后的康复治疗都看成是不良刺激,从而加以回避,不愿意参加康复治疗,这种现象称为认同延迟。患者可能拒绝康复治疗或总是迟到,或疗程不足就仓促离院。

康复治疗师应将康复任务分段布置,循序渐进,尽量减少治疗中带给患者的疼痛和不适,以提高患者康复的积极性。遇到不良情绪和行为为应给予积极的疏导,并动员和帮助其亲属参与和了解康复计划,推动康复过程的顺利进行。

(4)失能评价:躯体残疾后患者丧失某些功能,如行走能力、认知能力、日常生活活动能力等,有些患者甚至终生需要人照顾,因此,患者几乎无一例外会产生失能评价,从而导致抑郁、悲观,对生活丧失信心和乐趣。

医务人员应肯定躯体功能的部分失能,同时可以公开讨论病残的失能可以恢复的程度,以明确康复目标,激发患者康复的主动性;可以把相似的患者组成自助小组,使患者有机会得到来自有相似问题的人的支持和实用的建议;将科学、客观、正确的康复知识介绍给患者,改变其不良认知。

(5)其他不合理信念:不合理信念的最大特点是不客观,如某些截肢患者从未想过性功能的康复,在我国受传统观念的影响,很多肾病或肾移植手术后的患者被迫或自动地放弃了性生活,严重影响了夫妻感情和生活质量。另据报道,大多数并无解剖和生理功能缺陷的病残者也往往有性功能障碍,其原因是自卑等心理问题而非生理原因。

对不合理信念的处理策略是用新的合理的信念来代替旧的不合理的。告诉患者人类的性行为取决于生物、心理因素。生物学方面的损伤,往往可以通过情绪体验去补偿。在正确知识的指导下,夫妻双方共同努力,可以使性生活达到一定的质量。同时消除患者的羞愧、焦虑情绪,并对患者及其伴侣提供专科的医学咨询和服务,完善其性功能。

2. 不良情绪对康复的阻碍和纠正

(1)焦虑:焦虑是在康复患者中普遍存在的消极情绪反应,其主要特征是不安、恐惧和担心。也伴有因交感神经系统活动增强而出现的一系列躯体症状,如瞳孔放大、口干、心悸、潮热、多汗、憋气、便秘等;由于上行网状激动系统激活而出现警觉性升高、失眠、多疑、敏感,还可因锥体束活化而出现姿势紧张、肩颈痛、坐立不安、语言抑制,进而影响康复。

采取的对策包括积极暗示、放松训练、生物反馈疗法等使者消除紧张焦虑情绪,必要时可使用抗焦虑药。

(2)抑郁:长期心境低落是大脑功能异常所致。这种异常表现在大脑中偏向负性情绪和消极想法的网络活跃,而偏向于乐观情绪和积极想法的网络功能降低。这种消极情绪从轻度抑郁、悲观到自杀。程度往往不取决于病残的性质和程度,而与病残者的个性密切相关,可表现为不愉快、自我评价降低,对周围的人和环境丧失兴趣;严重者则长时间、持久地闷闷不乐,悲观绝望,甚至出现自杀意向和自杀行为。个别患者可假装愉快,常使人误解。此类患者对康复训练表现出较弱的动机,在康复过程中很少坚持训练,导致康复效果差,其生活质量难以达到预期效果。

处理对策:①认知疗法:认为抑郁来自对负性刺激的注意增加,产生异常的认知和情绪偏见。

正是这种异常的大脑功能和认知模式,夺走抑郁者的快乐。认知疗法的治疗关键是识别和改变负性自动思维,识别和改变患者潜在的功能失调假设,促进情绪和行为的改善。②支持疗法:具体方法包括耐心倾听、同情、关心、安慰患者,调整患者对挫折的看法,帮助其认清和利用社会支持系统,对其进行适应技巧的指导和训练。③适当使用抗抑郁药物:可选用三环类抗抑郁药和选择性五羟色胺再摄取抑制剂。用药过程中,充分了解药物的作用和副作用,给予患者耐心的解释和及时的处理。

(3)愤怒:当患者意识到残疾不可避免时,或将自身的病残看作不公正的人祸时,会产生愤怒情绪。对亲友和医护人员敌视、易激惹,严重者不能自控,出现伤人、毁物、自伤和自残等行为。对有愤怒情绪的患者采取的对策是可以给患者宣泄愤怒和敌意的机会,从而疏导其情绪,使其恢复自如,与现实合作,同时纠正其错误认知,并给予支持和理解,改善他们的社会交往,使他们对残疾持积极乐观的态度,保证康复顺利进行。

(4)过分依赖:健康人在成长过程中要逐渐抛弃很多依赖性,走向成熟和独立。而躯体性病残往往剥夺了很多独立生活的技能,使人处于依赖状态,包括躯体性依赖、社会性依赖、情绪依赖。病残者在面对挫折和应激时,心理活动退回到早年的水平,以原始、幼稚的方式应付当前情景,主要表现为过分无助或脆弱,许多事情都需要不断询问医护人员或周围的人,要求他们给予很多关心,并指使他们做这做那;反复不断诉说其症状,对家庭或医护人员的照顾产生诸多不满。由于要求没有节制而最终导致他人失去耐心时,患者可能出现不良情绪。

对过分依赖的患者应使其认识其各种潜能,调动其自身的积极性,使其自我实现而消除依赖性,避免处理不当使其永远不能满足,或因拒绝其要求而使其产生不满和敌意。

3. 不良行为对康复的影响和纠正 影响康复的问题中不良行为是较为重要的方面,阻碍康复的不良行为包括吸烟、酗酒、药物依赖、不良的行为方式(C 型行为类型、A 型行为类型)、饮食行为异常(暴饮、暴食、厌食等)、肥胖等。

这些行为可以直接或间接地阻碍康复过程。如很多康复对象遇到挫折和困难时通过吸烟、酗酒缓解压力,而不是积极寻求其他帮助。烟草中的有害物质直接作用于人体造成冠心病、肺疾病,而长期酗酒可造成酒精依赖等精神疾病,同时也阻碍康复的顺利进行。已有研究表明,"A 型行为"和"C 型行为"分别是冠心病和肿瘤的易患因素,康复过程中它们的存在势必对康复过程产生消极影响。

处理对策:行为疗法对不良行为的矫正较为常用,如厌恶疗法、系统脱敏疗法、满灌法、操作性行为改造、标记奖励疗法等。不良行为通过多种途径阻碍康复,应设法尽早纠正。

任务二 康复治疗关系的形成

一、认识康复治疗关系

(一) 康复治疗关系的概念

康复治疗关系是指在康复治疗过程中患者与治疗团队之间的关系。此关系贯穿于康复治疗活动的始终,范围不仅局限于医院临床,也涉及家庭、社区及社会等相关领域。

在康复治疗进程中,伤、病、残患者在身体功能障碍的同时,往往伴有各种心理问题,如紧张、抑郁、愤怒、自卑等。此外,患者还会因康复治疗的手段,以及与康复治疗师之间的关系而出现新的心理问题。因此,营造良好的治疗关系是缓解患者不良情绪体验、提高康复治疗效果的前提,也是康复心理学研究的主要内容之一。

（二）康复治疗关系的特点

康复训练有治疗时间长，且伴有康复治疗师与康复患者身体接触的特点，与其他医患关系相比较，这种密切的、特殊的治疗关系使康复患者内心的情感体验更深、更长久，因此康复中的治疗关系就具有鲜明的特殊性。

1. 促进发展　康复治疗关系的最终目的是促进发展，发展的主体包括康复治疗对象和康复治疗师本身，发展的任务包括身体、心理及社会功能各个方面的发展。具体讲就是，康复治疗师利用专业技能、心理学知识及个人品质，与患者共同努力，帮助患者产生内省，借此达到改善康复患者认知、情绪和行为方面的问题的目的。

2. 移情　有焦虑、抑郁、愤怒等体验的康复患者，往往会把帮助自己功能恢复的康复治疗师当作自己生命中重要的人物，对其投入自己真正的感情，这种现象称为移情。此移情有正移情和负移情之分，如患者对医务人员可表现出父亲般的尊重、母亲般的依恋，也可表现出对待不孝顺的子女那样的愤怒。这种移情对康复治疗既有积极作用，也有消极作用，应进行适当处理。

3. 共情　在康复治疗中，康复治疗师在与患者相互了解的基础上，对患者的痛苦体验有"共感"的触动，使康复治疗师在不同程度上设身处地理解患者。在这种治疗关系中，康复治疗师理解与同情患者非常重要，但也要注意把握和调整好自己的情绪，既不能无视患者的焦虑、抑郁情绪，也不能把患者的负性情绪变成自己的烦恼，导致康复治疗师精神上的疲劳。

4. 尊重患者　每个人的观念、思维方式、对人的态度、处事的风格和习惯，受家庭环境、文化背景、教育程度等诸多因素的影响，而表现出较大的个体差异。因此，康复治疗师必须了解和接受患者的个性，在不影响治疗计划的前提下，允许并尊重个人习惯的存在。良好的治疗关系，在很大程度上取决于康复治疗师对患者的尊重及对其人格特征的接受程度。

5. 保密　疾病给患者带来许多不愿意过多公开的处境和问题，在康复治疗过程中，康复治疗师或多或少了解患者相关隐私的情况，会令患者有所担忧。严重的担忧会增加患者的心理负担，影响治疗关系使其不愿配合治疗，甚至拒绝治疗等。因此，保密是康复治疗师应当遵守的基本职业道德和行为规范。对患者敏感的个人隐私，康复治疗师应明确表示一定为其保密，以增强彼此的信任感，减轻其心理压力。

6. 相互信任　康复治疗师与患者之间的互相信任、尊重和接受不是一开始就有的，是在康复治疗过程中逐渐建立和发展起来的。开始阶段双方是陌生的，康复治疗师提出的治疗计划，患者可能会有抵触情绪。在治疗过程中，如果患者感受到康复治疗师的行为表达出关怀患者的态度、真诚的服务和过硬的业务能力，就会减少抵触情绪和试探性行为，而积极参与康复计划的实施。

二、影响康复治疗关系的因素

康复治疗关系既有一般人际关系的某些特点，又有其独特的一面，且受如下因素影响。

（一）文化差异

不同地域都有不同的文化，有些文化习惯影响着人的健康理念，对于那些具有直接影响健康的特殊文化习惯的患者，康复治疗师应针对患者的文化背景，进行有针对性的健康教育，让他们了解相关的科学知识和自己的行为习惯对自身康复的影响，但不能以强加于人的态度和方式对待患者，否则会影响治疗关系，而达不到预期的康复治疗效果。

（二）价值观差异

许多人的价值观和其健康密切相关，左右着个体的健康理念。针对不同的价值观，康复治疗师应该首先站在患者的角度去理解，客观地提供有关的科学知识，让患者在理解的基础上选择自己可以接受的治疗方法及目标。

（三）人格差异

每个人都有不同的个性，康复治疗师和患者都不可避免地会把自己习惯了的做事风格和态度带入治疗关系中，这种人格差异可能会导致康复治疗师与患者之间的误会。所以，建立康复治疗关系后，康复治疗师应最大限度地保持专业态度和理性思维，在全面了解患者人格特点的基础上，因人而异地实施干预，使康复治疗达到预期效果。

（四）治疗期待差异

患者及其家属对康复治疗抱有不同的期待，过高期待与欠佳的治疗效果之间的落差，会给患者和家属带来较大的打击，进而导致对康复治疗师的信任度下降，甚至引起纠纷。所以康复治疗师在最初接待患者及其家属时，就要向他们介绍康复治疗师的工作职责，让患者知道康复治疗师能为他们做什么，不能做什么，以使其最大限度地利用医疗资源，同时又帮助患者及家属对康复治疗建立客观的期待。另外，还要防止因期望过低而导致悲观失望和对参与制订康复训练计划无动机，甚至放弃治疗的情况。因此，康复治疗师应依据患者病情的轻重及自身条件，制订较客观的康复目标。

三、物理治疗、作业治疗、言语治疗中的心理问题

康复医学是采用各种措施，针对伤病残患者的功能障碍进行改善、适应、代偿、替代为主要特征的治疗，提高患者独立生活和参与社会的能力。康复治疗技术主要包括物理治疗、作业治疗和言语治疗，康复治疗师不仅需要了解这些治疗手段在康复治疗中的功能和作用，还要理解这些治疗手段对患者造成的心理影响，以及接受这些治疗的患者的心理变化。只有全面了解患者，才能真正明确患者的需要，达到全面康复的目的。

（一）物理治疗与心理

1. 物理治疗对象的心理问题

1）康复初期的失落感　个体一旦发生残疾，原来正常有序的生活会产生极大的变化。日常生活活动能力不同程度地下降或缺失，社会层面的工作丧失，家庭责任不能承担，必然出现心理上的巨大的失落感。一些患者经过康复训练后改善了日常生活活动能力，最终回归社会，也有一些患者心身障碍持续存在。因此，康复治疗师要充分理解患者这种失落感，积极调整其悲哀情绪，从现实出发，循序渐进，和患者共同制订康复目标。

2）残疾的适应　残疾的适应过程要经历几个阶段，理解各个阶段的过程对物理疗法意义重大。功能障碍相似的患者，因其个性不同、社会背景不同、心理特点各异，康复治疗师必须针对每一个患者的个体差异因势利导，循序渐进地帮助患者尽快地适应残疾的状况。物理治疗的任务不仅是帮助患者机体功能的恢复，也要针对他们的心理状态和心理特点，制订合适的训练计划。

3）其他问题

（1）疼痛：进行物理治疗的患者常常伴有各种各样的疼痛，包括急性疼痛和慢性疼痛。长期的持续的慢性疼痛给患者的身心造成极大的影响。如糖尿病性周围神经病、癌症术后的神经痛、腰背部损伤合并的神经痛等，患者常常反复求医、转诊、长期盲目地进行物理治疗。事实上，慢性疼痛康复的目的不是针对疾病的"治愈"，而是最大限度地提高生活质量。多学科参与、综合治疗、促进功能恢复、减少医疗行为干预是处理慢性疼痛的基本原则。

（2）认知障碍：认知功能是大脑皮层的高级功能活动，包括感觉、注意、计算、定向、记忆、学习、言语、判断和执行等多方面的能力。物理治疗的患者合并有认知障碍时，康复治疗要纠正只注意身体功能而忽视认知功能的倾向，识别、治疗和预防认知障碍。否则，康复训练计划难以实施，适应性行为的学习难以进行。对有认知障碍的患者，必须帮助他们获得必要的生活技能，家

Note

庭、社区、医疗机构都要提供必要的援助。

（3）转换性障碍：由精神因素作用于易感个体引起情绪反应，接着出现躯体症状。患者可表现为反复依赖于物理疗法，症状有表演性，疑病和诈病的情况也经常见到。同时，患者往往存在不同程度的人格障碍，有"疾病获益"和逃避家庭、社会责任的倾向。康复治疗师应充分认识到这一点，理解患者的心因性问题，帮助患者重建认知。

（4）创伤后应激障碍：创伤后应激障碍是个体面临异常强烈的精神应激后延迟出现并长期持续的精神心理疾病。有些导致伤残的事件强度与主观体验超出了个体的耐受能力，于是成为创伤后应激障碍的致病因素。这类患者适应延迟，对物理治疗产生阻抗，应及时给予心理咨询和心理治疗。团体心理治疗也适合这类患者。

2. 物理治疗中的治疗关系

（1）身体接触和心理距离：物理治疗的治疗手段大部分是徒手接触的运动疗法，包括被动运动、助力运动等。康复治疗师和患者由于治疗需要在治疗过程有着较近的物理距离，从而会使患者对康复治疗师产生特殊的亲近感。另一方面，物理治疗疗程长，康复治疗师和患者的治疗关系相对固定，也增加了患者与康复治疗师的亲密度。

（2）依赖与移情：病残者长期住院或长期进行康复治疗，交流范围明显缩小，和康复治疗师的人际交流中可能出现移情，即把对过去生活中某个重要人物的情感、态度转移到康复治疗师身上，包括友情、爱情、喜爱、厌恶等情感。无论这种移情是良性的还是恶性的，康复治疗师都应认识到它的存在。能够认识到移情时自己成了患者某种情绪体验的替代对象。

（3）康复团队成员间的关系：康复治疗团队由医师、护士、物理治疗师、作业治疗师、言语治疗师组成，各部门、各专业要相互了解，及时沟通。有时，患者在治疗室有能力做的事情，在其他场所，如家庭或病房变得不能做了，这是有能力做但不愿意做造成的，是一种负性情绪，对这种现象康复治疗师和护士要加强沟通，了解患者的真实情况和负性情绪，及时采取应对措施。

（二）作业治疗与心理

作业治疗是康复医学的一个重要组成部分，是通过有目的性和选择性的活动，如日常生活活动、手工操作技巧、休闲娱乐活动等，来促进患者的功能恢复，提高其生存质量，从而早日回归家庭和社会。作业治疗的重要作用是帮助患者提高生活技能。包括日常生活活动中的进食、更衣、排泄、入浴等，以及教育、工作、文化娱乐、社区活动等所有人类可以进行的活动所需要的技能。作业治疗师应根据患者的志趣和需求设计个性化的作业治疗流程。

1. 作业治疗过程中的心理问题

（1）评估中的心理问题：作业治疗要评估的内容包括躯体功能、认知功能、日常生活活动能力、家庭和社会环境等方面的评估等。一些患者在评估后意识到自己的残疾现状，可能会陷入抑郁情绪而拒绝合作；在认知功能评估时，有些患者和家属可能只重视躯体功能的问题而忽视认知功能障碍，对评估出现阻抗，不以为然或不配合，如果强行检查，会导致患者对认知治疗产生不信任或厌恶感，甚至拒绝接受认知训练。日常生活活动能力的评估包括进食、穿衣、洗澡、大小便控制、行走等方面能力的评定，可以最基本地反映个体的综合运动能力，客观地评价个体的精细、协调、控制能力和感知功能。此过程中，患者往往既担心目前的能力低下，又对康复目标寄予过高期望。

（2）设定康复目标时的心理问题：康复目标的设定既要有一定难度，又要保证患者在努力之下能够达成。康复治疗师要帮助患者正视病残的现状，设定切实可行的康复目标，避免由于患者期望过高而设定过高的康复目标，使患者出现消极畏难和挫败沮丧的情绪。

（3）制订康复计划时的心理问题：作业治疗要根据患者的个人爱好、兴趣、因人而异地选择作业活动，使患者在专注、愉快的状态下完成治疗，获得相对较好的康复效果。

（4）康复训练实施中的心理问题：作业活动的治疗目标是改善和提高患者的日常生活和工作能力，治疗手段包括日常生活活动、生产性和休闲娱乐活动，以及辅助器具的使用和训练等。患者主动参与，趣味性和积极性强，因而能产生其他疗法所没有的明显的心理效应。如集体文娱活动，增加了患者社会交流的机会；手工艺类的作业活动，不仅使得患者自身的能力得以体现，同时作品的完成也给患者极大的成就感和自豪感。日常生活活动训练中，要注意保护患者的自尊心，理解病残者无法自如地完成健康人习以为常的日常细小动作，对患者的表现给予充分尊重、理解和耐心，以减轻患者的心理负担。

（5）出院时的心理问题：出院后患者要在残障或残疾的情况下，重新适应家庭生活和社会生活。患者往往对回归社会没有信心，越临近出院其紧张焦虑越明显。患者自己会预想出很多困难，对无法恢复到病前的生活常态感到沮丧和焦虑。康复治疗师要鼓励患者有勇气面对出院后的生活，情况允许的话可以定期家访，提供具体的指导和帮助。

2. 作业治疗中的治疗关系　作业治疗师和物理治疗师一样，和患者有着长时间相对固定的治疗关系，良好的治疗关系能够促进康复的顺利进行，相反，若治疗关系不良，患者对康复治疗师的不信任，或康复治疗师对患者的嫌弃、不耐心等态度，都会极大影响康复的效果。长期的固定的治疗关系，也容易发生移情和反移情，康复治疗师必须充分认识到这一现象的存在，避免使治疗关系复杂化。

（三）言语治疗与心理

1. 言语治疗对象的心理问题　言语表达是人际交流的重要手段，言语障碍者无法表达内在的感觉，在人际关系上存在着极大的无奈和自卑，内心所想随时自如地表达的一致性需求无法满足，内心十分痛苦、紧张和不安。患者认为"有活力的世界"消失了，而头脑里仍持续存在病前的经历，因而无法把过去的自我和现在的自我相联系，可能还会出现各种精神症状和行为异常。

2. 言语治疗的特点　言语治疗师的任务是帮助患者用包括言语、躯体语言、表情、手势等多种方式来表达自己的内心，与人沟通和交流，实现内心所想能自如表达的一致性。失语症患者沉湎于病残前的生活经历是没有意义的，陷入回想和想象中会使其不能面对现实，从而加重不安和挫折。言语治疗师要帮助患者从过去过渡到现在。从患者极少的言语和身体动作中想象他们想表达的内容，并给予适当反馈。这种"倾听"言语障碍患者内心想法的治疗意义深远，能使患者摆脱孤独状态，最终通往有交流的有活力的世界。而当患者体验不到与言语治疗师交流的感觉时，言语治疗成了一种形式，应尽量避免。

任务三　康复治疗中的沟通技术

康复人际沟通是康复治疗师在康复治疗过程中与周围人的信息传递和交流过程，是医患沟通的特殊形式。康复人际沟通从狭义来讲是指康复治疗师与康复对象的沟通；从广义来讲是指康复治疗师与患者、患者家属及亲友等的沟通，它贯穿于康复治疗工作的每个步骤中。康复人际沟通过程中形成一种康复治疗关系，它是一种帮助性的、治疗性的特殊人际关系，良好的康复治疗关系可帮助患者获得或维持理想的康复状态，有助于加强医患之间的配合，保证医疗活动的顺利进行，提高康复对象对康复治疗工作的满意度。所以良好的康复人际沟通是满足医学目的和医学发展的需要，也是构建和谐社会的重要因素。治疗性沟通与一般人际沟通的区别如表 3-3-1 所示。

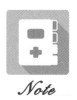

表 3-3-1　治疗性沟通与一般人际沟通的区别

项目	治疗性沟通	一般人际沟通
目的	确定问题,进行健康教育	加深了解,增进友谊
地位	以患者为中心	双方对等
结果	解决问题,促进医患关系	可有可无
场所	医疗机构以及与健康有关的场所	无限制

一、沟通在医患关系中的重要作用

(一) 沟通是密切医患关系、减少医疗纠纷的重要手段

康复患者为了身体的健康而寻求医疗帮助,需要了解许多有关疾病和治疗的信息。康复治疗师和患者之间如果缺乏沟通,未能建立一种真正互相信赖的关系,则与患者或者家属之间发生误解和纠纷就在所难免。进行有效的沟通,能促进医患关系的和谐。

在康复治疗过程中,康复治疗师应把即将进行的康复治疗行为的效果,可能发生的并发症,医疗措施的局限性,疾病转归和可能出现的危险性等信息,在实施康复治疗行为以前与患者或者家属进行沟通,让他们在了解正确的相关信息后,才做出关系到治疗成效和回避风险的医疗决定。沟通有助于患者及其家属进行心理准备,以后出现不令人满意的结果时,能够理解和正确对待。

(二) 沟通能满足患者对医疗信息的需要

医患双方在诊疗过程中的地位和作用有一定的不平等性,康复治疗师掌握医学知识和技能,在康复关系中处于主导地位。患者相对于康复治疗师来讲,缺少相关的医学知识,主要是在康复治疗师的安排下接受治疗,处于一定的被动和服从地位。因此,康复治疗师加强与患者的沟通,才能满足患者对医疗信息的需要。

二、人际沟通在康复健康促进中的作用

随着社会的进步,人们对康复健康的需求越来越高,但在实际康复医疗服务中,需求与满足需求之间存在着矛盾,如果处理不好,轻者将影响医患关系,重者可能导致医疗纠纷。古希腊著名医生希波克拉底曾经说过:"医生有两种东西能治病,一种是药物,另一种是语言",可见言语沟通在治疗中的重要性。康复治疗师与患者及其家属之间的沟通、理解和信任则是有效建立和维持康复治疗师与患者及其家属之间良好人际关系的关键。

(一) 沟通有利于建立帮助性人际关系

医患关系是一种帮助性的人际关系,表现在康复对象寻求康复帮助以获得理想的健康状态,康复工作者的中心工作就是最大限度地帮助人们获得健康。康复治疗师的许多帮助性照顾行为就是通过与患者的沟通来完成和实现的。

(二) 沟通有利于提高康复治疗质量

良好的医患沟通是做好一切康复治疗工作的基础。由于康复治疗对象的特殊性,很多时候都需要患者的密切配合,充分发挥患者的主观能动性,使康复治疗活动能顺利进行。医患之间的良好配合能增强康复效果,促使患者早日康复,从而增加患者对康复治疗工作的满意度。

(三) 沟通有利于营造良好的健康服务氛围

人与人之间良好的沟通会产生良好的社会心理氛围,使医患双方心情愉悦,在这种环境氛围

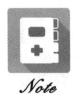

下，双方能够达到相互理解、相互信任。若患者和康复治疗师的心理需求都得到满足，医患双方就会投入更高的热情到康复治疗工作中，康复对象会更主动地配合康复治疗，进而早日康复。

（四）沟通有利于健康教育

健康教育是康复治疗过程中一个重要的方面，通过与患者进行评估性沟通，了解其现有的健康知识需求，针对性地对患者传递有关的康复知识和技能，达到提高患者及家属自我康复保健的能力。

三、康复活动中的治疗性沟通

康复治疗师与患者之间的沟通成功与否，除双方本身的因素外，还存在沟通技能的问题。这种沟通必须是双向的，既需要接收信息，又需要发送信息，才会有沟通效果。沟通双方由于年龄、性别、背景、受教育程度、生活环境、种族文化差异等因素，价值观念和生活方式也会存在差异，这些将直接影响医患之间的沟通效果。认识这些因素，有助于沟通的成功。

（一）康复治疗性沟通概述

1.康复治疗性沟通的含义　康复治疗性沟通是指康复治疗过程中医患之间、康复治疗师之间，围绕患者的治疗问题并能对治疗起积极作用而进行的信息传递和理解。康复治疗性沟通是一般人际沟通在康复治疗实践中的应用，除一般人际沟通的特征外，还具有其自身的特点。

2.康复治疗性沟通的特点

（1）以患者为中心：在日常生活工作中，沟通双方处于平等互利的地位，双方能关注对方的动机、情绪，并能做出相应的反应。这种沟通中，双方是平等的，无主动与被动之分。而在治疗性沟通中信息传递的焦点是围绕着患者进行的，在康复治疗过程中，应以满足患者的需求为主要沟通目的。

（2）治疗性沟通有明确的目的性：治疗性沟通的目的在于建立和维护良好的医患关系，有利于康复工作的顺利进行；收集患者的资料，进行健康评定，确定患者的健康问题；针对患者存在的健康问题实施康复治疗活动；了解患者的心理精神状态，对患者实施心理康复，促进患者的心理健康；共同讨论确定解决患者的康复问题。康复治疗活动中所有的沟通内容都是为了解决患者的康复问题，达到恢复、促进、维持患者康复的目的，这是治疗性沟通的一个重要特征。

（3）沟通过程中的医患均有自我暴露的要求：这是与一般性沟通的重要区别。一般说来，在社交性沟通中，沟通双方都会有一定程度和内容的自我暴露，虽然在暴露的量和程度上不一定对等。而在治疗性沟通中，比较注重的是促进患者的自我暴露，以增加患者对自我问题的洞察力，便于康复治疗师了解患者实际情况，评定患者的需求。

知识链接

自我暴露

在人际沟通过程中，当你将个人的想法、感觉告诉对方，让对方了解你是怎样的一个人，就是人们所说的自我暴露或自我开放。自我暴露是个体与他人沟通时对自身进行揭示的一种行为。在这个过程中，人们提供一些关于自己过去的信息，这些信息对帮助对方理解你现在的行为是有直接关系的。自我暴露就是与他人分享你对发生在身边的人和事的感觉，使别人能够了解你，这是与他人建立关系的第一步。

（二）康复治疗性沟通的程序和内容

1.康复治疗师的沟通要求

（1）治疗过程的一般沟通程序：

①床旁首次沟通：一般疾病，要求康复治疗师查房结束时，及时将病情、初步诊断、治疗方案，

以及进一步诊治检查方案等与患者进行沟通交流;在患者入院1 h内要介绍医院及科室概况、住院须知、注意事项等,并安慰患者卧床休息。

②住院期间沟通:在患者住院期间,要求康复治疗师和医护人员必须对患者疾病的诊断情况、主要治疗手段、重要检查目的及结果,某些治疗可能引起的严重后果、药物不良反应、手术方式、手术并发症及防范措施、费用等内容进行经常性的沟通。

③集中沟通:由科主任、护士长、主管康复师、护士等一起与患者及家属,进行该病发生、发展、疗程、预后、预防及诊治过程中可能出现的情况等进行沟通,回答患者及家属的提问。

④预防为主的沟通:在医疗活动过程中,只要发现可能出现问题的苗头,并把此类作为重点沟通对象,针对性地进行沟通。在晨会交班中,除交接医疗问题外,可把当天值班中发现的不满意苗头作为常规内容进行交班,使下一班医护人员有的放矢地做好沟通工作。

⑤协调统一沟通:诊断不明或疾病恶化时,在沟通前,医护之间统一认识后,由上级医师对家属进行解释,以避免各自的解释矛盾使家属产生不信任和疑虑的心理。在某医生与患者沟通困难时,可另换一位医生或主任与其沟通。

⑥出院沟通:告知患者出院后的用药及注意事项,对已出院的患者,不断进行随访,了解目前病情,需要复查的时间等,医护人员采取电话或登门拜访的方式进行沟通。

(2) 行为要规范,接待要热情:康复治疗师在工作期间应该用一定的行为规范来约束自己,如着装得体、衣服洁净、佩戴胸牌,女士饰物简单,不宜化浓妆。对待患者要有热忱的态度,避免面对患者时精神不振;诊室应该保持整洁、干净,桌上文书、纸张摆放有序,反之则会给患者留下此医生办事条理不清、很凌乱的印象;在跟患者交谈时应语调亲切、用语文明、谈吐高雅、热情耐心等;在诊室坐姿应端庄大方,站立仪态高雅,行走稳健轻盈;患者来时有接迎,走时有送迎。多使用礼貌用语,如"您好""请坐,请稍候!""请问您感觉哪儿不舒服?""我将为您做一下身体检查,请您配合一下!""谢谢您的合作""祝您早日康复!"等。在日常工作中应做到接诊每一位患者时主动问候,微笑服务,爱心相助,应用规范的仪表、言谈、行为来沟通。只有这样才能充分体现热心、爱心、真心和关心。

当患者来院就诊或住院后,康复治疗师都要以良好的精神状态和真诚的服务接待每一位患者。给患者一种真正被重视的感觉,只有这样才能让患者与你初次的接触中产生信任感与好感。同时要把病情的来龙去脉,即病情的发生、发展和转归说清楚,取得患者的理解和配合。最忌讳的做法是直接给患者做检查和治疗,而没有给患者讲明理由。患者病情发生变化时,医生要及时讲清为什么会发生这种变化。一定要有一个给患者家属单独沟通的时间,患者或家属仍不明白时,康复治疗师千万不能急躁。因为这时一句"跟你说了多遍,怎么还不懂"的话,就可能"培养"医患的对立情绪。所以,医患沟通力求通俗易懂的语言。

(3) 体现人文关怀,要有同情心:是否关心患者,对患者是否有同情心,是患者是否愿意与康复治疗师沟通的基础和关键。对患者而言,总希望康复治疗师特别关注、关心、照顾他,以他为中心,一切以他为重。但事实上康复治疗师不能满足患者的所有要求,但要从态度和行为上表现出对患者的关心和同情,并对患者做适当的解释,如"请稍候,等我把手里的事处理完就来"。

作为一名康复治疗师,不但要有高超的医术,也要有很强的责任感,善良正直,富于爱心。康复治疗师应更好地了解医学的内涵、思想和观念,看到现代医学面临的挑战,能更深入地理解医学人文精神,彻底改变单纯"治病"的观念。

(4) 使用开放式谈话方式:开放式谈话原则上是向患者提出问题,即询问患者,患者根据其实际情况回答。此谈话问题范围较广,不限制患者的回答,可以诱导和鼓励患者开阔思路,说出自己的观点、意见、想法和感觉。而不是由康复治疗师提供答案,让患者在几个答案中选择。例如,患者说:"我可以增加活动强度吗?"康复治疗师答:"不行,不可以。"这样患者与康复治疗师的谈话就结束了。这是一种封闭式谈话,康复治疗师只能获取少量信息。如果改变问话方式,在说话中多提"你有什么感受?""你有什么想法?"之类的开放式问题,谈话就会进行下去,并且能获取更多信息。

(5)学会询问:在康复治疗实践中康复治疗师可向患者提出一些问题,并采用鼓励的语言促使患者把自己的真实感受讲出来,询问可帮助康复治疗师获取信息和确认有关康复问题,以保证康复治疗措施的有效进行。

(6)学会关注:在患者或家属陈述病史或病情时,康复治疗师要全神贯注地聆听对方的讲话,认真观察其细微的情绪与体态的变化,并做出积极的响应。贯注还要求有效运用言语与体语来表达对说话者的关注与理解,以使其感到他讲的每一句话,表露的每一种情感都受到了重视。其中言语的表示包括"嗯""噢""是的""我明白了"等,而身体和表情包括点头、注视、面部表情变化及一定的沉默等,以加深对方对自己的信任。要避免那种"注意力集中在自身,别人说别人的,我做我自己"的现象,这样既不尊重别人,也不能有效地观察对方,使沟通的效率降低。

(7)换位思维:康复治疗师在沟通过程中尽量设身处地地替患者着想,以尽可能与患者"思想聚焦,情感并轨"。这就要求康复治疗师在沟通过程中做到"听之有心,言之中肯",即在听患者叙述时,全心投入并适时地做出反馈,不断达到心灵上的"和声",以让患者充分感受到对他的尊重和理解。

2.评估患者的沟通能力 评估患者的沟通能力是有效进行治疗性沟通的基础条件。沟通能力因人而异。影响患者沟通能力的因素很多,除了不同的经济文化背景、价值观因素外,患者自身的生理、心理状况等因素也会影响到患者的沟通能力。医务工作者只有充分了解患者沟通能力方面的有关信息,才能进行有效沟通,达到预期目的。患者的沟通能力评估主要包括以下几个方面。

(1)听力:一定程度的听力是进行语言沟通的基本条件。当患者的听觉器官受到损伤后,会出现听力的缺陷,直接影响有声语言的沟通。除了各种原因引起的耳聋外,老年人的听力随着年龄的增长,也会逐渐下降。

(2)视力:据统计,人接收的80%以上的信息是通过视觉获得,视力的好坏,直接影响患者对非语言的沟通,良好的视力能提高沟通的效率。

(3)语言表达能力:每个人的语言表达能力不同。如对同一件事情的陈述,有些人描述得很清楚,而有些人却不知道怎样叙述。语言表达能力还受到个体年龄、教育文化背景、个体患病经验等因素影响。

(4)语言的理解能力:良好的沟通,不仅仅需要良好的表达能力,而且需要良好的理解能力。如有些人听不懂外语、方言,容易造成沟通困难。人的理解能力同样受到文化、教育等因素的影响。

(5)病情和情绪:患者的病情和情绪会直接影响到沟通。病重时患者少语懒言,无兴趣和精力进行,甚至不能进行语言沟通。情绪不佳时会阻碍医患沟通的顺利进行,甚至产生负面影响。

3.其他常用沟通策略

1)了解患者的价值观、情感和态度 患者的文化程度、生活环境、文化背景、信仰和价值观,直接影响患者对某些事件的看法和采取的行为。康复治疗师只有在充分了解患者情况的基础上,才能与患者进行很好的沟通,避免误解。

2)尊重患者 每个患者都有尊严,应该以礼貌、尊敬的态度对待他们,以真心、爱心赢得患者的信任。尊重患者是与患者进行良好沟通并建立良好的医患关系的先决条件。病重或有残疾的患者,存在生活部分或完全不能自理等问题,易产生孤独、焦虑、自卑的感觉,康复治疗师应主动关心患者,多与其沟通,了解和满足患者的需要。

3)掌握谈话节奏 不同的患者,其谈话和反应的节奏不同,有快有慢,康复治疗师应根据患者的具体情况,注意掌握沟通的节奏,尽量与患者保持一致,而不能强迫患者与康复治疗师保持一致。如与某患者的沟通一直都很顺利,按计划今天康复治疗师要与患者进行某个问题的沟通,但患者拒绝回答,或干脆不理睬。这时,就要考虑是不是进行得太快,患者不能适应? 是否应该调整进程?

4) 合理分配时间　与患者的沟通需要进行时间安排,如果是比较正式的沟通,如对患者进行评定,进行健康教育,则要有一定的时间计划。如这个话题将要花多长时间? 是否需要事先约定? 时间安排上注意与主要的治疗时间错开,有足够的时间实施教育计划而不被打断,才能保证健康教育顺利和有效。

5) 积极耐心地倾听　倾听是最重要也最基本的一项技巧,倾听是建立发展良好互动医患关系最重要的一步。康复治疗师认真、积极的倾听态度,表示出对患者的谈话感兴趣,愿意听患者诉说,是鼓励患者继续交谈下去的动力。康复治疗师必须尽可能耐心、专心和关心地倾听患者或家属的述说,做到尊重、诚信、同情、耐心。倾听时要有主动积极的回应,如变换表情和眼神,点头作"嗯、嗯"声,或简单地插一句"我听清楚了"等等。

对患者要怀有关怀之心。患者也是活生生的,有感觉、有情绪、有心理反应的人,他对自己的问题的感受和了解,要比康复治疗师精确。只有认真、耐心地倾听患者的诉说,才能更准确地判断疾病的发展过程,做出更明确的诊断和护理方案。积极地耐心倾听,对于患者来说也是一种心理压力的释放和安慰。在日常的医护工作中,康复治疗师是医生,也是倾听者。

如果是正式谈话,须事先安排合适的时间,不要让其他事情分散自己的注意力,仔细倾听患者的述说,不轻易打断患者的陈述。应用自己的眼睛、面部表情、话语传递出对患者的关注。

在与患者交谈的过程中,注意观察患者的面部表情、姿势、动作、说话的语调等,有时患者的身体语言更能表达患者的真实意思。饱受各种痛苦折磨的患者,往往担心康复治疗师并未专心听他们的诉说。疑虑和抱怨多、说话倾向于重复的患者,尤其需要医生有耐心。有时,患者离题太远,医生可以礼貌地提醒患者,请他回到主题上来。总之,医生不要干扰患者对身体症状和内心痛苦的诉说,尤其不可唐突地打断患者的谈话。

沟通中最重要的技巧是关注对方,关注患者的需要,而不是康复治疗师自己的需要。谈话过程中注意不要有东张西望和发散注意力的小动作,如不停地看表、玩弄手指或钥匙等,这些会使对方认为你心不在焉,影响沟通的进行。同时,应及时回应患者,对视力好或有残余视力的患者,可用点头等身体语言示意;对视力差的患者应给予口头上的反应,如"是吗""你说得对"等话语,以促进沟通的继续进行。

6) 传递温暖的感觉　康复治疗师在与患者沟通时,尽量在各方面使患者感到舒适,如安排谈话的时间、地点、沟通的方式等。在日常治疗工作中,应表现出愿意与患者接触、愿意帮助他、关心他的行为和态度,使患者感到被尊重、被关心和被重视,真诚对待患者,赢得患者的信任。医患之间只有建立较深的信任感,才能达到较高层次的沟通。

7) 巧用非言语沟通　非言语沟通这种交流方式可以起到普通语言文字所无法达到的效果、作用。非言语沟通不仅是利用语言及文字进行信息交流沟通的一种补充形式,也是一种人与人之间的心理沟通方式,更是人类情绪和情感、态度和兴趣的相互交流与相互感应。康复治疗师的手势、面部表情、语调等也能传递出对患者的关心和对沟通的关注等信息。经常使用的非言语沟通大体有以下几种。

(1) 距离沟通:这里的距离,主要是指康复治疗师与患者或家属之间应保持的适当距离;大量的科学研究证明,人类普遍存在一种私人空间的概念,康复治疗师的身体和患者或家属所保持的距离,就是一种非言语沟通形式。距离与康复治疗师和患者在各种情境下的需求和操作要求成正相关。如康复治疗师和患者初次交流病情时,距离定位在 $1\sim2$ m 之间,这个距离近到足以看清对方的反应。如果我们移到 0.5 m 以内,患者可能会有压迫感,如果在 2 m 以外,就有交谈被他人听到的感觉,交流将会困难。随着康复治疗师和患者的接触了解,空间距离将会自然变化。

（2）肢体沟通：在康复治疗过程中,康复治疗师与患者存在大量的肢体沟通。在这些肢体沟通过程中,康复治疗师应保持轻柔、温和的姿态,或征求患者的意见和看法,避免在与患者接触过程中出现使患者厌恶或不满意的现象。

（3）眼神沟通：眼睛是人与人之间沟通的窗口,是沟通中最清楚、最正确的信号,因为它是人身体的焦点。康复治疗师的眼神是非言语沟通的一个重要方面,通过眼神流露的尊重、关怀、肯定、赞许等信息,能给患者带来积极正面的治疗作用,并能加深与患者之间的感情交流和信任。如康复治疗师在为患者实施护理的过程中,对手术后患者投以询问的目光,对年老体弱者投以关爱的目光,对进行肢体功能锻炼的患者投以鼓励的目光,而对神志清醒的不合作的患者投以责备、批评的目光。此时虽没有语言行为,但却更能使患者感到愉快,得到鼓励,或产生内疚。同样,患者一个赞许的目光,可使护理人员消除身体疲惫,感受到自身工作的价值。

（4）手势沟通：手势是有声语言的延伸,是非言语沟通中重要的表达方式,富有极强的表情达意的功能,表达的信息丰富多彩。例如:患者刚入院时,护士手掌心朝上,引导患者到床边,表示礼貌;患者出院时,挥动单手表示辞别;儿童接受注射治疗后,竖大拇指表示好样的、棒极了;术后患者示意下床活动时,"OK"手势表示支持和答应;如病情不允许离床活动,则摆手表示不同意;当患者主动配合治疗时,拍拍患者的肩予以肯定。

（5）微笑沟通：微笑有时胜似语言,是康复沟通中的"润滑剂",是康复治疗师和患者相互沟通、相互理解、建立感情的重要手段。英国诗人雪莱曾说"微笑是仁爱的象征、快乐的源泉、亲近别人的媒介。有了微笑,人类的感情就沟通了。"康复治疗关系是一种特殊情境下的人际关系,需要更多的关怀、更多的良性互动。在整个康复过程中,要用自然的、真诚的微笑面对患者,这能舒缓患者紧张的心情,缓解患者的病痛,让患者不再感到孤立无援。对于首诊患者,康复治疗师应有表示热情的、和蔼的微笑;在康复过程中,患者主动配合治疗和护理,患者身体迅速康复时,康复治疗师应有赞许鼓励的微笑。康复服务中的微笑完全源于医者健康积极的心态,源于康复治疗师认真负责的社会责任和价值追求。微笑是全世界通用的语言,是一种无声动人的音乐,是人类一种高尚的表情,为微笑而服务,为服务而微笑,永葆一种愉悦的心态,让患者满意,让患者微笑,是康复治疗师永远追求的目标。

总之,非言语沟通是伴随言语沟通发生的,是生动的、持续的,它可更直观形象地表达言语行为所表达的意思,比言语沟通更接近事实。医疗情境下的非言语沟通具有特定的意义,它能够稳定患者的情绪,改善患者不良的心理状态,增强患者健康的信心,使双方交流的氛围更和谐,使对方得到关爱、体贴,更多一份理解和同情。交流双方可通过观察对方的表情、动作、手势等了解对方的心理需求和心理变化,满足对方的生理及心理的需要。由此可见,恰到好处地应用非言语沟通,能弥补某些状态下言语沟通的不足。

8）注意观察患者的非言语表达方式　康复治疗师可通过观察患者的面部表情、姿势、眼神等,了解患者的真实信息。患者可能并没有用言语表达自己的情绪,但从患者的表情中也可以得到一些信息。眼睛是人类心灵的窗户,能明显、自然、准确地展示患者的心理活动。眼神是传递信息十分有效的途径和方式,不同的眼神可传递患者的痛苦、不满、忧郁、恐惧、担忧、愤怒等信息。身体姿态能直接传递患者的病情信号,如从患者捂住腹部的姿势上,就能判断出患者可能有腹部不适等。

9）保护患者的隐私　如谈话的内容涉及患者的隐私,不要传播给与治疗和护理无关的康复治疗师,更不能当笑料或趣闻四处散播。如有必要转达给他人时,应告诉患者并征得其同意。如患者告诉康复治疗师他的生理缺陷情况,若与治疗方案的选择有关,需转告同行时,要向患者说明将把这一信息告诉其他医生并解释转告给其他医生的必要性。

10）理解患者的感觉　人是经验主义的,对于人和事的理解高度依赖于自己的直接经验。

人的思维常常以自我为中心,没有切身体验过的事往往觉得难以理解。只有当别人经历的情感是自己曾经体验过或正在体验的,才能真正理解。因此,自我经验的丰富无疑是康复治疗师理解和同情患者的前提。但是,由于受年龄、阅历和生活视野等因素的限制,人们亲身体验、亲眼所见的事物总是不够的,这就需要靠"移情"来补偿。移情不是指情感的转移,而是对人更高一层的理解与同情。它的含义包括:一是用对方的眼光来看待对方的世界;二是用对方的心来体会对方的世界。

11) 对患者的需要及时做出反应 在绝大多数情况下,康复治疗师与患者交谈都带有一定的目的性,患者的一般需要和情感需要将得到回应。如患者诉说某处疼痛,应立即评估患者的疼痛情况,并给予及时处理;如问题严重,不能单独处理时,应及时通知其他医生协助进行处理,不能因有其他事情而怠慢患者。

12) 向患者提供健康有关的信息 康复治疗活动中,康复治疗师应尽量利用和患者接触的时间,向患者提供有关信息,解答患者的疑问。在向患者提供信息时,应使用通俗易懂的语言,尽量不用或少用医学专业术语。对一时不能解答的问题,应如实告诉患者并及时、努力地寻求答案,切忌对患者说谎或胡乱解答。

13) 表达友善与鼓励 康复治疗师一个和蔼亲切的表情向患者传递了相互友好的关系,而一副生硬的面孔则向患者传递着冷漠和疏远的关系信号。

4. 利用社会学一般心理加强沟通

(1) 利用社会认知偏差理论修正沟通:医患双方在特殊的社会环境中形成的沟通关系,必然受到社会影响,比如认知偏差的影响。

认知偏差主要有两种:对自我认知的偏差和对他人认知的偏差。对自我认知的偏差又有患者自我评价过高和患者自我评价过低两种。一般来说,自我评价过高的患者会有孤单感,自我评价过低的患者有自卑心理。对他人认知的偏差包括以貌取人和抱持成见。更多的患者有从众心理,对自己和他人的看法缺乏主见。这几种认知偏差在医患沟通中有不同表现。

以貌取人常表现为以第一印象决定对一个人的认识。患者与康复治疗师首次见面所形成的印象,即为第一印象。这种印象主要是来自康复治疗师的表情、姿态、身材、仪表、年龄、服饰等方面,形成的初次印象将在对康复治疗师的认识中起决定性作用,患者对后来获得的信息往往不大注意或易忽视。第一印象产生正向优先效应,如果对康复治疗师印象好,于是喜欢、信任与之接近;反之,不好的第一印象在以后的认知中就会更多地注意康复治疗师的缺点,产生负向优先效应。这种只看表面不着实质的认知倾向容易造成对康复治疗师认识的失误,从而影响康复关系沟通。

以成见待人在沟通中常表现为晕轮效应和定势效应。晕轮效应是将认知对象的某种印象不加分析地扩展到其他各方面去的印象。"情人眼里出西施"即是典型。在康复关系沟通中,患者在认识康复治疗师时,由于对康复治疗师的某一特征或行为产生突出印象,掩盖了其他特征和行为的认识,一好百好,一坏百坏,造成认知的偏差,从而影响康复关系沟通。定势效应是用一种固定了的人物形象去认知康复治疗师。如在一些患者看来,年轻的康复治疗师技术水平会受到质疑,年老的康复治疗师则技术水平较高。

从众心理则是根据多数人的看法来确立自己的观点或态度的一种现象。这种心理会导致缺乏主见,人云亦云,不管别人的看法正确与否,一味随声附和,结果导致认识失真,影响看法和沟通效果。

(2) 利用社会态度形成理论改变看法:态度是人们对一定对象较一贯、较固定的综合性的心理反应倾向,它不是某种心理过程而是全部心理过程的具体表现,认知、情感、动机同时在其中起作用。态度在人际沟通中形成,对人际沟通也会产生影响。在康复关系沟通中,康复治疗师的态度给患者造成心理压力,因为态度总是指向并倾注于某个具体患者,具有压迫性。如康复治疗师对待患者态度和蔼、真诚、热情,会使患者有安全感并亲而近之;反之,康复治疗师态度圆滑、缺乏诚意、歧视患者,则会使患者疏而远之。

良好的人格魅力影响患者。人格是指在一定的社会历史条件下的具体个人所具有的意识倾向性及经常出现的较稳定的心理特征的总和,包括一个人的兴趣、爱好、思想、信念、世界观、性格、气质、能力等。在康复关系沟通中,康复治疗师展现热情、诚实、高尚、正直、友好的人格特征,患者易于接受他并喜欢与之沟通;相反,一个冷酷、虚伪、自私、高傲、自大的康复治疗师就会令患者生厌、回避和疏远,影响沟通。可见,康复治疗师良好的个性品质易于建立和谐的康复关系,不良的个性品质则会影响正常沟通。从上述分析,我们不难看到人格魅力因素在康复关系沟通中的深刻影响。

(3)利用社会从众理论构建和谐关系:影响从众行为的因素主要有群体因素和个体因素。群体因素包括群体的规模和一致性。如果只有一个康复治疗师对某个不接受治疗和管理的患者做出负面评价或批评,患者可能会坚持自己的意见;而如果有多个负面评价或批评,患者多半会内心不安或愧疚,最终从众了事,接受治疗和管理。一般来说,群体规模越大,持有一致意见或采取一致行为的管理者越多,则患者个体所感到的心理压力就越大,也就越容易从众,越容易接受治疗和管理。个体因素主要是知识经验。个体对刺激对象越了解,掌握的信息越多,就越不容易从众,反之则越容易从众。如果一名康复治疗师和一群教师讨论教育孩子的问题,康复治疗师往往不会反对教师们的意见,因为他对此问题不甚了解;而如果是讨论康复方面的问题,康复治疗师往往会反对教师们的意见,因为他在这方面有丰富的知识经验。知识经验多的个体拥有更强的自信心,他倾向于把自己看成是群体中的专家而不愿从众。患者个人的智力、自信心、自尊心、社会赞誉需要等个性心理特征,与从众行为密切相关。智力高的患者,掌握的信息比较多,思维灵活,自信心较强,不容易发生从众行为,反之则相反。有较高社会赞誉需要的患者,特别重视别人的评价,希望得到他人的赞誉,较易从众。性格软弱、暗示性强的患者也容易表现出从众倾向。

康复治疗师掌握从众心理的规律,在各种情境下利用从众心理,对患者的治疗和管理会起到事半功倍的作用。

任务四　与不同康复患者的沟通技巧

医患之间存在个体差异和群体差异,如儿童、老年患者,各自就有其年龄特点,在康复治疗沟通过程中,既具有一般人际沟通共同的特点,也具有医患沟通独有的特点和途径,了解和掌握好这些特殊年龄段患者的特点,将有利于医患治疗沟通的顺利进行,进而提高康复措施的有效性,促进患者的康复进程。

一、与特殊年龄段的患者进行沟通

所谓特殊年龄段主要是指儿童和老年人,他们在沟通方面具有一定的特点,如果不了解他们的特点,将不能进行有效的沟通,甚至会导致沟通的失败。

（一）婴儿、儿童与青少年的特点及沟通要求

与婴儿、儿童及青少年进行沟通需要一些特别的考虑,才能与婴儿、儿童和青少年及其家长建立良好的治疗性人际关系。不同年龄段的儿童有不同的沟通特点,只有了解这些特殊年龄段患者的特点,才能与他们进行有效的沟通。

1. 婴儿的特点和沟通技巧 婴儿阶段的患者不能用语言进行沟通和表达个体感受,常以

哭、笑、动作等非语言形式表达自己的舒适与否、好恶等。康复治疗师在与婴儿沟通时应避免用过大的刺耳的声音,也不要突然移动,动作应轻缓,轻柔地抚摸可增加婴儿安全感。沟通时,应面带微笑,在婴儿的视野范围内。要多与婴儿接触,可将他们抱在胸前,让他们熟悉护士,使他们感到安全和温暖。

2. 儿童的特点和沟通技巧　幼儿能用语言和非语言的形式简单表达自己的意见和感受,自我中心意识较强,能清楚表述自己的思维和意愿。与这个年龄段的儿童沟通,应关注儿童的个人需要和兴趣。告诉儿童应该怎样做,怎样去感觉,允许儿童自己去探索周围环境(如玩听诊器、压舌板等,但须注意安全)。谈话时注意用简单的短句、词汇和具体形象的解释。注意避免使用含糊不清的话语,直截了当的语言更利于他们的理解,如直接对儿童说"现在该吃药了"。

学龄期儿童能使用语言进行沟通。他们有较强的求知欲,对周围世界感兴趣,关心自己身体的完整性。在与学龄期儿童沟通时,康复治疗师应对其感兴趣的事物给予简单的说明和解释;动作应轻缓,温柔、友善和平缓的语调能使患儿感到舒适和容易接受。儿童也有被尊重的需要,所以在与儿童交谈时,眼睛应尽量与他们的眼睛处于一个水平面。

绘画和游戏是与幼儿有效沟通的两种重要方式。绘画给儿童提供了非言语表达(绘画)和言语表达(解释画面)的机会。儿童的绘画通常能显示出他们自己的经历、喜好等信息,有时候可以作为心理分析的资料。康复治疗师也可以从儿童的绘画上开始与他们的交谈。游戏是一种独特的沟通方式,在游戏过程中,儿童与康复治疗师逐渐熟悉,戒备和恐惧心理得到缓解,康复治疗师就能了解儿童的真实情况。治疗性的游戏能减轻患儿的焦虑和因疾病引起的不适。在给患儿进行体格检查前,先与他们游戏,再进行体格检查,可取得他们的配合。

3. 青少年的特点和沟通技巧　青少年人群的抽象思维、逻辑判断能力和行为介于成人和儿童之间,喜欢独立行事。应允许他们有自己的想法,不要强迫他们;认真倾听他们的诉说,了解他们的想法。在这个阶段的孩子可能有他们年龄段的一些独特的词汇,所以应熟悉并且能运用这些独特的词汇,以利于更好地与其进行沟通。

(二) 老年人的特点及沟通要求

老年人是社会中一个特殊的群体,随着社会的老龄化,老年人口会越来越多。老年人患病率和住院率也高于其他人群,所以与老年人的沟通是做好老年患者康复服务的关键。

1. 老年人的沟通特点　老年人随着机体的生理性老化,感觉器官的功能也逐渐减退或出现病变,如老年性白内障、青光眼、糖尿病视网膜病变、眼底血管性病变及老年性耳聋等,加上老年患者的记忆力下降,将严重影响患者与他人的沟通。老年人的共同特点如下。

(1) 视力差:老年人视力减退的程度和持续时间各异,但都不同程度地影响与他人沟通的能力,特别是患者对他人非语言的感受和领悟。

(2) 记忆力下降:会直接影响老年人对某些信息的记忆和回忆,从而影响沟通效果。

(3) 听力下降:会直接影响沟通双方口头语言信息的传递和理解。

2. 与老年人沟通时的注意事项

(1) 选择适当的沟通方式:通过评估老年人的沟通能力,选择适当的方式与老年人进行沟通,如交谈、表情与手势、书写、卡片等,强化沟通效果。

(2) 语速要慢:因为老年人的反应速度减慢,在与老年人进行沟通时,要适当减缓语速,说完一句话后应给一定的时间让老年人反应,切忌催促。

(3) 创造一个适宜沟通的环境:如患者舒适的坐姿,安静的环境,充裕的时间等。

(4) 简短、重复:在与老年人沟通时,注意语句简短,一次交代一件事情,以免引起老年人的混淆。对重要的事情,有必要重复交代,直到老年人理解、记住为止,必要时可用书面记录提示或告知其家属,协助老年人完成。

二、接待的沟通要求

与患者初次接触,康复治疗师的仪表、态度、言语举止都会给患者及其家属留下难忘的第一印象,并且会影响以后的沟通,所以不论是接待门诊患者,还是住院患者,都应该注意下列几点。

(一) 接待沟通要求

1. 态度热情,语言文明　患者到医院求医,面对陌生的环境,加上身体的不适,往往会不知所措。医生见到患者,特别是初诊患者,应主动询问"需要我帮忙吗""有患者正在看医生,请稍候"等。

2. 仪表端庄,举止文雅　端庄的仪表和文雅的举止是一种非语言的沟通形式。有研究发现,非言语沟通有时用得更多,也更能直观地表达真实观点。

(二) 电话沟通要求

电话交流是通过语言、语气、态度等方面传递信息,虽然不是面对面的交流,但也会影响沟通效果和医生的形象,应该引起重视。电话沟通应注意以下几点。

1. 接电话的时间　通常应该在电话铃响3次以内接电话。电话铃声一旦响起,应尽快地妥善处理手中的事务,以便尽快接听。如因特殊原因,致使铃声多次响过才接听,在谈话之初应向对方表示歉意,如"对不起,让您久等了"等。

2. 电话接通后的要求　电话接通后,发话人首先要向对方问候、做自我介绍。同样,受话人也应如此。这样的目的不仅在于礼貌,同时也可以证实通话号码和通话对象是否正确。如果拨错了电话号码或者接话人不是自己想找的人,应向对方表示歉意,切忌一言不发就挂断电话。发现对方拨错号码时,不要大声训斥,或立即挂断电话,而应礼貌地告诉对方"您可能拨错了号码,请查证后再拨"。

3. 使用对方能听懂的语言　我国人口众多,各地使用的方言差异较大,相互之间不能进行很好的交流,所以应大力提倡和推广普通话。另外,由于国际交流增多,外籍患者增多,要求医务工作者应该具有一定的外语交流能力。

4. 通话时的姿势　通话时注意力要集中,站立或端坐,不能躺着接电话,更不能心不在焉地边接电话边忙着其他事情。

5. 把握通话的时间　通话时对要表达的内容应做到简明扼要,言简意赅,不要拖延时间,一般每次通话的时间应该控制在3 min内。双方均应注意时间的把握。发话人将主要内容讲完即可,受话人要集中精力倾听,及时回应,尽量缩短通话时间,不能在通话时闲聊。

6. 电话结束挂断　通话过程中,不要随意中断,当必须中断时,应简要向对方说明原因和所需要的时间,如"对不起,有患者要询问,请稍等"。通常情况下,由发话人先挂断电话,或受话人征求对方意见后挂断电话。

三、与特殊患者的沟通

在临床工作中,不是每一个患者都容易与康复治疗师沟通,常出现一些特殊的情况,如患者出现愤怒、抑郁、悲哀、抱怨等不良情绪;也可能因患者病情严重,感知能力下降而影响沟通,康复治疗师应掌握与这些特殊患者的沟通技巧。

(一) 与情绪愤怒的患者进行沟通

在临床康复治疗工作中,难免会遇到情绪愤怒的患者。他们大声喊叫,无端地指责康复治疗师、护士,甚至摔东西。对待这类患者,有的康复治疗师采取不理睬、回避的态度,这种态度有时可能会缓和患者的情绪,但有时会更加激化患者的愤怒情绪。对待这类患者,需要注意的沟通要点:①认真倾听患者的诉说;②了解和分析患者愤怒的原因;③安抚患者;④尽量满足他们的要求。有时患者愤怒的原因是因为他们被告知病情较严重,一时难以接受,而以愤怒来发泄他们的坏情绪,这时应尽量给患者提供适当的环境,让患者发泄。

(二) 与抑郁的患者进行沟通

抑郁患者具有反应慢、说话慢、动作慢和注意力不集中的特点。沟通时应注意:①关心患者,让其感到温暖和被关注;②沟通时应注意语速要慢,句子要简短,必要时可多重复几次;③对患者的反应及时给予回应。

(三) 与悲哀的患者进行沟通

多种原因可引起患者的悲哀,如疗效不佳、病情加重、丧失亲人等。沟通时应注意:①允许患者哭泣,哭泣有时是一种有效的、有利于健康的反应。在患者哭泣时,可静静地陪伴在患者的身边,递上一条毛巾、一杯水,或轻轻触摸患者的肩部、握住患者的手。②鼓励患者倾诉悲哀的原因。③如果患者想独自安静地待一会儿,应给他们提供适当的环境。

(四) 与不断抱怨的患者进行沟通

患者可能会因为各种不同原因不满,表现为连续不断地抱怨,对周围的事物不满。康复治疗师与其沟通时应注意:①允许他们抱怨;②认真倾听患者的意见;③对患者合理的要求应及时给予满足,若不能满足时,应耐心地给予解释,取得患者的理解和合作。

(五) 与病情严重的患者进行沟通

在与病情严重的患者交谈时应注意:①话语要简短,根据患者的体力情况,一次谈话时间不能太长;②谈话时注意观察患者的病情变化,体力能否支撑;③对于意识不清的患者,可以用同样一句话反复地与之交谈,强化刺激;④对于昏迷患者,触摸是一种较好的沟通方法,无论他是否能感知到,是否有反应,都应该反复地、不断地试图与其沟通。

(六) 与感知觉有障碍的患者进行沟通

1. 与视力受损患者的沟通

(1) 告诉患者你来到或离开了病房:这一点对患者非常重要。由于患者视力差,不能看见你的到来或离去。突然出现在患者面前或突然地开口说话,有时会使患者出现惊恐感;而有时又会出现康复治疗师已经离开,但患者不知道,可能仍然不停地说话,这样对患者极不礼貌。所以进入或离开病房时,应告诉患者,并通报自己的姓名。

(2) 给予患者足够的反应时间:由于患者视力差、年老或病重,对康复治疗师所传递的信息反应较慢,康复治疗师应给予足够的时间,让患者理解和回答,切忌催促患者,出现不耐烦情绪。同时要注意说话时语速要慢,语调要平稳。

(3) 鼓励患者表达自己的感受:患者患病后,特别是视力减退、病重或生活不能自理后,容易产生被嫌弃的心理而表现出焦虑、烦躁或郁闷的心理,不利于患者的恢复。这时康复治疗师应鼓励患者表达自己的内心感受。

(4) 选择合适的沟通环境和时间。

(5) 与患者保持较近的距离:与尚有残余视力的患者交谈,应面对患者,便于患者观察非言语沟通的意思。

(6) 其他:给患者做任何操作或行动前,都应向患者做较详尽的解释;对周围的声响,应加以说明;因他们的视力受损,对身体语言的感知能力下降,故应避免或尽量少用非言语表达方式。

2. 与听力受损患者的沟通

(1) 在与听力受损,仅具有残余听力的患者进行沟通时,应面对患者,在让他看到治疗者的面部和口型时,才开始说话,增加身体语言的表达比例,以弥补其由于听力受损引起的沟通障碍。

（2）在与患者进行正式交谈时,要注意选择安静的环境,避开探视时间。

（3）交谈时适当大声,但避免吼叫,否则会造成患者误解。

（4）听力下降的患者,同样也感知不到旁人的到来,故应轻轻触摸患者,让他知道你已经来到。

（5）交谈时应尽量靠近患者,必要时应贴近患者外耳。

（6）运用其他沟通方式弥补口语沟通的不足,如卡片、书写等。如患者视力尚好,可用写字板、卡片写字或画一些图画、符号、标识传递信息,辅助以身体语言,如手势、面部表情等。

（柯　红）

目标检测

一、单选题（请从以下每一道题下面 A、B、C、D、E 五个备选答案中选择一个最佳答案）

1. 患者的权利不包括（　　）。
A. 被尊重被治疗的权利
B. 自主选择检查项目的权利
C. 了解诊疗方案并做出决定的权利
D. 隐私权
E. 减轻或免除社会责任的权利

2. 患者被诊断患病时否认自己得病,难以进入患者角色的情形称为（　　）。
A. 角色行为强化
B. 角色行为冲突
C. 角色行为减退
D. 角色行为异常
E. 角色行为缺如

3. 患者角色行为适应中,角色行为缺如是指（　　）。
A. 患者对自己所患疾病产生的心理反应过度的角色行为
B. 患者认为自己没病或对自身疾病的严重性认识不足,不能进入患者角色
C. 患者在适应患者角色过程中,与其患病前各种角色发生心理冲突而引起行为的不协调
D. 患者不能或不愿承担疾病所造成的一系列影响后果而产生的角色行为特征
E. 患者把自己疾病的后果看得过重,过度依赖医护人员和家属的照顾

4. 下列关于沟通的策略错误的是（　　）。
A. 讲究礼貌言行
B. 借鉴师生关系
C. 赏识患者转归
D. 给予美好期望
E. 给予患者充分尊重

5. 患者,女,48 岁,某乡镇企业负责人,5 个月前被确诊为乳腺癌并接受了手术治疗,术后患者仅休息了 2 个月,便全身心投入工作,同患病前一样从事日常工作,参加各种会议和活动,对于自己身体的康复情况并不重视,不按要求到医院复查,也不愿再接受任何其他的治疗,该女性角色行为改变类型属于（　　）。
A. 角色行为缺如
B. 角色行为强化
C. 角色行为异常
D. 角色行为减退
E. 角色行为冲突

6. 患者,男,55 岁,工程师,因膀胱癌入院准备接受手术治疗。在术前准备期间,患者一方面希望尽快恢复健康而配合各种检查和治疗,另一方面又担心自己主持的工程项目出问题而自行离院回单位开会。这种患者角色的状态属于（　　）。
A. 角色行为强化
B. 角色行为异常
C. 角色行为适应
D. 角色行为缺如
E. 角色行为冲突

7. 患者,男,大学生,因被诊断为慢性肾功能衰竭而住院治疗,入院后出现了失眠、哭闹和攻击性行为。患者的这种角色变化属于（　　）。

A. 角色行为减退　　　　　　B. 角色行为强化　　　　　　C. 角色行为缺如

D. 角色行为异常　　　　　　E. 角色行为冲突

8. 影响康复的问题中较为重要的方面是（　　　　）。

A. 不良认知　　B. 不良行为　　C. 不良情绪　　D. 不良思想　　E. 以上都不对

9. 医务人员与患者沟通时，适宜的方式是（　　　　）。

A. 回避目光　　　　　　　　B. 多用自我暴露　　　　　　C. 加快语速

D. 多用术语　　　　　　　　E. 注意倾听

10. 下列关于医患关系特点的表述，错误的是（　　　　）。

A. 医者应保持情感的中立性　　　　　　B. 双方目的的一致性

C. 人格尊严、权利上的平等性　　　　　　D. 医学知识和能力的对称性

E. 医患矛盾存在的必然性

11. 沟通的核心是（　　　　）。

A. 知识宣传　　　　　　　　B. 关注患者　　　　　　　　C. 积极提问

D. 改变患者态度　　　　　　E. 改变治疗师态度

12. 为尽量达到患者的期望值，从而提高遵医行为，应（　　　　）。

A. 提高医务人员的职业道德和服务态度

B. 医嘱要切实可行并符合安全、经济、有效原则

C. 医务人员要努力提高医疗技术和操作技巧

D. 医务人员指导患者执行医嘱时要力求解释充分

E. 以上都对

13. 延迟求医，接受患者角色困难的最常见原因是（　　　　）。

A. 否认　　　　　　　　　　B. 求医不方便　　　　　　　C. 恐惧和害羞心理

D. 以往求医的不愉快体验　　E. 症状严重性不足以引起患者的注意

14. 残疾人的心理变化最早的过程是（　　　　）。

A. 心理休克-恐惧期　　　　　B. 否定-怀疑期　　　　　　C. 愤怒-抑郁期

D. 接受-适应期　　　　　　　E. 以上都不对

15. 患者患病后对许多事情都需要询问工作人员或周围的人，要求他们给予关心，行为像儿童，这种现象称为（　　　　）。

A. 焦虑反应　　B. 过分依赖　　C. 否认　　　　D. 认同延迟　　E. 失能评价

16. 残疾人的心理过程愤怒-抑郁期的主要表现是（　　　　）。

A. 认为自己的病情不重，不关心临床治疗的具体细节

B. 对周围的人和事无感觉和反应

C. 不相信自己的病情不能痊愈，坚信自己的病一定能好

D. 产生愤怒情绪，疾病的长期折磨，产生自卑、抑郁和绝望

E. 被动接受自己的疾病和残障，生活上依赖他人

17. 影响残疾人心理状态的主要因素不包括（　　　　）。

A. 残疾的类型与程度　　　　　　　　　B. 残疾者的年龄与病程

C. 残疾者的个性与文化修养　　　　　　D. 残疾者的家庭和社会支持

E. 残疾者的性别

18. 残疾人的心理过程否定-怀疑期的主要表现是（　　　　）。

A. 认为自己的病情不重，不关心临床治疗的具体细节

B. 对周围的人和事无感觉和反应

C. 无法面对残酷的现实，会认为"这不是我""这不可能"

D. 对外界事物失去兴趣,说话很少,不愿与人交往

E. 被动接受自己的疾病和残障,生活上依赖他人

19. 关于物理疗法中的治疗关系,下列说法正确的是(　　)。

A. 康复治疗团队中包括康复治疗师、护士、检验师等专业人员,不包括患者的亲友

B. 过度的移情会导致治疗关系的复杂化,从而影响康复的进程

C. 康复团队之间的关系非常重要

D. 由于康复团队人员数量较多,在沟通交流时很容易产生一些障碍和问题

E. 作为物理治疗师,还必须承担一定的心理治疗任务

20. 关于作业疗法的人际关系问题,下列说法正确的是(　　)。

A. 患者与康复治疗师关系过度亲密,会对治疗产生不利影响

B. 让家属参与到康复训练计划中来,是康复训练顺利进行的基本前提

C. 患者与康复治疗师的关系一旦确立,就不会发生变化

D. 康复治疗中,患者之间的良好沟通对患者的功能恢复和心理恢复都有很好的促进作用

E. 不同部门康复治疗师之间应经常沟通,使康复团队的治疗目标更加明确化

二、多选题(请从以下每一道题下面 A、B、C、D、E 五个备选答案中选择正确答案)

1. 下列哪些是康复治疗关系的特点?(　　)

A. 促进发展　　　　　　　　B. 移情和共情　　　　　　　C. 尊重患者

D. 保密　　　　　　　　　　E. 相互信任

2. 影响康复治疗关系的因素包括(　　)。

A. 文化差异　　　　　　　　B. 价值观差异　　　　　　　C. 人格差异

D. 治疗期待的差异　　　　　E. 治疗手段的差异

3. 康复治疗性沟通的特点包括(　　)。

A. 以患者为中心

B. 有明确的目的性

C. 沟通过程中的医患均有自我暴露的要求

D. 以康复治疗师为中心

E. 与社交性沟通一样

4. 下列哪些属于非言语沟通?(　　)

A. 距离沟通　　B. 肢体沟通　　C. 眼神沟通　　D. 手势沟通　　E. 微笑沟通

5. 患者对康复治疗师的认知偏差包括(　　)。

A. 以貌取人　　B. 自视过高　　C. 抱持成见　　D. 从众心理　　E. 以上都是

6. 与老年人沟通时应注意(　　)。

A. 选择适当的沟通方式　　　　　　　　B. 语速要慢

C. 创造一个适宜沟通的环境　　　　　　D. 语句简短,适当重复

E. 尽量避免重复

7. 与幼儿有效沟通的重要方式是(　　)。

A. 讲课　　　　B. 游戏　　　　C. 绘画　　　　D. 督促孩子　　E. 讲道理

8. 患者的义务包括(　　)。

A. 遵守医疗规章制度

B. 负担相应的医药费用

C. 免除或部分免除正常的社会责任

D. 主动及时就医,努力使自己早日康复

E. 寻求有效的医疗帮助,认真遵从医嘱

Note

三、问答题

1. 残疾后的心理过程包括哪几个阶段？请简述各阶段的表现。
2. 请简述物理治疗中治疗关系的特点。
3. 请叙述与康复患者沟通的常用策略。

项目四　临床常见病症患者的心理康复

子项目一　临床常见康复患者的心理康复

扫码看课件

学习目标

1. 掌握:脑血管意外、脊髓损伤、截肢、高血压病、冠心病、心身疾病患者心理障碍的表现及心理康复措施。

2. 熟悉:脑血管意外、脊髓损伤、截肢、高血压病、冠心病、心身疾病心理障碍的常见原因。

3. 了解:周围神经损伤、帕金森病、骨折患者的心理障碍的常见原因、表现及心理康复措施;心身疾病的诊治原则;精神疾病患者心理障碍的表现及心理康复措施;精神疾病患者心理障碍的常见原因及精神疾病的三级预防。

4. 能运用各种心理康复方法对临床常见康复患者的心理障碍实施康复治疗。

任务一　神经系统疾病患者的心理康复

案例引导

患者,女,54 岁,右侧肢体功能障碍伴言语不利 5 个月余。患者有明显的言语障碍、认知障碍、运动障碍。近期睡眠欠佳,情绪低落,整天一言不发,愁眉苦脸,目光呆滞,对周围人群反应淡漠,参与康复治疗心不在焉,有时甚至拒绝进行康复训练。头颅MRI 检查显示:脑桥、左侧颞叶脑梗死。查体:①心理行为:患者精神不振、情绪低落、反应迟钝、缄默、悲伤流泪、注意力不集中、烦躁、焦虑、易激惹。②生理方面:食欲不振、体重减轻、失眠、疲劳乏力,以及头晕、头痛等心血管系统症状。请问:目前影响该患者康复的主要问题是什么? 如何处理?

Note

一、脑血管意外患者的心理康复

脑血管意外(cerebral vascular accident,CVA)又称"脑卒中""中风",是指由于脑部血管突然破裂或因血管阻塞导致血液不能流入大脑而引起脑组织损伤的一组疾病。其发病急,病情进展迅速,常导致肢体偏瘫、言语障碍等功能障碍,使患者失去生活自理能力。因脑血管意外发病突然、病情重、病程长、功能恢复慢,患者易产生很多不良情绪,发生脑卒中后情感障碍,不仅影响患者的生活质量,同时还影响患者神经功能康复,增加患者的死亡率和自杀率。因此,在临床上需重视对脑血管意外患者的心理康复。

(一)脑血管意外患者心理障碍的原因

1. 神经内分泌的改变　有学者认为,脑血管意外后患者的心理障碍可能与中枢神经损伤后机体内分泌的改变有关。如去甲肾上腺素能神经元和5-羟色胺(5-HT)能神经元及其通路受损,导致去甲肾上腺素和5-HT这两种神经递质的合成和分泌减少,从而导致情绪障碍。另外,有研究发现,脑血管意外患者血清脑源性神经生长因子(BDNF)水平降低,与脑卒中后抑郁有关。

2. 病前性格及适应状态的影响　有研究报道,大多数脑血管意外患者为A型行为类型人群,其特征是易激动、好冒险、容易情绪化。该类性格基础患者发生脑血管意外后很难接受由此带来的各种后遗症的现实。因此,A型行为不但作为脑血管意外的发病因素之一,也是病后心理障碍的原因之一。

3. 病前知识水平及病后认知功能的影响　观察发现,文化程度高、病后认知功能较好的患者,能在医务人员的分析下客观地进行自我评价,认识自己的病情及治疗目标,在医务人员的鼓励下多能接受康复治疗,主动参与训练,心理障碍的发生概率相对较低。而文化程度低、病后认知功能差的患者,理解能力差。往往不易充分认识自己的病情,情绪低落,不愿主动训练,肢体瘫痪重,则心理障碍的发生概率较高,预后差。

4. 家庭及社会因素的影响　脑血管意外本身及之后的各种躯体、精神、环境等的障碍会导致患者产生不良情绪。家庭成员关系及社会支持的作用,直接影响患者病后的情绪和治疗信心,一个家庭关系和睦,社会支持力度大的患者,对治疗的信心十足,有利于疾病的康复。反之,则会诱发患者产生严重的心理障碍。此外,患者发病后社会关系受到干扰,基本需要得不到满足,社会中人们对残疾人的歧视、怜悯等看法和态度,以及残疾人回归社会时所受到的种种挫折等,均会影响患者的心理反应。

5. 医源性因素的影响　医疗、护理及康复治疗人员的态度对脑血管意外患者的心理也会产生重要影响。如态度生硬、冷漠、言语不当、检查和治疗操作不熟练、未向患者解释各项操作的目的和各种治疗的不良反应等,均会使患者产生怀疑、焦虑和悲观的情绪。

总之,导致脑血管意外患者心理障碍发生的原因是多方面的,其发展和预后也受各个方面相互交叉作用的影响,各种因素可以起到相互激发、相互促进或相互制约的作用。因此,对脑血管意外患者心理障碍的预防和治疗也要从多方面入手,才能减少其发生率。

(二)脑血管意外患者心理障碍的表现

脑血管意外患者心理障碍多为情感性障碍或心境障碍。

1. 抑郁　抑郁是脑血管意外患者常见的情绪障碍,也称卒中后抑郁(post stroke depression,PSD),是指发生于脑卒中后,表现出脑卒中症状以外的一系列以情绪低落、兴趣缺失为主要特征的情感障碍综合征,常伴有躯体症状。

(1)发病特点:据统计,PSD在脑卒中后5年内的综合发生率为31%。可以发生在脑卒中后急性期(<1个月)、中期(1~6个月)和恢复期(>6个月),发生率分别为33%、33%和34%。研究结果显示在综合医院内,PSD以轻度抑郁为主。

（2）临床表现：PSD的临床表现多种多样，一般分为核心症状和非核心症状。

PSD的核心症状：①大部分时间内总是感到不开心、闷闷不乐，甚至痛苦。②兴趣及愉快感减退或丧失，对平时所爱好、有兴趣的活动或事情不能像以往一样愿意去做并从中获得愉悦。③易疲劳或精力减退，每天大部分时间都感到生活枯燥无意义，感到度日如年；经常想到活在世上没有什么意义，甚至觉得生不如死；严重者有自杀的倾向。

PSD的非核心症状：①生理症状，如体重减轻、入睡困难、眠浅多梦、易惊醒和早醒、不明原因疼痛、食欲减退或亢进、性欲减退等；②心理症状，伴紧张不安、焦虑和运动性激越等；③其他症状，如犹豫不决、自我评价降低、自责、自罪、无价值感、自杀和自伤、注意力下降。

此外，PSD还具有以下临床特点：①患者一般并不主动叙述或掩饰自己情绪的不良体验，而多以失眠、疼痛、消化道症状、流泪、遗忘等躯体症状为主诉；②有些表现为依从性差，导致脑卒中症状加重或经久不愈；③由于PSD患者常伴随一定的认知功能损害，可表现为执行功能减退、记忆力下降、注意力不集中等；④PSD患者的抑郁症状多为轻中度抑郁，常伴发焦虑或者躯体化症状。

2. 焦虑　焦虑也称卒中后焦虑障碍（post stroke anxiety disorder，PSAD），是指发生于脑卒中后，以焦虑为主要临床表现的一种情绪障碍，多为广泛性焦虑障碍（GAD），虽没有卒中后抑郁常见，但是也会对患者产生较大影响。多是由于某种威胁（如害怕脑卒中再发、离开家人陷入困境时摔倒，以及出院后将要面临的问题等），而感觉到恐惧。表现为恐惧、紧张，坐卧不安、心神不宁，注意力难以集中，易激惹及睡眠困难等。

（1）发病特点：据统计，24%的脑血管意外患者存在广泛性焦虑障碍，且常伴随抑郁，影响抑郁的恢复，同时也会影响患者日常生活活动能力和社会功能的恢复，从而带来较差的生存质量。多数研究认为左半球损伤与焦虑相关，另外也有证据表明女性或年轻患者更容易出现焦虑。

（2）临床表现：与原发性焦虑障碍相似，其总体程度较轻，且躯体化相对明显。主要表现为：①精神方面：以焦虑和烦恼为核心的精神性焦虑，表现为对未来可能发生的难以预料的某种危险或不幸事件的经常担心，常有恐慌预感、心烦意乱、忧心忡忡，但不能明确意识到担心的对象或内容，其程度与现实很不相称。同时有相关的行为改变，即过分警觉（表现为惶恐、易惊吓、易激惹，对外界刺激易出现惊跳反应，难以入睡或易惊醒）和运动性不安（表现为搓手顿足、来回走动、不能静坐等）。②躯体方面：以植物性神经过度兴奋为特征，表现为心悸、气促、头昏、头晕、多汗、面部发红、胃部不适、恶心、腹痛、便秘、尿频、性功能减退、肌肉紧张或发麻、跳动、疼痛感等。患者的这些不适使其注意力难以集中，兴趣减少，日常生活或工作受到影响。有些患者还会出现惊恐发作、强迫观念或强迫行为及广场恐怖等症状。此外，常伴抑郁症状，使自杀倾向增加，应予重视。

3. 情感淡漠　情感淡漠也称卒中后淡漠，发生于脑卒中后，主要表现为中性心境，对外界刺激缺乏相应的情感反应，对周围的事情漠不关心，其核心特征为动机的缺乏或丧失，其症状与抑郁多有重叠，如感情迟钝，兴趣丧失或者精神运动性迟滞，但它与抑郁障碍在病因、临床表现及治疗上有着本质不同。

（1）发病特点：据统计，脑血管意外后情感淡漠的平均患病率为34.6%。多数观点认为右半球损伤和淡漠反应有关。脑血管意外患者中年龄较大者更容易发生情感淡漠。研究认为，认知损害和抑郁是脑卒中后情感淡漠的重要危险因素。而且，卒中后淡漠患者与非淡漠患者相比，残疾程度与认知损伤程度更高，生存质量更差。

（2）临床表现：情感淡漠的核心症状是动机的缺乏，目标指向行为减少，目标指向认知活动减少及情绪减退。要注意不能将失语症患者视为淡漠。淡漠给患者家庭带来的困扰更甚于对患者自身的影响。患者家人会时常报告患者抑郁，患者会否认自己情绪低落或真正的快感缺失，从而妨碍诊断。然而，淡漠和抑郁往往共存，并且淡漠也是抑郁的风险因素之一。要注意区分淡漠与抑郁,特别是在有神经性疾病的情况下(表 4-1-1)。

表 4-1-1 卒中后抑郁与卒中后淡漠的区别

卒中后抑郁症状	卒中后淡漠症状
对活动失去兴趣;其他人鼓励/促进参与时仍无改善	参加活动的主动性降低;其他人鼓励/促进参与时仍能享受活动
患者自述心情为悲伤、低落、郁闷	患者否认心情悲伤或低落
经常哭泣	一般无情绪反应
患者因症状而苦恼	与患者自身相比,家人更担心患者症状

4. 其他心理障碍　脑血管意外患者还可能出现其他精神症状,如躁狂、幻觉、妄想、行为紊乱、情绪不稳、卒中后疲劳、人格改变等。

（三）心理康复措施

脑血管意外患者的康复是通过功能训练,努力促进各种功能的恢复,这就要求将康复治疗师与患者的关系建立在相互信任的基础上。因此,在康复过程中,康复治疗师除了要了解患者的身体状况,还要对患者病前的性格、生活经历、职业情况、家庭状况、社会适应状态及经济问题等进行全面分析,以便及时发现和解决患者的心理问题,帮助患者回归家庭和社会。因此,脑血管意外患者的心理康复要抓住每一个有利时机进行,以心理治疗为先导,采用综合治疗的办法。具体措施如下。

1. 建立良好的治疗关系　首先,要热情接待患者。为了解除患者和家属对康复的过高期待和不安所致的焦虑,在入院时,康复治疗师应热情接待患者,并共同制订康复计划;在康复训练开始后,应客观正确地判断功能障碍的预后,并向患者及其家属做具体的解释和说明。其次,要宽容地对待患者。在康复治疗过程中,因伴随的不适、错误认知及肢体的功能障碍常引发患者对康复治疗师的不尊重、不理解,还可能出现愤怒情绪,甚至对康复治疗师发生攻击性行为。康复治疗师应理解患者的这种情绪反应,并帮助、鼓励患者克服这些不良情绪。最后,要耐心倾听。患者长期被残疾折磨,会有各种各样的苦恼和抱怨,需要倾诉和疏导。康复治疗师应耐心倾听,可采取启发诱导,使自己成为患者的倾诉对象,并进行正确的疏导。

2. 认知行为治疗　患者对疾病及所导致的功能障碍的错误认知,会歪曲客观事实,导致负性情绪的发生,影响脑血管意外患者的康复过程,影响治疗效果和预后。对脑血管意外患者的心理康复应着眼于信念、知觉、思维等内部观念的改变,通过提高患者的认知功能,纠正不合理信念,不良情绪和不适当行为也能随之得到改善和纠正,进而建立新的适宜性行为。

3. 支持性心理治疗　主要内容包括:①倾听:康复治疗师耐心倾听患者的诉说,有助于患者树立战胜疾病的勇气和信心。②解释:康复治疗师在充分了解患者的问题后,对问题进行分析解释,从理论角度解释患者的病因、表现及治疗方法等,打消患者的紧张担忧情绪,帮助患者了解自身问题,避免过高期待,以便患者能积极配合治疗,争取最好的治疗效果。③指导:向患者提供正确的知识,改善患者的观念,提出解决问题的方法和真诚的劝告,指导患者掌握处理问题的合适办法和必要的能力。④鼓励:让患者了解康复治疗师会支持、帮助他去应付各种困难,渡过难关。同时,鼓励要同有效的治疗结合起来。⑤保证:康复治疗师根据自己的社会角色和影响力,以充分的事实为依据,向患者提出疾病康复治疗效果的保证,如列举正在住院或已出院成功康复的例子,以建立患者的信心。⑥促进环境的改善:改变其生活环境或外在因素,针对患者的功能障碍,对患者的家居环境进行适当改造,以方便患者的日常生活。特别是改善人际关系,使患者能够适应社会活动。

4. 对患者家属的心理干预　患者脑卒中后,不仅患者心理处于应激状态,患者家属特别是配偶及其子女也表现出不同程度的心理应激,面对现实的家庭生活、工作、经济、社会等诸多问题,同样表现出恐惧、焦虑、悲伤等心理障碍。家属的情感表现及互动会影响患者心理,进而影响患者康复预后,因此,对家属进行心理干预,帮助患者家属和患者之间形成一种良性互动和支持,有助于提高患者康复水平。主要包括:①建立良好关系,建立和保持治疗师与患者家属的良好沟通、相互信任和合作的关系,帮助家属恢复自信,促进康复治疗活动的顺利开展。②心理支持,应用安慰、鼓励、保证、疏导、解释、说明等方法,尽可能帮助家属面对现实,消除各种疑虑,稳定家属情绪。

5. 出院前指导 使患者及其家属都明白,尽可能发挥和利用患者的残存功能,明确患者在家庭和职业场所的作用和应承担的职责。另一方面,为了防止肢体功能的废用,应当向患者及其家属介绍与康复相关的措施。

6. 药物治疗 针对患者出现的心理障碍,除了心理康复以外,需根据其临床程度给予药物治疗,控制症状。选择性 5-羟色胺再摄取抑制剂是目前应用最广泛的药物,该类药物具有抗抑郁及焦虑的双重作用。三环类抗抑郁药(TCAs)为传统抗抑郁药,如阿米替林、盐酸多塞平、盐酸丙咪嗪和去甲替林,适用于中至重度抑郁患者。针对情感淡漠的药物主要有胆碱酯酶抑制剂、益智药、中枢神经系统兴奋药及多巴胺能药物。

案例引导

　　患者,男,47 岁,某工厂工人。患者为给女儿买礼物,在骑自行车带女儿去商场的途中遭遇车祸。女儿当场死亡,患者本人受伤被送往医院抢救,诊断为胸 3、4 脊髓完全性损伤。伤后 3 个月入医院康复科治疗。患者生活不能自理,面色苍白,身体消瘦,情绪低落,经常哭泣,回答问题非常被动,对周围环境及发生的事件不感兴趣,每日饮食摄入量极少,睡眠困难,不关心自己身体恢复治疗的事情,对康复训练不抱任何期望,拒绝参加康复训练活动。请问:针对该患者目前的情况,应该如何处理呢?

二、脊髓损伤患者的心理康复

脊髓损伤是严重的致残性损伤,患者多由突如其来的脊柱外伤导致损伤节段以下肢体严重的功能障碍。造成损伤的原因多为车祸、高空坠落、外力冲击等突发事件,且伤者多为青壮年。因此,其不仅造成患者身体、生活的巨大痛苦和不便,还会给患者心理造成巨大的精神伤害,引发各种精神心理障碍,进而影响患者恢复。因此,必须进行积极有效的心理康复,提高患者的康复效果。

(一) 脊髓损伤患者心理障碍的原因

1. 终身残疾的影响 脊髓损伤尤其是完全性损伤常导致严重且延续终身的残疾,多数患者在伤后短时间内无法承受终身残疾的现实,会否认自己的身体状况,拒绝康复治疗。随着时间推移,患者逐渐认识自身的残疾后,又会出现愤怒、抑郁等情绪,严重者甚至发生自杀行为。另外,为缓解终身残疾所致的不安、睡眠障碍、疼痛等,患者长期使用镇静剂和镇痛药物,极易导致药物依赖。

2. 并发症的影响 脊髓损伤后,除了创伤或疾病本身等的剧烈刺激影响患者的心理状态,脊髓损伤所导致的各种严重并发症会进一步加重对患者日常生活、工作、学习等的影响,从而导致患者的心理障碍。常见并发症的影响:①脊髓损伤造成四肢瘫或截瘫,瘫痪肢体长期缺乏活

Note

动,会发生肌肉萎缩和肌腱缩短,常导致关节挛缩,甚至关节畸形,使关节活动受限,而影响日常生活活动及社交,致使患者易出现焦虑、烦躁;②脊髓损伤造成神经源性膀胱及直肠功能障碍,严重影响患者的日常生活护理,大小便失禁给患者带来沉重的心理压力,影响日常生活及社交活动,致使患者自卑、自闭、抑郁;③脊髓损伤后常并发疼痛,原因复杂,主要为中枢性疼痛和躯体性疼痛,长期疼痛影响患者的生活质量,也会导致严重的心理障碍;④脊髓损伤患者多数有不同程度的性功能和生育功能障碍,也会影响患者的生活质量,加重患者的心理障碍。

3. 家庭因素的影响　脊髓损伤患者的父母、配偶、子女对他们的态度有一个演变过程。不同阶段有不同态度,不同的态度,对康复会有不同影响。脊髓损伤患者的家庭都会感到不幸,并有一种内疚感。为了弥补良心的谴责,对患者开始是百般照顾,四处求医,易造成患者的依赖思想;如果医治无效,家人开始绝望、灰心丧气,对康复失去信心,甚至采取放弃态度。家人的不良情绪、言语及行为均会对患者的心理产生消极影响,甚至造成严重的心理障碍。

4. 社会因素的影响　不良的社会环境,如社会对残疾人的歧视、社会支持和保障系统的不完善等,均可直接或间接影响脊髓损伤患者的心理状态,导致消极情绪,不利于康复。

(二)脊髓损伤患者心理障碍的表现

因突然的创伤而造成脊髓损伤后,患者心理会发生阶段性变化,不同阶段会表现不同的心理反应。一般经历以下 6 个不同的心理过程,或称其为不同的心理康复阶段,也可能只经历其中 1～2 个阶段。

1. 无知期　无知期是指一个人患病或身体功能出现障碍后,对自己的真实病情不了解,没有认识到病情的严重性,心理上没有长期应对病情和残障的准备。主要心理和行为表现为:患者认为自己的病情不重,治疗一段时间就可以痊愈,不关注临床治疗的具体细节,情绪表现多与创伤事件、家庭和社会因素有关,而对病情预后没有太多的忧虑。无知期持续的时间因人而异,多与个人的年龄、文化程度、职业及本人对医学知识的了解程度有关。持续时间一般从数天到数月不等。

2. 震惊期　震惊期是患者对创伤的即刻反应,是一种感情上的休克,是对突发严重打击还未来得及整合的阶段。意外创伤突然发生时,患者心理上难以应对,出现情感上的麻木或休克状态,表现为思维反应迟钝,行为表现不知所措或沉默,对周围的人或事无感觉、无反应,本阶段可持续几秒到数天不等。

3. 否认期　否认期是指患者在经过震惊期打击之后,为避免出现更大的精神痛苦,心理上对已经发生的事实采取否认的态度。心理上主要表现为:患者不相信自己的病情不能痊愈,坚信自己的病一定能好,并且四处向有关专家咨询病情,不愿意别人负面地评价他的真实病情,不加分析地收集病情治疗的有关信息。患者心理上对病情的否认程度,与其本人的性格、周围人的支持,以及自己收集到对病情的正面和负面信息有关。此时患者心理上对病情是敏感的、矛盾的,容易出现焦虑和紧张情绪,易激惹,并可出现骂人、摔物、不合作等攻击行为。此阶段一般持续数周或数月不等。

4. 抑郁期　当患者完全意识到自己病情的严重性和可能出现的结果后,心理防线彻底瓦解,对自己的疾病和今后的生活评价多是负面的,情绪持续处于抑郁状态。当病情持续得不到好转或反复发作时,患者对治疗的信心开始动摇,开始重新评价自己的病情,并逐渐意识到病情的严重性,对今后的生活表现出忧虑,继而出现情绪低落、不稳定、心境压抑,对外界事件失去兴趣,说话很少,不愿与人交往,并且常伴有睡眠障碍。此阶段大部分患者常会产生自杀的想法,有的甚至出现自杀行为。由于患者的人格特点、残疾程度、周围社会环境不同,再加上对残疾认识的差异,抑郁情绪可有轻重不同,抑郁期持续时间也长短不等,一般为数月或更长时间。

5. 反对独立期　反对独立期是指患者经过抑郁期后,情绪已趋于稳定,但行为上出现倒退,缺乏积极独立的谋生心态和行为。主要表现为：患者能被动接受自己的疾病和残障,但在生活上过多依赖他人,生活上自己能干的事,比如吃饭、上下床、洗澡等,也依赖陪护或护士,参加康复训练不积极,不愿出院;出院后也过多地依赖家庭和社会,不敢一人在家或出行,总希望身边有人陪伴,缺乏积极独立生活的勇气,无回归社会的愿望。患者出现反对独立行为主要是因为对生活缺乏自信心而产生的依赖性心理反应。此阶段持续时间从数月到数年不等。

6. 适应期 患者经过上述几个阶段后,逐渐认识到残疾这个现实,并且从心理到行为逐渐开始适应,抑郁悲观的情绪开始好转,行动上积极参加康复训练,努力争取生活自理,主动面对自身的疾病和今后的生活。主要表现为:患者生活态度积极,正向评价自己的生存价值,充分发挥现有的能力,合理安排作息时间,生活比较规律,行为比较独立,行动上不再过多地依赖他人,愿意参与家庭和社会生活,并常伴有积极的情绪体验。患者要达到完全的适应需要一个长期的过程。

（三）心理康复措施

心理康复要根据患者的心理变化规律,进行有针对性的治疗,以确保患者能顺利度过心理危机期,接受其他康复治疗,顺利回归家庭和社会。不同的心理康复阶段患者有不同的心理表现,需要采取不同的干预策略。

1. 无知期 建立治疗性的医患关系,取得患者的信任和认同,是心理康复的前提。意外创伤造成的脊髓损伤给患者造成巨大的心理打击,同时在受伤初期,患者还要承受许多身体上的痛苦,此时不宜告知其真实病情,以免引起患者强烈的情绪反应而影响治疗。心理康复措施应以缓解患者负性情绪为首要目的。患者家属因知道患者真实病情,并且需整日照顾患者,使得心理压力也较大,容易出现心理方面的问题,也会影响到患者。因此,也有必要对患者家属进行相应的心理支持,减轻其心理压力,指导他们如何与患者沟通交流。此阶段多采用支持性心理治疗、情绪疏导疗法、系统脱敏和放松训练治疗。

2. 震惊期 此期患者情感麻木、行为反应被动,应给予更多的关怀和支持。合理运用心理防御机制,帮助患者缓解心理压力。此阶段可采用否认的防御机制,使患者相信康复仍有希望,缓解患者的焦虑、恐惧情绪。此阶段多采用支持性心理治疗的方法,以增强患者信心。

3. 否认期 此期患者由于害怕残疾,往往坚信自己能好,不愿听到相反的意见。因此,治疗人员要尊重患者,不要把自己的意见强加给患者,避免与他们发生争执。当患者的情绪相对平静后,有计划、有策略地将真实的病情透露给患者,使患者在不知不觉中,逐步接受自己的病情和残疾的实际情况。同时,实事求是地宣传康复知识,强调康复对其病情的意义,并让患者相信康复是帮助他们更好地恢复病情,劝导他们尽早接受康复治疗。此阶段一般多采取支持性心理治疗、精神分析治疗、认知心理治疗,放松训练治疗和催眠治疗。

4. 抑郁期 此期患者情绪抑郁,行为被动,对生活绝望,应主动对患者进行心理干预,及时了解患者的心理状况,帮助其尽早度过抑郁期。另外,该阶段患者大部分会有自杀意念和自杀倾向,因此,预防自杀是该阶段心理康复的重点。要根据患者的情况,及时与其他医务人员及患者家属沟通,加强对患者的保护。针对抑郁期患者的自卑心理、对残疾生活过分悲观的消极认知,需帮助患者积极面对病情或残疾的现实,重建积极正面的认知,客观合理评价面临的问题,发现自身存在的价值,消除自卑心理,增强患者的信心。此阶段多采用支持性心理治疗、认知心理治疗、行为治疗、催眠治疗。对于中重度抑郁患者,同时配合抗抑郁药物协助治疗。

5. 反对独立期 该期患者情绪趋于稳定,并有某些心理上的积极变化,治疗者要有意识去发现患者在认知、情绪和行为等方面的积极变化,并及时反馈给患者,强化患者的积极想法,塑造正面行为。帮助患者建立起合理的认知模式,让他们学会应对各种问题的策略和方法,调整心理平衡,提高适应环境的能力。如结合患者的物理治疗、作业治疗及日常生活技能训练和职业技术训练的同时,鼓励患者树立生活的信心,通过向患者展示过去康复患者的案例,在日常生活和训练中建立新的应对行为模式。另外,要消除患者的自卑和恐惧心理,帮助他们早日适应伤残后的家庭和社会生活。此期多采用认知心理治疗、行为矫正治疗、催眠治疗。

6. 适应期　患者经过上述几个阶段后,虽然从心理到行为逐渐适应残疾现实,情绪好转,行动积极参加康复训练,努力争取生活自理,并积极回归社会。但是,患者带着伤残重返家庭和社会,在人际交往中仍不够自信,行为较被动;有的患者会以自我为中心,不顾别人感受,因而影响人际关系的协调和发展。因此,要帮助患者掌握人际交往技巧,以便更好适应家庭和社会生活。同时,需要对患者重返家庭和社会的生活进行必要的指导,如制订生活自理训练及家庭康复训练计划,指导进行家居环境的改造,鼓励患者参与社会生活。此阶段多采用认知心理治疗、支持性心理治疗和行为治疗。

三、周围神经损伤患者的心理康复

周围神经损伤是指周围神经干或其分支受到外界直接或间接力量作用而发生的损伤。周围神经多为混合神经,包括运动神经、感觉神经及自主神经。损伤后典型表现包括:运动障碍、感觉障碍、自主神经功能障碍、关节挛缩畸形。周围神经损伤患者疗程长,恢复慢,失能后果严重,常给患者工作、生活及家庭带来严重影响,也影响患者的心理,不利于患者康复。因此,需要关注周围神经损伤患者的心理康复。

（一）周围神经损伤患者心理障碍的原因

1. 功能障碍的影响　周围神经损伤后,患者除了肌力低下、肌张力降低、肌肉萎缩、关节挛缩畸形等运动功能障碍,还有感觉异常（如局部麻刺感、麻木、刺痛、灼痛等）、感觉减退、感觉过敏等难以忍受的感觉功能障碍及自主神经功能障碍,影响患者的日常生活活动、工作和学习,并对患者的心理产生影响。

2. 对康复预后的忧虑　虽然随着医学技术的不断进步,周围神经损伤的治疗效果大为提高,但是,由于神经再生的速度缓慢,并且受到受损部位、患者年龄、身体状况的影响,周围神经损伤后康复治疗过程往往比较漫长,特别是受损程度较重的神经轴索断裂或神经断裂较严重的患者,神经功能难以恢复,预后极差。在漫长的康复进程中,患者会因担心康复的作用和效果,甚至失去信心,而影响患者心理,导致心理障碍的发生。

（二）周围神经损伤患者心理障碍的表现

1. 急躁　周围神经损伤患者常常认为手术后应该很快恢复,而在手术修复后功能尚未恢复,患者容易产生急躁情绪。另外,周围神经损伤后出现的各种功能障碍,使其原来正常的生活受到严重影响,临床治疗又增加患者的经济负担,因此患者一方面担心病损对今后生活的影响,另一方面希望病情尽快好转,恢复到以前的生活状态,也会使患者产生急躁情绪。

2. 焦虑　经过一段时间的康复治疗后,功能障碍恢复缓慢或效果甚微,以至于使患者看不到康复的希望,失去完全康复的信心。患者开始怀疑康复治疗是否有效、功能恢复是否有望,并担忧未来的生活状况,内心极度焦虑、恐慌。

3. 抑郁　神经损伤造成患者穿衣、吃饭、如厕等日常生活活动难以完成;感觉障碍,常导致烫伤肢体;因失去神经营养而使皮肤干燥、弹性下降,易出现难以愈合的溃疡等,均会使患者产生悲观、抑郁的情绪。表现为情绪低落、悲观失望,失去治疗的信心。

4. 躁狂　患者主观感觉功能障碍康复无望,会导致终身残疾,感到自己今后可能是一个废人,以前的一切将一去不复返时,患者心理会极不平衡,表现为躁狂、愤怒、容易冲动或责怪、怨恨他人,也会出现性格改变的现象,变得固执、易发怒等。

（三）心理康复措施

1. 认知治疗　周围神经损伤后，患者对其造成的运动、感觉及自主神经功能等障碍表现缺乏认知，感到恐惧，对康复治疗的机理和作用也不了解。因此，为了消除患者不必要的恐慌和茫然，应向患者详细介绍周围神经损伤的病因、病理变化、临床表现，以及康复治疗的原理、作用和预后，同时与患者共同制订康复治疗计划，以提高患者对康复治疗的依从性。

2. 支持性心理治疗　认真听取患者的倾诉，诚恳与其交谈，对患者耐心启发开导，使其充分认识心态、情绪，对治疗的认识和信心都是影响康复效果的因素。在得到患者及其家属信任的基础上，鼓励患者树立康复的信心，帮助减轻患者的急躁、抑郁、焦虑心理，调动患者的主观能动性，配合医生积极主动进行治疗、功能锻炼和心理调适。

3. 行为干预　首先帮助患者建立主动治疗、坚持治疗的意识，指导患者进行自我心理调适，克服因伤痛而不愿进行活动和训练等不利于恢复的行为，同时提供有助于患者神经恢复的合理饮食、平衡营养的方法。

4. 心理暗示　康复治疗师在与患者建立良好治疗关系的基础上，运用自身的专业知识和患者的信任，明确告诉患者他的神经损伤是部分的损伤，同时暗示其病情较轻，并通过实例让患者了解治疗的过程和机制，周围神经损伤只要坚持治疗是可以逐步恢复或完全康复的，反之则会最终导致肌肉萎缩、功能丧失和肢体残疾。也可请康复治疗较为成功的患者进行示范，现身说法，让患者亲眼看到康复治疗的效果，从而消除不良心态，主动参与活动和接受康复治疗。

四、帕金森病患者的心理康复

帕金森病（Parkinson's disease，PD）是一种以运动功能障碍为主要表现的神经系统变性疾病，中老年人中发病率较高。该病起病缓慢、病程长，致残率高，目前尚无有效的治愈方法，患者一旦患病，病情往往进行性发展。临床表现以静止性震颤、运动迟缓、肌强直和姿势步态障碍为主要特征，严重影响患者的日常生活活动。同时，帕金森病患者常合并有认知功能损害、情绪障碍和人格改变，也直接影响患者的功能康复和生存质量。所以，在帕金森病患者的康复治疗中，心理康复不容忽视。

（一）帕金森病患者心理障碍的原因

1. 神经内分泌改变的影响　研究认为，帕金森病患者认知功能障碍可能是由于脑内多种神经递质通路发生退行性变所致，如多巴胺能和胆碱能神经退行性变均会独立性地导致认知功能障碍。

2. 功能障碍的影响　帕金森病导致的功能障碍主要包括原发性运动功能障碍、认知功能障碍和继发性功能障碍，如肌肉萎缩无力、关节挛缩畸形、骨质疏松、咀嚼吞咽困难、营养不良等。这些功能障碍进行性发展最终导致患者日常生活能力的丧失，患者由此会产生严重的心理问题。

3. 家庭因素的影响　帕金森病病程漫长，且无法治愈，长期的治疗使患者家庭经济负担加重，影响到家人的日常生活、工作和学习等，其家人也易产生不良情绪，并可能影响到患者的心理状态。对患者生活质量和社会功能造成严重影响，同时增加照料者负担，给家庭和社会带来严重经济负担和心理负担。

4. 药物的影响　帕金森病患者需长期药物治疗，有些药物会使患者出现精神障碍，如苯海索可能使患者出现兴奋、易怒、错乱、偏执性妄想、幻觉和自杀企图，这些症状往往在停药后会消失。另外，有研究发现长时间使用抗胆碱药物可能增加帕金森病患者痴呆的发生，因此建议对有认知损害的患者应避免使用抗胆碱药物。

（二）帕金森病患者心理障碍的表现

1. 认知功能损害　帕金森病患者的认知损害发生率随患者年龄增长逐年增加。疾病早期即可出现认知功能损害,但一般为轻度。主要表现为额叶执行功能损害,其次为记忆障碍。疾病晚期部分患者会发展为痴呆,出现广泛的认知功能损害,典型表现包括记忆减退、思维迟钝、情感改变、学习能力下降、视空间知觉障碍、语言流畅性下降及注意力和执行功能障碍等。

2. 情绪障碍　情绪障碍是帕金森病常见的非运动症状之一,以抑郁、焦虑多见。抑郁症状,程度不一,表现为持久性情绪低落、注意力不集中、工作和生活兴趣丧失、睡眠障碍、冷漠、悲观、缺乏幽默感、自杀念头、焦虑、敏感,但自责、自罪和自杀行为则相对少见。运动障碍加重会导致和加重患者的抑郁,而抑郁又会加重患者的运动障碍。抑郁可以出现在帕金森病病程各期,甚至在运动症状出现前就已经出现,可认为是帕金森病的先兆。

焦虑症状,主要表现为广泛性焦虑、惊恐障碍和社交恐惧。其中广泛性焦虑、惊恐障碍较为常见。广泛性焦虑主要表现为过度担心,恐惧死亡或成为别人的负担,在公共场合感觉尴尬;惊恐障碍主要表现为惊恐发作,心前区不适,呼吸困难、濒死感、过度换气、手足搐搦。其焦虑症状与姿势平衡障碍相关,震颤为主者焦虑少见。

3. 人格改变　有些帕金森病患者随着病情进展可出现易激惹、以自我为中心、好争论、疑病等神经症样人格改变。

4. 精神病性障碍　个别帕金森患者可出现精神病性症状,如幻觉、错觉、妄想等。但不及精神分裂症表现得系统、持久,且易被抗精神病药物或镇静剂抑制。帕金森病精神病性症状主要与脑内路易小体沉积、单胺能神经递质的不平衡以及视觉空间加工障碍有关。治疗帕金森病的药物可能会导致精神病性症状发生。

（三）心理康复措施

1. 建立良好的治疗关系　首先,康复治疗师应以平等、理性、坦诚的态度,取得患者的信任,帮助患者客观认识和评价自我,逐步建立有效的互动关系,让患者保持较好的依从性。其次,给予积极关注,认真倾听、接纳、理解与共情,技巧性地引导患者进行自我思想的表达。并适时提供支持、保证,对其合理的行为和积极的信念进行强化和鼓励。当患者逐渐放松情绪和身体,并能较好接受康复治疗师发出的信息时,再对康复过程的性质、条件、局限性和可能达到的目标做适当介绍和解释,使患者形成客观清晰的认识。

2. 认知治疗　通过改变或修正患者的错误认知改善患者的心理和行为,达到减轻焦虑、抑郁症状的目的。主要是帮助患者分析、识别错误认知,建立正确认知。治疗时可要求患者及其家属共同参与,介绍帕金森病的特点,强调长期治疗的必要性。帮助患者及家属认识到不良的精神情绪对病情的影响,而对疾病的正确认知和积极的心理行为有助于治疗,进而减轻、延缓疾病的进程。

3. 行为治疗　主要通过康复治疗师的具体指导,纠正患者的不良行为,逐步建立有利于康复的健康行为,如养成规律的作息时间,鼓励多做主动运动,合理饮食,防止跌倒等。鼓励患者参加社会活动,加强人际交往,分散对疾病的注意力。培养其多方面兴趣,如看书、读报、听广播、绘画、养殖花草等,充实生活内容。

4. 适应疾病　帕金森病是一种难以治愈的慢性疾病。在建立良好关系的基础上,用通俗易懂的语言向患者及其家属讲解有关本病的症状、发展、预后和康复方面的知识,让患者及其家属正确认识该病,有助于减轻情绪障碍。指导患者养成良好的睡眠习惯,教会患者放松的方法,如肌肉放松训练,改善患者因精神因素引起的睡眠障碍,必要时用暗示疗法代替安眠药物,既满足患者的心理需要,又防止产生药物依赖。

5. 社会支持　要建立良好的社会支持系统,增加患者与家属、朋友、同事间的接触交流。让患者感受到来自医院、家庭和社会的心理支持,增加治疗信心,鼓励家属积极参与患者的康复过程。

6. 药物治疗的心理康复 帕金森病患者需长期服用药物控制症状,因此,要做好患者用药过程中的心理康复,以达到良好的效果。首先,要让患者了解所用药物的名称、作用、不良反应、用药方法及注意事项,尤其强调不可盲目追求临床疗效而随意增加药量,应遵医嘱按照长期治疗计划进行。在用药过程中,要注意观察患者的情绪反应,如有无疑虑、沮丧、绝望等心理阻抗,了解其原因,及时予以解决,同时注意观察用药疗效及不良反应,防止意外事故的发生。其次,要关心患者的躯体情况,及时解决患者的身体不适,如心悸、便秘、睡眠障碍等。

任务二 运动系统疾病患者的心理康复

案 例 引 导

患者,女,54岁,因交通事故致左小腿严重损伤行左小腿中部以下截肢。术后24天,截肢部位创面完全愈合,无疼痛。患者情绪低落,少言寡语,卧床不起,需专人照顾。住院期间多次拒绝安装假肢。患者出现已被截除的肢体疼痛,均在夜间发病,为阵发性跳痛和刺痛,程度不一,严重时呻吟哭泣。请问:该患者目前的主要问题是什么?如何处理?

一、截肢后的心理康复

截肢是将已失去生存能力、危害健康、丧失生理功能的肢体截除,是严重的破坏性手术。不少是因外伤和交通事故等意外事件造成的截肢。这些患者不仅要承受意外事件本身给他们心理造成的创伤,而且要承受肢体的丧失带来的心理打击,导致发生不同程度的心理障碍。科学有效地帮助截肢患者进行心理康复,有利于促进患者心理健康的重建,提高截肢患者的康复效果,使其回归家庭、回归社会。

(一)截肢后患者心理障碍的原因

1. 截肢部位的影响 截肢的部位、范围不同,对患者生活的影响和对工作的限制的程度不同,另外,对外观的影响也不同。因此,对患者心理的影响也不同。如食指截断比小指截断对患者心理的影响要大得多。

2. 个体情况的影响 个体情况包括年龄、性别、职业、人格等。截肢部位相同,但对于爱好运动的青少年和卧床的老年人来说,对其心理的影响是不同的。一般女性比男性更关注截肢部位对外观的影响,而影响其心理状态。不同职业对肢体的功能要求不同,如截肢影响患者从事原来的职业,会加重患者的心理障碍。另外,患者原来的个性特征也对患者截肢后的心理反应有直接影响。

3. 截肢原因的影响 截肢的原因有意外事故、疾病、自杀或自残等。原因不同,患者截肢后的心理反应不同。一般突发意外事件所致的截肢,患者以愤怒情绪及攻击性行为多见;由疾病所致的截肢,患者以悲伤和抑郁情绪为主;自杀或自残者,则可能发生再次自杀或自残行为。

(二)截肢后患者心理障碍的表现

1. 急性期心理应激反应 因突发事件导致截肢者,在遭遇突发事件伤害与伤残之后几分钟至数小时内,可出现急性心理应激反应,可持续1周至2周。表现为紧张不安,会反复重现灾难性的体验,或逃避回忆受伤情景,过分敏感,容易受惊吓,尤其害怕身体受挤压、碰撞;对自己和他人缺乏信心,感到孤独无助,悲伤绝望,易怒发脾气;社交退缩,注意力不集中,无法做决定;并伴有呼吸困难或窒息、肌肉紧张等。

2. 幻肢与幻肢痛 幻肢是指截肢后的患者感觉现实中已经缺如的肢体仍存在于自己的肢体中的现象。约70%的患者有幻肢感,有时还有一种逐渐短缩、扭转等异样感。部分患者的幻肢有烧灼样、切割样剧烈疼痛,称为幻肢痛。这些症状在截肢后很快出现,可持续数月或数年,后逐渐淡化,但也有少数患者可终身存在,且治疗十分困难。

3. 焦虑和抑郁 截肢患者常担心社会不接纳,基本生活无保证;担心康复最终的治疗效果,能否安装假肢和支具;担心安装假肢和支具不能代替发挥功能,更担心以后丧失生活能力而出现患病性焦虑。这些担心表现为不同程度的焦虑不安、脾气暴躁,甚至失眠。截肢患者也常出现抑郁情绪,主要表现为持久的情绪低落,对日常生活包括业余爱好、娱乐等兴趣显著减退,感到前途渺茫,对生活丧失信心,忧心忡忡;自我评价下降,夸大自身缺点,自觉活力降低,懒散乏力,精神不振,反应缓慢,有的患者抑郁严重出现自杀的意念和行为等。

(三)心理康复措施

对截肢患者的心理康复遵循以下原则:①建立良好信任关系是心理康复的前提。在与截肢患者接触过程中,要充分理解和尊重患者,取得他们的信任,从而建立良好的治疗关系,为进一步进行心理康复打下基础。②稳定患者情绪是心理康复的首要任务。在心理康复过程中,对患者表现出来的负性情绪,应给予充分的理解和接受,用稳定化情绪的技术帮助疏导情绪。③无条件积极关注与理解尊重。对患者表现出来的异常情绪和行为应无条件接纳,充分尊重和理解其心理感受,并给予共情。④保密原则。在接触最初就应向患者说明心理治疗的保密原则及保密例外,创造良好的安全氛围,让患者充分释放内心的压抑、冲突和感受,有利于康复心理治疗。⑤灵活应对敏感问题。截肢患者,经常会问一些敏感的问题,如"我还会再截肢吗?""我穿假肢走路能和以前一样吗?"等。对于这些敏感的问题,回答时可多采取灵活的办法,从积极的角度给予合理的解释与说明。

具体心理康复措施如下。

1. 急性期心理反应的干预 在建立良好治疗关系的基础上,康复治疗师重点运用稳定化情绪技术,帮助截肢患者应对突发恶性事件和截肢后心理创伤的应激反应。如支持性心理治疗、情绪疏导及放松训练等方法。认真倾听患者的述说,积极共情,合理地运用非言语沟通技巧,如陪伴、抚摸、拥抱、递一杯水或递一张纸巾等。鼓励患者充分表达内心的负性情绪,解除患者对自己表现出的负性情绪和行为的担心,进行情绪疏导。在患者接受的情况下,还可以采用放松治疗技术,帮助患者应对出现的负性情绪和行为,如紧张、焦虑、恐惧和失眠等。在急性期心理干预时,建议不要过早或过多地触及患者内心深处的伤痛,如让他们回忆事故发生时的恐怖场面和痛苦经历,或让他们接受紧急截肢的现实等。

2. 幻肢痛的对策 幻肢痛是截肢后患者心理康复中常见的问题,会严重影响患者的日常生活和康复治疗。对截肢患者的幻肢痛问题,常采用行为治疗的方法和技术。行为治疗中放松疗法有助于缓解和消除截肢患者的幻肢痛。在放松训练前,先对截肢患者幻肢疼痛的部分、程度、频率等进行客观评估和分析。具体方法有渐进放松法和想象放松法。可先采取全身放松,然后再对具体疼痛的部分再进行有针对性的放松和想象治疗。

3. 焦虑、抑郁情绪的处理 对遭受突发事件的惊吓和截肢打击后,患者表现出来的焦虑和抑郁的心身反应往往比较严重,并且持续时间还比较长,有的患者可能会出现自杀的想法和行为。因此,应抗焦虑抑郁药物治疗和心理治疗同时进行。在急性期采用稳定化情绪技术起到一定效果后,可采用认知行为治疗,帮助患者积极、合理地评价事件本身和截肢后出现的具体问题,如自我形象改变、残疾后具体生活困扰等,帮助建立应对心理问题的积极认知思维模式。当患者的认知思维模式发生积极改变后,与患者商讨确定具体要改变的行为目标和计划,在康复治疗师督促下按计划执行。当患者认知和行为都发生积极改变后,患者的心理压力减轻,焦虑和抑郁情绪可得到缓解。

案 例 引 导

　　患者,女,66 岁,10 天前因股骨颈骨折入院,需实施人工关节置换术。面对高额的手术费,难以确定的治疗效果,漫长的恢复期,家里需要照顾的老伴和孙子,患者既悲观又自责,精神忧郁,不愿与人沟通,常暗自流泪。请问:该患者出现了什么心理问题? 应如何处理?

二、骨折后的心理康复

　　骨折是指骨的完整性和连续性中断,在日常生活中较为常见。常因外伤所致,常突然发生,受损程度较重,不少骨折需手术治疗,且恢复病程较长,因而易使患者产生一系列心理变化。有些患者需长期卧床,日常活动受限,甚至丧失工作、学习和料理生活的能力,再加上治疗和长期休养使经济负担加重,都会增加患者的心理压力,使患者产生消极的心理反应。这些消极的心理反应会影响骨折后的治疗和康复锻炼,从而影响骨折的预后。因此,需在常规治疗和康复的基础上对患者进行心理康复,调整患者心态,使患者积极配合治疗,促进骨折愈合及功能恢复。

　　(一) 骨折后患者心理障碍的原因

　　1. 心理应激　在日常生活中,由车祸、斗殴和摔伤等引发的骨折较为常见,患者常因面对突如其来的病情,心理上不能马上接受,表现为愤怒、急躁和否认等,进而消极沮丧,丧失信心,感到自己成为家庭的包袱,产生深切的内疚,甚至对自身价值产生怀疑。

　　2. 骨折的部位和受伤的程度　骨折的部位及受伤的程度不同,对生理功能的影响不同,同时对患者心理的影响也不同。如脊柱骨折和无名指骨折给患者带来的心理压力肯定是不同的,开放性骨折和完全性骨折带给患者的心理压力相对较大,而闭合性骨折和不完全骨折带给患者的心理压力相对较小。

　　3. 骨折的治疗方案　骨折患者常常会担心治疗方案的效果,尤其需要手术治疗的骨折患者,因担心手术是否成功、医生医疗水平高低等问题,往往表现出紧张、焦虑及对家属和医护人员的不信任。

　　4. 骨折的预后和病程　由于骨折恢复的病程较长而且预后具有不确定性,会增加患者的忧虑,出现心理障碍。

　　(二) 骨折后患者心理障碍的表现

　　1. 急性应激障碍　骨折多因创伤所致,常伴发创伤后急性应激障碍。多在伤后数小时或数天后发生,精神症状可持续 1 个月以上。主要表现为反复出现创伤性体验(病理性重现)及反复出现创伤性内容的噩梦,不由自主地回想事故经历(如被撞场面)、睡眠混乱、情感麻木或激惹反应。由此导致患者自控能力下降,产生愤怒、恐惧的情绪和自伤或他伤的暴力攻击行为。

　　2. 紧张和恐惧　骨折一般发生突然,且大多因意外事件所致,如车祸伤、摔伤等,患者往往没有心理准备。发生骨折后,患者难以进入患者角色,再加上医院陌生的环境和生疏的人群,易使患者精神紧张,产生恐惧的情绪。

　　3. 焦虑和忧郁　骨折患者常担心是否需要手术、手术的安全性、是否会留下后遗症、是否影响今后的工作和生活等,种种担心易使患者产生焦虑、忧郁情绪。多表现为焦虑不安、心神不宁,甚至悔恨、自责、沮丧、失望等。严重者情绪恶劣,怨天尤人,容易激惹,无故发怒。

4. 病态性依赖 主要表现为患者对家属和医务人员的过分依赖,情感脆弱,甚至带有幼稚色彩。愿意听从指导、接受帮助,但当失去周围人支持时,患者会表现为忧郁、自怜、疑虑重重,这种心理可能会导致患者不做主观努力,影响功能恢复。因工伤或交通事故而骨折患者更容易出现病态性依赖心理,特别是可以获得经济补偿或由肇事方负担赔偿全部损失时。有些患者会出现继发性获益心理,表现出与骨折程度不符的症状,使病程延长,严重者甚至可发展为终身的社会"残废"。

(三)心理康复措施

1. 支持性心理治疗 以和蔼的态度和亲切的语言对骨折患者进行安慰、鼓励、解释和指导,建立良好的治疗关系,消除患者的陌生感和紧张情绪;耐心倾听患者的倾诉,及时解答患者疑问,化解负性情绪,使患者在精神和行动上由悲观被动向乐观主动转变,促进并保持心理平衡。

2. 认知治疗 用通俗易懂的语言、生动有趣的画册、图像、书籍等资料给患者讲解骨折治疗和康复方面的知识,使患者对骨折及其康复建立正确的认知,消除或缓解因对疾病的认知偏差而导致的心理问题。

3. 社会支持 医务人员要及时做好患者家属、亲朋好友、单位同事的配合支持工作,建立良好的人际关系网络,为患者提供情感、信息或物质等方面的有效社会支持,有助于患者维持情感的完好状态,减轻伤害性事件的刺激,防止不良心理问题的发生,促使患者积极配合治疗,以促进康复。另外,可采用积极的自我暗示法,充分调动患者的主观能动性,培养积极情绪;运用放松疗法,消除患者的负性情绪,保持心理平衡。

4. 骨折后期的心理康复 因骨折后长期制动易出现关节强直,尽早进行科学的功能锻炼尤为重要,但患者往往因害怕影响骨折愈合而不敢进行活动锻炼。因此,要认真倾听患者提出的问题和顾虑,向患者耐心讲解并强调功能锻炼的重要性,对心理负担重的患者做好心理疏导,使患者既不盲目乐观,也不要对功能锻炼过分恐惧,而是以良好的心态积极、科学地进行功能锻炼。

任务三　心血管系统疾病患者的心理康复

案 例 引 导

患者,男,45岁,某事业单位小车司机,因阵发性眩晕、头痛、乏力、失眠3个月就诊。有胃溃疡病史10年,无其他系统疾病;家族中有高血压病史。患者平素内向话少,为人耿直,工作积极,上进心强,出车准时,从不迟到,深受领导和同事们好评。体格检查:多次测血压,血压波动在(140~150)/(90~100)mmHg,其他无异常发现。患者对自己的疾病过分担心,反复询问医生发生晕厥的原因,情绪紧张、焦虑、忧心忡忡,要求医生能尽快找出病因,及时治疗。患者有明显的不安全感及重病感,担心自己会不会突然发生意外。临床诊断为高血压病。请问:该患者有哪些心理问题?其患病是否与此有关?如何进行心理康复?

一、高血压病患者的心理康复

高血压病是指由于动脉血管硬化以及血管运动中枢调节异常所造成的动脉血压持续性增高的一种疾病,又称为原发性高血压。长期高血压可导致心脏和血管功能与结构的改变,导致心脏、肾脏、脑等靶器官损害而引发严重并发症,如心肌梗死、脑血管意外,导致死亡或残疾。一般认为,原发性高血压是一种心身疾病,心理因素是其重要致病因素,同时,高血压病本身及可能引发的严重并发症也会增加患者的心理压力,导致心理问题。所以,心理康复是该病治疗方案中的重要组成部分,旨在消除心理社会刺激的因素,改善情绪状态,协助降低血压,减少药物用量及靶器官损害,提高体力活动能力和生活质量。

（一）高血压病患者的心理社会因素

原发性高血压的病因目前尚未阐明。但大量研究表明,该病是由于多种因素综合作用的结果,除遗传因素、饮食因素以外,心理社会因素是其重要的致病因素。主要因素包括以下几种。

1. 个性因素　研究认为,高血压患者性格倾向与患高血压病之间具有相辅相成的作用,即一定性格缺陷容易成为易患素质而导致高血压,患高血压病后通过心身相关原理容易导致某种性格倾向。原发性高血压个性类型多为内倾情绪不稳定型。他们的个性常常具有较明显的精神质倾向,性格较为内向,行为孤独、内心焦虑、忧心忡忡、对外界刺激有强烈的情绪反应、自我控制力差、难以适应外界环境变化等。这些个性特征的人在一定的社会因素和不良生活方式作用下久而久之就可能发生高血压。另有资料显示,高血压病与 A 型行为模式有关;抑郁症患者常有交感、副交感神经张力平衡失调,多表现为迷走神经张力降低,交感神经活性增强,易导致高血压。

2. 生活事件　生活事件是一种重要的心理社会因素,也是一种重要的应激源。许多研究表明高血压发生与社会应激过高有关。长期慢性应激可损害血管内皮功能而导致高血压。较多的负性生活事件会增加高血压患病的危险性。在应激源作用下,血压升高反应越强烈的人在中年发生高血压的风险越高。

3. 心理冲突　愤怒情绪如果被压抑,造成心理冲突,可以明显地增加高血压发病的危险度。有研究者设计了一个实验,将两个被试安置在一个房间内,里面有开关,只要按一下开关,就能给对方一次电击,当被试允许对方以报复性电击时,血压不升高。而不准许他给对方以电击时,血压升高。持续这样的实验,被试升高的血压不再下降。由此可见,被压抑的敌意所造成的心理冲突,是心理因素影响高血压的原因之一。

4. 社会支持　社会支持是指一个人通过社会联系所能获得的他人在精神上的支持。良好的社会支持不仅可以对心理应激起缓冲作用,还对维持个体良好的情绪状态有重要意义。许多高血压患者没有获得充分的社会支持,他们没能感受到来自家庭、朋友和单位的充分支持和帮助,并且他们也较少有主动寻求支持和帮助的能力,社会支持水平的降低提高了他们患高血压的危险性。而得到充分社会支持的人发生高血压的风险要显著低于前者。

5. 环境与文化因素　文化及社会环境不同,所受到的压力不同。如城市居民的高血压发病率高于农村,发达国家高于发展中国家,黑人高于白人。再比如移民群体是从自己的祖籍迁移到另外一个国家的人群。语言、文化、经济、风俗习惯、人际关系,甚至气候、居住、工作等环境都会发生巨变。紧张、不安全感、再适应困难会促进高血压的发生。不同的工作环境和工作性质造成不同程度的心理紧张,那些持续性的心理社会紧张刺激,在原发性高血压的发生上有一定的意义。

（二）高血压病患者心理障碍的表现

1. 抑郁　抑郁是高血压病患者常见的心理障碍。部分患者对自身病情认识不足、病后适应

Note

调节能力障碍、继之表现出对疾病的紧张和焦虑。整日顾虑重重,产生不同程度的抑郁表现,其突出表现为持久的心境低落,伴有焦虑、认知障碍、躯体不适和睡眠障碍。患者兴趣低下但少有自杀倾向。抑郁与高血压并存,二者同时存在致使病情复杂化,并以恶性循环方式促使疾病不断恶化。

2. 恐惧、焦虑 由于患者大多对自己的病情及预后缺乏了解,内心充满疑惑,担心高血压能否治愈,是否会引起脑血管意外等疾病。因此常表现为精神紧张、恐惧、焦虑等不良情绪,使患者身体产生应激反应,如交感神经兴奋、内分泌紊乱、血管收缩、血压升高等,会影响药物疗效,甚至可诱发或加重病情。

3. 药物依赖心理 部分患者因认定某种药物有明显疗效而长期服用,对这种药物产生依赖性,而拒绝服用其他类药物。有些患者认为,只要坚持服药,疾病就会好转,从而轻视心理调节。

4. 不遵医嘱行为 有些患者服用药物后若症状减轻,则认定药物有效,服用一段时间后会自动停药,而不遵医嘱服药。而一旦出现身体不适症状,又开始重新全面检查身体,要求换药,对治疗失去信心。

5. 偏执 多见于知识分子或具有一定医学知识的患者。他们对高血压知识缺乏深入了解,但固执己见,希望医护人员按其所认同的报纸杂志推介的方法或生搬硬套书本上的治疗方法,对现行治疗方案持不信任态度。

6. 其他 高血压病患者常存在两种不良心理状态:一种是角色缺如,表现为满不在乎,不注重饮食,不严格用药等;另一种是角色强化,表现为过于小心,谈病色变、焦虑等。这两种心理状态均不利于患者建立健康行为。

(三) 心理康复措施

心理康复是原发性高血压病综合治疗措施中不可或缺的一项重要内容。主要措施如下。

1. 支持性心理治疗 对确诊为原发性高血压的患者,应详细了解患者的生活习惯及生活经历,向患者解释高血压病发生的原因,使其对所患疾病有正确的认识。对患者进行康复教育,帮助患者了解药物治疗常识、常见并发症的预防及治疗等,消除或减轻患者恐惧、焦虑等负性情绪。充分调动患者主观能动性,促进患者进行积极的自我管理,自觉执行康复治疗方案,增强其战胜疾病的信心。

2. 松弛疗法 松弛疗法是目前辅助控制血压常用的行为治疗方法。其训练特点包括:排除杂念、全身放松、深慢呼吸、反复训练等。具体训练方法可采用渐进松弛疗法。首先让患者静坐在沙发上或静卧于床上,闭上眼睛,全身自然放松,然后具体实施治疗,从上到下逐渐放松。可每周在康复治疗师指导下训练一次,每次练习 15~20 min,回家后再按训练程序继续练习,每天练习两次。长期反复训练可达到降压的目的。松弛疗法用于临界型高血压和不稳定性高血压效果最好,可替代药物治疗;也可配合药物治疗,以减少药物使用量和不良反应;对于有高血压倾向者,松弛疗法可作为一种预防手段。

3. 生物反馈疗法 就是利用生物反馈治疗仪,通过人体内生理或病理信息的自身反馈,反复训练使患者能够有意识地控制和消除病理反应,恢复健康。具体操作程序:利用能够连续显示数据的电子血压仪、皮肤温度计、肌电图仪,指导患者从仪器读数及光、声可视、听的信号中,了解自身体内信息;通过肌肉放松训练和缓慢平静呼吸等方法,主动调节,使血压得到不同程度的降低。经过反复有目的的自我训练后,可脱离生物反馈仪,利用治疗中学到的方法和技术进行自我放松训练,以巩固疗效。最终实现不用仪器也能维持正常的血压状态的目的。大量病例资料证实,生物反馈疗法确有明显的控制血压作用,尤其是对于早期原发性高血压病,亦即病理改变处于动脉痉挛的患者疗效更佳。

4. 音乐疗法 此疗法目前在国内比较少见,根据音乐对人情绪的影响,以及国外相关研究,音乐对降低血压、缓和心理压力都有很好的疗效。高血压患者经常听听轻松、优美、和谐的乐曲，能起到有益的调整作用，有助于消除负性情绪，宁心养神，放松心身，是有效的辅助康复措施之一。音乐疗法可以单独应用，也可以配合医疗体操、气功锻炼等康复手段合并施行。

5. 其他　可根据患者的特点选择合适的健身方法，如自律训练法、气功、太极拳等，使患者心身舒畅、肌肉松弛，从而保持稳定持久的降压作用。应注意饮食结构的调整，保持适当的体重，减少热量的摄入，增加运动量。要保持乐观的情绪状态，提高应激能力。避免过度的喜怒哀乐，锻炼自身的心理承受能力，以免血压或其他循环功能过度波动。总之，"均衡膳食，适当运动，心胸开阔，戒烟限酒，生活规律，平稳降压"的二十四字口诀如能遵照执行，对稳定情绪，保持血压平稳具有重要意义。

案 例 引 导

患者，女，52岁，汉族，已婚，农民，5年前诊断为冠状动脉粥样硬化性心脏病，进行了 PCI 手术治疗，术后2个月开始出现乏力、胸闷、全身不适、经常担心、易受惊等，并因此反复复诊。复查心脏彩超、心电图无明确的异常表现。患者性格内向而且要强，对自己对别人要求高，但不善表达，爱生闷气。长期以来睡眠差、入睡困难、多梦，常心烦意乱、坐卧不安，不能听声音，易受惊，常担忧，担忧一些未发生的事。请问：该患者主要存在哪些心理问题？如何进行心理康复？

二、冠心病患者的心理康复

冠心病是冠状动脉粥样硬化性心脏病的简称，是由于各种原因致使冠状动脉发生粥样硬化，引起心肌缺血改变。临床上可表现为隐性冠心病、心绞痛、心肌梗死、猝死等。世界各国，尤其是发展中国家，其发病率和死亡率逐年上升，成为严重威胁人类健康的一种心身疾病。心脏康复是使心脏病患者的躯体、心理和社会功能达到最佳的措施的总和，通过患者自身的努力，在社会中维持正常的角色地位，积极生活。目前认为运动疗法、心理疗法和健康教育等联合应用于心脏康复效果最佳，冠心病患者的心理康复是其中的重要组成部分。

（一）冠心病患者的心理社会因素

冠心病的病因除了生物学因素（如遗传倾向、年龄、性别、体重、饮食结构不合理、高脂血症、高血压、糖尿病等）以外，心理社会因素也起着至关重要的作用，主要包括心理应激、行为类型、习惯、性格和不良生活方式等。

1. 心理应激　研究表明心理社会紧张刺激与冠心病有着密切的关系。人际关系紧张、职业的变化、恋爱挫折、婚姻不幸福、亲人的死亡等均可导致冠心病的发生。一项对100名冠心病患者调查发现，患病者的工作、饮食、生活习惯和生活方式与100名健康人的主要差异是紧张的生活体验，91%的患者在症状出现前，都曾经从事过长时期、负担过重的紧张工作。有人通过临床观察也发现，冠心病患者在紧张情绪下易产生不规则的心跳，甚至猝死。有人对从事不同职业的人进行调查发现，所从事职业需要注意力高度集中，多坐位工作，缺少运动的人冠心病发生率较高。

2. 行为类型　弗雷德曼（Friedman）等人将人的行为和情绪特征分为 A、B 两型。A 型行为类型表现为：好胜心强，雄心勃勃，具有竞争性，努力工作而又急躁易怒，即有时间紧迫感和敌意倾向等特征。B 型行为类型表现则相反，不争强好胜、做事从容不迫等。研究发现 A 型行为类型人群中冠心病发病率是 B 型的 3 倍,甚至更高。1979 年国际心脏病与血液病学会确认 A 型行为类型是引起冠心病的因素之一。冠心病患者具有 A 型行为者常伴有交感神经兴奋性增高,儿茶酚胺释放过多,引起高血压和心率增快、心律失常及冠状动脉痉挛等后果。另外,A 型行为的敌意和抑制性愤怒也不利于冠心病患者的康复。

3. 情绪因素 情绪是心理因素的表现,情绪影响冠心病的发生、发展和预后。不良的情绪如愤怒、焦虑、烦躁、抑郁、紧张、惊恐、憎恨、过分激动等都会诱发冠心病心绞痛发作、心肌缺血、心肌梗死,甚则猝死。一项前瞻性研究表明,长期处于敌对、抑郁或焦虑情绪的个体更易罹患冠心病。负性情绪对冠心病的影响包括两个方面:一方面,当人处于负性情绪时,更易采取不健康的生活方式;另一方面,负性情绪会产生一些生理上的变化,进而增加对冠心病的易感性。

4. 行为危险因素 与冠心病发生关系密切的行为危险因素主要有:吸烟、缺乏运动、高脂饮食、对社会压力适应不良等。这些因素往往是在特定社会环境和心理环境条件下行为学习的结果。同时,这些行为危险因素又进一步通过机体的生理病理作用而促进冠心病的发生。

(二)冠心病患者心理障碍的表现

1. 情绪障碍 紧张焦虑多见于初次发病患者。患者因住院后环境陌生,饮食起居、休息睡眠等常规生活受到扰乱,对疾病充满不安和恐惧,易烦躁不安,产生焦虑情绪。某些患者因心律失常频繁发作,会心事重重,心神不定,睡眠减少,情绪较低落,使原有病情加重。因冠心病病情反复发作,药物疗效差,对医疗费用的顾虑及对未来康复的担忧等多方面因素,患者总感觉不适,产生抑郁症状,表现为抑郁、情绪低落、愁眉不展。

2. 心理防御反应 频繁的躯体症状(如心绞痛、心悸、胸闷等)使患者心理失去平衡。错综复杂的治疗、陌生的医院环境和新的人际关系,致使患者心理活动紊乱。疾病的不同时期会产生不同的心理反应,通常发病 1~2 天,表现为焦虑状态、疑病、否认;第 3~5 天由于心绞痛效应、特殊治疗和不习惯病房生活,出现失眠、承认患病、自尊心受损、产生抑郁等反应。

3. 行为改变 冠心病发病后也会使患者出现行为改变。主要表现为恼火、激动,愤怒、不耐烦,尤其表现为敌视和愤怒。

4. 否认 否认的心理多表现在比较年轻的初发病患者身上,有的患者不承认自己有病或病情加重,很长时间不能面对现实。对可能发生的严重后果缺乏思想准备,也不愿意去冷静地思考分析自己目前的病情和状况,常常表现一种"我怎么会得病呢?怎么是我呢?"的状态。有些患者不相信也不承认自己会患冠心病,因而拒绝就诊,延误诊断和治疗。

5. 敏感多疑 有些患者对冠心病惧怕,坚信自己有病且很严重,意志薄弱,心理承受能力较差;有的听到别人谈论病情,也与自己对照,想象成自己的症状,有时还放大自己的症状,稍有不适就认为自己病情加重了。

(三)心理康复措施

1. 心理支持和心理咨询 在冠心病临床治疗和康复过程中,要给予更多的支持,让患者倾诉内心的体验和感受,避免压抑,同时做好家属的心理支持工作。在不同临床阶段,针对患者不同程度的否认心理倾向,做好应对指导。提倡对冠心病患者及其家属开展心理咨询,特别是集体咨询,以取得良好效果。

2. 行为治疗 A 型行为与冠心病关系密切,故采用行为治疗对患者 A 型行为进行矫正。首先评估患者是否属于 A 型行为类型,在此基础上,分析患者需要矫正的行为特点。康复治疗师与患者一起协商确定矫正目标,制订矫正计划,并明确具体的矫正措施。最后,进行效果评估。根据评价标准,评估患者的行为矫正是否达到预期目标。如未达目标,则共同寻找原因,提出改正措施,进一步修订矫正计划并认真实施。

具体矫正措施可包括:督促患者每天记录自己主观的紧张或紧迫感;进行放松训练,帮助患者改善情绪状态;教会患者自我控制技术以控制其行为。

自我控制技术包括两个阶段:第一阶段,自我监督阶段。要求患者记录其紧迫感在什么情况下发生以及与哪些因素有关,并观察紧迫感与疾病症状的关系。通过观察和记录,使患者逐步认识到紧迫感的潜在危害。第二阶段,自我强化阶段。主要通过自我强化或惩罚,强化适应行为,减弱或消除易诱发疾病发作的危险因素。

3. 小组治疗　组织冠心病患者组成支持小组,定期开展活动,为他们提供身心放松的环境,畅谈自己的家庭、性格、情绪、生活习惯及童年的一些体验等,共同讨论这些因素与疾病的关系;同时,康复治疗师有针对性地进行科学解释及指导。

4. 健康教育　指导患者合理安排工作和休息,保证充足的睡眠;指导患者减轻体重,合理饮食,戒烟限酒,适量运动;指导患者控制情绪,避免激动、紧张等可能诱发疾病发作的因素;鼓励患者适当参加娱乐活动、有氧锻炼等,缓解压力,调整心身。

5. 药物治疗　针对冠心病患者的抑郁、焦虑症状可合理应用抗焦虑及抗抑郁药物干预治疗,可以使冠心病患者抑郁、焦虑症状,以及胸痛、心衰、心律失常等心血管征象均明显好转,心血管事件的再发率明显降低。

任务四　心身疾病患者的心理康复

心身疾病,又称心理生理障碍,是指一组与心理和社会因素密切相关,但以躯体症状表现为主的疾病,是康复心理学的主要研究内容之一。特点包括:①心理社会因素在疾病的发生与发展过程中起重要作用;②表现为躯体症状,有器质性病理改变或已知的病理生理过程;③不属于躯体形式障碍。

虽然人们很早就认识到心理因素与疾病的关系,但直至20世纪30年代,才从实验的基础上提出了心身医学和心身疾病的科学概念。随着医学模式的转变,心理和社会因素对躯体健康和疾病的影响作用越来越受到重视。现代医学和心理学的研究证明,很多疾病都能找到其致病的心理和社会因素。心身疾病的流行病学目前尚缺乏大样本的流行病学调查资料。国内资料显示,在综合性医院的初诊患者中,有近1/3的患者所患的是与心理因素密切相关的躯体疾病。非精神科医生很少关注这些患者的心理因素,因此患者往往接受的是躯体治疗,心理社会因素方面很少得到关注。即使在综合性医院,也大多建议转到相应的精神科或临床心理科接受咨询或心理治疗。

狭义的心身疾病是指心理社会因素在发病、发展过程中起重要作用的躯体器质性疾病,例如原发性高血压、溃疡病。至于心理社会因素在发病、发展过程中起重要作用的躯体功能性障碍,则被称为心身障碍(psychosomatic disorder),例如神经性呕吐、偏头痛。广义的心身疾病就是指心理社会因素在发生、发展过程中起重要作用的躯体器质性疾病和躯体功能性障碍。

最早提出的7种经典的心身疾病包括溃疡病、溃疡性结肠炎、甲状腺功能亢进症、局限性肠炎、类风湿性关节炎、原发性高血压及支气管哮喘,学者认为这些疾病与特定的心理冲突有关。

美国心理生理障碍学会制定的心身疾病的分类如下。

(1) 皮肤系统的心身疾病:如神经性皮炎、瘙痒症、斑秃、牛皮癣、慢性荨麻疹、慢性湿疹等。

(2) 骨骼肌肉系统的心身疾病:如类风湿性关节炎、腰背疼、肌肉疼痛、痉挛性斜颈、书写痉挛等。

(3) 呼吸系统的心身疾病:如支气管哮喘、过度换气综合征、神经性咳嗽。

(4) 心血管系统的心身疾病:如冠状动脉粥样硬化性心脏病、阵发性心动过速、心律不齐、原发性高血压或低血压、偏头痛、雷诺病。

（5）消化系统的心身疾病：如胃十二指肠溃疡、神经性呕吐、神经性厌食、溃疡性结肠炎、幽门痉挛、过敏性结肠炎。

（6）泌尿生殖系统的心身疾病：如月经紊乱、经前期紧张症、功能性子宫出血、性功能障碍、原发性痛经、功能性不孕症。

（7）内分泌系统的心身疾病：如甲状腺功能亢进症、糖尿病、低血糖、阿狄森病。

（8）神经系统的心身疾病：如痉挛性疾病、紧张性头痛、睡眠障碍、自主神经功能失调症。

（9）耳鼻喉科的心身疾病：如梅尼埃综合征、喉部异物感。

（10）眼科的心身疾病：如原发性青光眼、眼睑痉挛、弱视等。

（11）口腔科的心身疾病：如特发性舌痛症、口腔溃疡、咀嚼肌痉挛等。

（12）其他与心理因素有关的疾病：如癌症、肥胖症等。

以上各类疾病，均可在心理应激后起病，在情绪影响下恶化，而心理治疗有助于病情的康复。

结合国内部分学者的观点及《中国精神障碍分类及诊断标准》（第 3 版），心身疾病也可以分为以下三类。

第一类是器官性神经症，主要以心理社会因素为病因，有以躯体症状为主的自觉症状。如心脏神经症、胃肠神经症、躯体化障碍等。

第二类是心理因素相关性生理障碍，主要是指一组与心理社会因素有关的功能性障碍。如神经性厌食症、睡眠障碍、性功能障碍等。

第三类是器质性疾病，指机体已发现明确的器质性病变，作为其病因的生理因素的作用较大。如原发性高血压、冠心病、支气管哮喘、消化性溃疡等。

常见的心身疾病有进食障碍（神经性厌食症、神经性贪食症、神经性呕吐）、睡眠障碍（失眠症、嗜睡症、睡眠-觉醒节律障碍、睡行症）、性功能障碍（性欲减退、阳痿、阴道痉挛等）、支气管哮喘、消化性溃疡。本任务重点介绍进食障碍和睡眠障碍。

案 例 引 导

患者，女，20 岁，未婚，中专文化程度，某剧团歌唱队学员。外在表现：沮丧，无精打采，脸上浮肿，面色发灰，眼大无神。主诉几天都没有睡着觉，眼前一阵阵发花，神思恍惚，白天上课不能集中注意力。什么东西都不想吃，看见饭菜就觉得恶心。体格检查、肝功能检查等，各项指标都正常，无躯体疾病。询问成长史，发现患者在成长过程中，一直都很胖，在学校经常被男生在后面指指点点，还被取了一个"肥河马"的外号。于是她开始努力减肥，但是减肥效果并不明显，反而整体觉得疲倦，皮肤松弛，脸色变得苍白，经常感冒，月经也失调。同学们建议她补充营养，她却毫无食欲，尤其厌恶肉类食品，并开始失眠。请问：该患者的主要问题是什么？如何处理？

一、进食障碍患者的心理康复

进食障碍（eating disorder，ED）是以进食行为异常为显著特征的一组综合征。这组疾病主要包括神经性厌食症（anorexia nervosa，AN）和神经性贪食症（bulimia nervosa，BN），属于精神类障碍。

（一）进食障碍患者心理障碍的原因

1. 个体因素 个体因素包括生物学因素和个性因素。生物学因素是指在进食障碍患者中存在一定的遗传倾向(家族中罹患进食障碍和其他精神类障碍的人多于正常人群)和部分脑区的功能异常;个性因素是指进食障碍患者中常见典型的人格特点,如追求自我控制、追求完美和独特,爱幻想,不愿长大等。在青春期即容易表现出自主性和依赖性的强烈冲突,引发进食的问题。

2. 家庭因素 家庭因素在进食障碍的发生、发展、维持和康复中都可能起到重要作用。常见的"进食障碍家庭"模式:①家庭成员的情感紧紧纠缠在一起,无法分清彼此——"爱着你的爱,痛着你的痛";②父母对孩子过度保护;③父母冲突,孩子卷入其中,背负过重的负担;④家庭模式僵化,无法适应孩子的发展,永远用对待婴儿的方式对待长大的孩子。有学者提出患者以进食行为代表了对父母过度控制、过度保护的反抗,或以节食为手段达到对父母的反控制,以此作为解决家庭内冲突的一种方法。也有学者认为患者的依赖性强,多与母亲的关系过于密切、依赖,而以自我控制进食作为自己独立的象征。

3. 社会文化因素 现代社会文化观念中,把女性的身材苗条作为自信、自我约束、成功的代表。所以,青春期发育的女性在追求心理上的强大和独立时,很容易将目标锁定在减肥上。而媒体大力宣传减肥的功效,鼓吹极致身材人人皆可拥有,也让追求完美、幻想极致的女孩更容易陷进去。

(二)进食障碍患者心理障碍的表现

1. 神经性厌食症 主要特征是患者对自身的认知有歪曲,患者的怕胖与正常人群中的怕胖具有明显的不同,她(他)们给自己制订的体重上限低于正常体重的最低限。有的患者已经严重消瘦,仍认为自己很胖,需要减肥。即使经过医生诊断,也不能阻止患者采取过度运动、人工呕吐、泄泻等方法来有意地造成体重过低。患者往往给自己规定了严格的进食计划,当她(他)们比计划多吃一些后,会主诉"暴食"了,这种症状称为"主观暴食"。女性患者常出现停经或月经紊乱,男性患者则表现为性欲减退或勃起功能障碍。青春期前的患者可能会出现性生理和性心理发育迟缓。严重的会伴有营养不良、水肿、低血压、心动过缓,甚至导致水、电解质和酸碱平衡紊乱,可发展为恶病质,并会导致死亡。

患者很少主动寻求医生的帮助,大多数是在家属说服或强制下进行治疗。患者也很少主诉体重减轻,而是描述与饥饿有关的躯体或生理上的苦恼,如怕冷、肌肉无力或精力缺乏。通常否认核心问题,需要从家属或其他途径获取信息,才能正确评估。

2. 神经性贪食症 主要特征是反复出现的暴食以及暴食后不恰当的抵消行为,如诱吐、滥用利尿剂或泻药、节食或过度运动等。贪食症患者的外表常并无特殊之处,体重通常在正常范围内。其诊断特征在于患者持续存在难以控制地对食物的渴求和进食的冲动,表现难以克制的发作性暴食,在短时间内吃进大量食物。常有周期性发作,发作时进食量远远超过正常值。暴食可以暂时缓解患者紧张心理,但是紧接着其会出现后悔和憎恨。患者至少用下列中一种方法抵消食物的"发胖"作用:①自我诱吐;②滥用泻药;③间断禁食;④使用食欲抑制剂、甲状腺素类制剂或利尿剂。如果是糖尿病患者,可能会无视自己的胰岛素治疗。贪食症患者多数也存在对发胖的病态恐惧,给自己制订严格的体重界限,这个界限通常也低于其病前医师认为是适度的或健康的体重。贪食症患者常有神经性厌食既往史,二者间隔数月至数年不等,有些患者表现典型的厌食和贪食发作的交替出现。发作性暴食至少每周 2 次,持续 3 个月。

3. 神经性呕吐 主要特征是反复地不由自主或故意诱发呕吐发作,呕吐多与心理社会因素有关。可以发生在任何年龄阶段,呕吐常常突然发生。神经性呕吐不影响食欲,多数患者体重无明显减轻,内分泌紊乱也较少见。与心理社会因素关系密切,各种因素导致的情绪混乱、精神高度紧张等都可能引起呕吐的发作。患者通过呕吐象征性地表达了内心的矛盾冲突,作为暂时缓解内心冲突的一种方法。

呕吐一般发生在进食后,呕吐物为刚进食的食物,不伴有明显恶心等症状,在一段时间内反复发作。大多数患者没有怕胖或减轻体重的想法,无明显体重减轻。

（三）心理康复措施

目前对进食障碍心理治疗的主要方法有认知行为治疗、心理教育、自助技术和家庭治疗等。

1. 认知行为治疗 认知过程是个体情感和行为的中介,适应不良的情感和行为与适应不良的认知有关。进食障碍患者具有明显的歪曲认知。因此,认知行为治疗逐步被应用于进食障碍的治疗,分为评估阶段,向患者介绍认知模型和行为技术,对患者进行认知重构,预防复发,随访等阶段。康复治疗师评估患者的严重程度和生理状况之后,可以引入认知模型和行为技术。首先,向患者阐明认知模型的基本因素,如:帮助患者理清自己的不合理思维和情绪与病态进食行为之间的关系等。其次,引入行为技术。主要涉及三个领域:①打破患者进食的恶性循环;②为患者提供正常进食原则;③要求患者坚持记录自己进食的情况和当时的心情。当患者的节食开始减轻、贪食的次数和量有所减少后,康复治疗师可以对患者进行认知重构。这一阶段主要使用提问、角色扮演等技术,识别、挑战和改变患者的自动思维或自动映象。治疗的最后阶段要集中讨论复发的预防。治疗结束后,间隔一定时间进行随访。

2. 心理教育 心理教育方法是通过教导的方法使患者的进食模式和对体像的关注正常化。该方法的基本假设:进食障碍患者常常对引起和维持症状的因素存在误解,如果患者了解引起进食障碍的科学知识,患者就有可能改变这种状态。心理教育的主要内容:①教授处理应激的方法,提高对自己身体的满意度;②建立自我的正性感觉:建立自尊,界定自我映像等;③解释社会刻板印象,包括男性、女性的刻板印象等,学会接受和尊重不同的标准;④积极的自我评估:寻找个性,学会重视独特性;⑤涉及重要他人:学习提高自我映像的方法,学会寻找重要他人的积极反馈;⑥训练社交技能:他人对自我映像的影响,角色扮演以提高社交技能;⑦训练沟通技能:做游戏建立自信。心理教育方法可以提高年轻患者的学习、行为、态度和技能的发展。

3. 自助技术 自助技术是将认知行为治疗与进食障碍一般知识编成通俗易懂的手册,轻度的患者可根据手册进行自我治疗。在单纯的自助方法中,患者可以直接使用手册;在指导性自助中,需要专业治疗师的支持和指导。自助技术比个体认知行为治疗花费少,更易推广,为不愿意去治疗机构接受治疗的患者提供了治疗途径。此外,自助技术可以作为其他心理治疗方法和药物治疗的有益补充。但是,自助技术一般要持续 8 周,患者往往很难维持治疗动机。

4. 家庭治疗 20 世纪 70 年代,家庭治疗开始用于治疗进食障碍。其治疗目标不仅是改变患者本身,而且要改变其家庭功能系统。治疗的短期目标是使用行为技术使患者在几星期内减轻症状,恢复进食并增加体重。短期目标实现后,进而针对长期目标,使用家庭治疗技术改变患者的家庭系统。康复治疗师担任治疗系统的领导者,对家庭中积极的方面予以肯定和支持,对家庭中互动模式予以挑战。通过对互动模式的挑战,使患者的家庭系统发生改变,进而使整个家庭系统的功能发生变化。整个过程需要康复治疗师具有很高的能力,应付治疗中出现的各种冲突。

案 例 引 导

患者,女,38 岁,已婚,大学文化,公司职员。主诉:失眠半年,加重 2 个月。现病史:半年前就职于某外资企业后感觉工作压力增大,经常加班,很晚才能入睡。夜间入睡时间逐渐延长,甚至无法入睡。睡眠质量差,好不容易入睡,外界轻微响动就惊醒。次日醒来,浑身乏力,反应迟钝,工作效率明显降低。一想到夜晚降临,就开始担心无法入睡,影响工作生活。睡眠质量差,容易出汗,时而发冷,时而燥热。经常感觉坐卧不宁,不敢一个人独处,担心有危险,时常感觉阵发性心慌胸闷,胸口压迫感。服用过很多保健食品及安定类药,效果不佳。怀疑是否心脏病发作,多次急诊检查未见异常。无重大疾病史,既往健康状况良好。无遗传病史。体格检查及神经系统检查无异常,精神检查意识清晰,有精神性焦虑,自知力正常,主动求医。请问:该患者的主要问题是什么?如何处理?

二、睡眠障碍患者的心理康复

人生三分之一的时间是在睡眠中度过的,睡眠是人的基本生理需要之一。睡眠与健康的关系一直受到人们的关注。正常的睡眠包含两个重要的状态:非快速眼动期(non-rapid eye movement,NREM)睡眠和快速眼动期(rapid eye movement,REM)睡眠。非快速眼动期睡眠分为 4 期:1 期为浅睡眠,2 期为中度睡眠,3～4 期属深度睡眠。我们入睡后先进入非快速眼动睡眠,然后进入快速眼动睡眠。一个 NREM 睡眠和一个 REM 睡眠组成一个睡眠周期,每个睡眠周期历时约 90 min。我们每晚的睡眠通常经历 4～6 个睡眠周期,在一整夜的睡眠中,REM 睡眠占 20％～25％,NREM 睡眠占 75％～80％。REM 睡眠时间和 3～4 期 NREM 睡眠决定了睡眠的质量。梦绝大多数出现在快速眼动睡眠中。

美国《精神障碍的诊断与统计手册》(第 4 版)(DSM-Ⅳ)将睡眠障碍分为 3 类:原发性睡眠障碍、精神障碍相关睡眠障碍和其他睡眠障碍。原发性睡眠障碍分为:睡眠异常,包括原发性失眠症、原发性过度睡眠、发作性睡眠、与呼吸有关的睡眠障碍及睡眠的昼夜节律障碍;睡眠相关异常,包括噩梦障碍、睡惊障碍和睡行障碍。《中国精神障碍诊断标准》(第 3 版)(CCMD-3)将非器质性睡眠障碍定义为各种心理社会因素引起的非器质性睡眠与觉醒障碍,包括失眠症、嗜睡症、睡眠-觉醒节律障碍、夜惊、睡行症及梦魇等。以下重点介绍失眠症。

失眠症是一种持续的睡眠质和量令人不满意的生理障碍。包括难以入睡、睡眠中多醒或早醒。

(一) 失眠症患者心理障碍的原因

失眠在《黄帝内经》中称为"目不瞑,不得眠,不得卧",并认为失眠原因主要有两种:一是其他病症影响,如咳嗽、呕吐、腹满等,使人不得安卧;二是气血阴阳失和,使人不能入寐。失眠是临床常见病症之一,虽不属于危重疾病,但会引起人的疲劳感、不安、全身不适、无精打采、反应迟缓、头痛、注意力不能集中,它的最大影响是精神方面,严重时会导致精神分裂和抑郁症、焦虑症、自主神经功能紊乱等功能性疾病,以及各个系统疾病,如心血管系统、消化系统疾病等。妨碍人们正常生活、工作、学习和健康,并可加重或诱发心悸、胸痹(心痛)、眩晕、头痛、中风病等病症。顽固性的失眠,给患者带来长期的痛苦,甚至形成对安眠药物的依赖,而长期服用安眠药物又可引起医源性疾病。失眠症的具体原因如下。

1. 环境原因　常见的有睡眠环境的突然改变。

2. 个体因素　不良的生活习惯,如睡前饮茶、饮咖啡、吸烟等。

3. 躯体原因　广义地说,任何躯体的不适均可导致失眠,如各种疼痛、瘙痒、咳嗽、频繁夜尿、吐泻、心慌胸闷等。

4. 精神因素　精神紧张、焦虑、恐惧、抑郁、兴奋等均会导致失眠。

5. 情绪因素　情绪失控可引起的心境上的改变,这种改变特别会在情绪不稳时表现出来,它可以是由某些突发事件引起,如特别的喜事或特别的悲伤、生气等都可导致失眠。这种因突发事件引起的失眠只是一种现象,可能是偶然发生的、暂时的;而更严重的失眠则是长期存在睡不好的现象,他们的情绪持续性地处于低落状态,紧张、害怕、担心、怀疑、愤怒、憎恨、抑郁、焦虑等情感不仅占据他们白天的感觉器官,而且晚上也仍然欲罢不能。

6. 其他 安眠药或嗜酒者的戒断反应。

（二）失眠症患者心理障碍的表现

（1）入睡困难。

（2）不能熟睡，睡眠时间减少。

（3）早醒、醒后无法再入睡。

（4）频频从噩梦中惊醒，自感整夜都在做噩梦。

（5）睡过之后精力没有恢复。

（6）发病时间可长可短，短者数天可好转，长者持续数日难以恢复。

（7）容易被惊醒，有的对声音敏感，有的对灯光敏感。

（8）很多失眠的人喜欢胡思乱想。

（9）长时间的失眠会导致神经衰弱和抑郁症，而神经衰弱患者的病症又会加重失眠。

（三）心理康复措施

心理行为治疗的本质是改变患者的信念系统，发挥其自我效能，进而改善失眠症状。要完成这一目标，常常需要专业医师的参与。心理行为治疗对于成人原发性失眠和继发性失眠具有良好效果，通常包括睡眠卫生教育、松弛疗法、刺激控制疗法、睡眠限制疗法和认知疗法。这些方法或独立，或组合用于成人原发性或继发性失眠的治疗。

1. 睡眠卫生教育 大部分失眠患者存在不良睡眠习惯，破坏正常的睡眠模式，形成对睡眠的错误概念，从而导致失眠。睡眠卫生教育主要是帮助失眠患者认识不良睡眠习惯在失眠的发生与发展中的重要作用，分析寻找形成不良睡眠习惯的原因，建立良好的睡眠习惯。一般来讲，睡眠卫生教育需要与其他心理行为治疗方法同时进行，不推荐将睡眠卫生教育作为孤立的干预方式应用。

睡眠卫生教育的内容包括：①睡前数小时（一般下午 4 点以后）避免使用兴奋性物质（咖啡、浓茶或吸烟等）；②睡前不要饮酒，酒精可干扰睡眠；③规律的体育锻炼，但睡前应避免剧烈运动；④睡前不要大吃大喝或进食不易消化的食物；⑤睡前至少 1 h 内不做容易引起兴奋的脑力劳动或观看容易引起兴奋的书籍和影视节目；⑥卧室环境应安静、舒适，光线及温度适宜；⑦保持规律的作息时间；⑧卧床后不宜在床上阅读、看电视、进食等；⑨睡前有条件可以洗脚或洗澡。

2. 松弛疗法 应激、紧张和焦虑是诱发失眠的常见因素。放松治疗可以缓解上述因素带来的不良效应，因此是治疗失眠最常用的非药物疗法，其目的是降低卧床时的警觉性及减少夜间觉醒。减少觉醒和促进夜间睡眠的技巧训练包括渐进性肌肉放松、指导性想象和腹式呼吸训练。患者计划进行松弛训练后，应坚持每天练习 2～3 次，环境要求整洁、安静，初期应在专业人员指导下进行。松弛疗法可作为独立的干预措施用于失眠治疗。

3. 刺激控制疗法 刺激控制疗法是一套改善睡眠环境与睡眠倾向（睡意）之间相互作用的行为干预措施，恢复卧床作为诱导睡眠信号的功能，使患者易于入睡，重建睡眠-觉醒生物节律。刺激控制疗法可作为独立的干预措施应用（Ⅰ级推荐）。具体内容：①只有在有睡意时才上床；②如果卧床 20 min 不能入睡，应起床离开卧室，可从事一些简单活动，等有睡意时再返回卧室睡觉；③不要在床上做与睡眠无关的活动，如进食、看电视、听收音机及思考复杂问题等；④不管前晚睡眠时间有多长，保持规律的起床时间；⑤日间避免小睡。

4. 睡眠限制疗法 很多失眠患者企图通过增加卧床时间来增加睡眠的机会，但常常事与愿违，反而使睡眠质量进一步下降。睡眠限制疗法通过缩短卧床清醒时间，增加入睡的驱动能力以提高睡眠效率。推荐的睡眠限制疗法具体内容如下（Ⅱ级推荐）：①减少卧床时间以使其和实际睡眠时间相符，并且只有在 1 周的睡眠效率超过 85% 的情况下才可增加 15～20 min 的卧床时间；②当睡眠效率低于 80% 时则减少 15～20 min 的卧床时间，睡眠效率在 80%～85% 之间则保持卧床时间不变;③避免日间小睡,并且保持起床时间规律。

5. 认知疗法　失眠患者常对失眠本身感到恐惧,过分关注失眠的不良后果,常在临近睡眠时感到紧张、担心睡不好,这些负性情绪使睡眠进一步恶化,失眠的加重又反过来影响患者的情绪,两者形成恶性循环。认知疗法的目的就是改变患者对失眠的认知偏差,改变患者对于睡眠问题的非理性信念和态度。认知疗法常与刺激控制疗法和睡眠限制疗法联合使用。

认知行为疗法的基本内容:①保持合理的睡眠期望;②不要把所有的问题都归咎于失眠;③保持自然入睡,避免过度主观的入睡意图(强行要求自己入睡);④不要过分关注睡眠;⑤不要因为一晚没睡好就产生挫败感;⑥培养对失眠影响的耐受性。通常是认知治疗与行为治疗(刺激控制疗法、睡眠限制疗法)的综合,同时还可以叠加松弛疗法以及辅以睡眠卫生教育。

任务五　精神疾病患者的心理康复

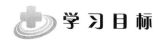

1. 掌握:精神疾病患者心理障碍的表现及心理康复措施。
2. 熟悉:精神疾病患者心理障碍的常见原因。
3. 了解:精神疾病的三级预防。
4. 能运用各种心理康复方法对精神疾病患者的心理障碍实施康复。

 案例引导

患者,女,32岁,已婚,某经济学院金融专业本科毕业,精通计算机炒股。病史:曾经因精神问题在医院就诊,并在精神病院住过一段日子,患有精神疾病十余年。家庭情况:父母健在,无兄弟姐妹,丈夫系再婚,带有与前妻的一个女孩。家庭病史:阴性。患者发病前后的生命事件:患者家教很严,父母对患者期望很高。在婚礼前夕,股市受挫,把自己和委托人的钱赔光了。婚礼所邀的宾客三分之二都没有来,患者在婚礼上就开始时而沮丧,时而傻笑。新郎当着众多人的面退了婚礼。患者没有结成婚,事后,就发病了。精神科医生经分析诊断她患有精神分裂症,并建议家属将其送入当地精神病医院进行治疗。家属听从了医生的建议。一年多以后,患者的病情有所缓和,又被接了回来。回来之后在父母的安排下和一名东北的男子结婚,男人是东北人,再婚,与前妻生有一女,目前由他抚养。但好景不长,距离她从精神病医院回家不到一年时间里,她又再次犯病。最后,她又被家里人送进了精神病医院。就这么反反复复进出好几次,目前仍在医院治疗中。请问:该患者的主要问题是什么?如何处理?

一、精神疾病患者的心理康复

精神疾病是指在各种生物学、心理学及社会环境因素影响下,大脑功能失调,导致认知、情感、意志和行为等精神活动出现不同程度障碍为临床表现的疾病。据世界卫生组织统计,近年来精神疾病发病率有逐年升高的趋势。而精神疾病具有复发率高、致残率高的特点,是一类严重影响人们身心健康的疾病,患病后因病致残、因病返贫现象相当严重,给家庭和社会带来了沉重的经济与安全负担。

精神康复是指运用生物学、心理学、社会学等综合协同干预手段,尽力纠正或减少各类精神病所带来的家庭和社会问题,预防复发。减少精神残疾发生,恢复和提高精神患者独立生活、适应社会的能力,并最大限度恢复其因病受损的学习与劳动能力,使患者能自食其力、回归社会。精神康复旨在帮助患者减轻或消除疾病所致的残疾,对于巩固长期疗效,减轻疾病造成的危害,提高患者的生活质量,减少社会负担具有重要意义。

精神障碍康复的三项基本原则:功能训练、全面康复、重返社会。功能训练是康复的方法和手段,全面康复是康复的准则和方针,重返社会则为康复的目标和方向。

精神康复的任务:①训练心理社会功能:认真训练生活、学习、工作等方面的行为技能,辅以适当的维持药物,使残疾者尽可能恢复参与社会生活的功能,最大限度地重建独立生活能力。②改善生活环境的条件:大力调整残疾者的周围环境和社会条件。所调整的环境包括医院、社区及家庭环境和人际关系,并在服务设施和生活条件上尽可能照顾到心理社会功能障碍康复的需求。③贯彻支持性心理治疗:在实施各项康复措施时,始终结合有效的心理治疗,进行必要的心理教育和干预,避免过高或过低的环境刺激,努力促进心理康复。④实行家庭及社会干预:动员家庭成员参与社区家庭教育和干预的措施,谋求社会各阶层的同情和支持,进一步发挥社会防治康复网络、基层康复队伍的作用。⑤促使逐步回归社会:尽可能设置各种社会过渡性康复设施,按不同对象采取适当的回归方式,尽最大努力促使逐步重返社会,并尽量争取社会支持以解决就业问题。

(一)精神疾病患者心理障碍的原因

1. 生物学因素 现今对心理疾病最热门解释是生物学上的解释:一个有精神疾病的人可能有不同的脑部结构或功能,或者是有不同的神经化学反应,不论是由基因或环境伤害(如胎儿酒精综合征)引起的。举例来说,许多被诊断有精神分裂症的患者被证实在大脑中有肿大的脑室和萎缩的灰质。另外,有些人认为神经传导物质不平衡也会导致精神疾病。许多的遗传和双胞胎研究都证实像躁郁症和精神分裂症等精神疾病是会遗传的。

2. 心理因素 心理学家认为矛盾、危机、紧张和创伤可能会导致精神疾病,特别是在一个容易受伤的人身上。例如,一个目睹父母亲杀人的小孩可能会发展出沮丧和紧张的情绪,甚至患创伤后压力心理障碍症。

3. 社会因素 社会学家认为重大事件和情境会导致精神疾病。例如,在社会运动、战争或遭受天然或人为的疾病时,该地区的人们有较高的机会患精神疾病。贫穷、缺乏资源和援助的地区也会比富裕与稳定的地区的人们有较高机会患精神疾病。

(二)精神疾病患者心理障碍的表现

1. 初期表现

(1)性格突变。原本活泼开朗、热情好客的人,突然变得对人冷淡,与人疏远、孤僻不合群,生活懒散,不守纪律。对任何事情都没有了往日的激情。

(2)情感紊乱。情感变得冷漠起来,对亲人漠不关心,对周围事情不感兴趣,脾气开始变得暴躁起来,经常会为一些小事而乱发脾气,会莫名其妙地大笑或号啕大哭。

(3)行为诡异。行为举止开始变得诡异起来。喜欢发呆、独来独往,常人很难与其交流。

(4)敏感多疑。对任何事都敏感起来,把周围的一切附加在自己身上。以为别人都在议论他,不吃、不喝,认为有人想要加害于他,有时甚至会出现幻视、幻觉的症状。

(5)睡眠障碍。逐渐或突然变得入睡困难,即使入睡也易惊醒或睡眠不深,彻夜失眠多梦或睡眠过多。

(6) 精神障碍。主要有精神活性物质、酒精中毒所致精神障碍,有机磷中毒所致精神障碍与非依赖性精神障碍,肾上腺皮质激素所致精神障碍,镇静催眠剂中毒所致的精神障碍等。

2. 常见症状

(1) 感觉障碍包括感觉过敏、减退、倒错、内感性不足等。

(2) 知觉障碍包括错觉、错视、幻觉和感知综合征。

(3) 思维障碍包括思维奔逸、迟缓、贫乏、松弛、病理性赘述,思维不连贯、中断、云集,象征性思维。逻辑倒错性思维,诡辩性思维,持续重复模仿,刻板性等言语,以及思维妄想,释意妄想,形象性妄想,思维插入等。

(4) 注意障碍包括主动注意障碍和被动注意障碍。

(5) 记忆障碍包括记忆增强、减退、遗忘、错构、虚构,潜隐记忆和似曾相识症。

(6) 智能障碍分为先天性智能低下,后天获得性痴呆。

(7) 情感障碍包括喜、怒、哀、乐、爱、憎、悲、忧等的体验和表情。常见的情感障碍:情感高涨,欣快、低落、焦虑、脆弱、激动,迟钝、淡漠、倒错、恐怖、矛盾等。

(8) 意志行为障碍包括意志增强、减退、缺乏、倒错、矛盾、木僵、违拗,以及动作刻板、模仿、作态与行为怪异等。

(三) 心理康复措施

在精神疾病康复治疗中,心理康复越来越显出它的重要性和必要性。精神疾病恢复期,患者基本能正确评价客观现实,各种矛盾心理比较突出,往往对自己所患疾病的预后深感不安,既想出院又怕面对复杂的社会环境,担心被另眼看待、被讥笑,担心婚姻家庭的稳定,担心对子女前途的影响,各种忧虑成了患者沉重的心理负担。病耻感对患者及其家庭来说,也会成为持续的应激源,患者会时常感到自己被社会孤立、被亲戚和朋友疏远。就业机会减少、社会的偏见与歧视等因素都在不同程度上影响了精神疾病的康复,结果导致精神疾病的复发率和住院率增加。这种社会心理应激导致的反复住进医院的现象,在西方国家被称为"旋转门"综合征。因此,应根据患者各自不同的心理问题、心理状态及心理承受能力,因人而异地给予心理干预和康复指导,方法包括个别和集体的心理治疗、认知治疗、行为矫正等。

1. 支持性心理治疗 支持性心理治疗是心理治疗的基本技术,是运用心理治疗的基本原理帮助患者克服情感障碍或心理挫折的治疗方法,具有支持和加强患者防御功能的特点,能使患者增加安全感,减少焦虑和不安。支持性心理治疗的方法有解释、安慰、鼓励和保证,其中以解释最为重要。

2. 认知治疗 恢复期的精神疾病患者,普遍存在认知问题。如对疾病缺乏完整认识导致的不良认知;有来自心理社会因素所致的其他不良认知;或者存在性格缺陷和人生观、不良价值观所致的不良认知。这会影响精神疾病患者从健康角度把握自己、照顾自己、预防复发的能力,对其将来的生活发展与人生成功带来危害。因此有不良认知的恢复期患者,可采用认知疗法进行心理治疗,改善患者的不良认知和提高其认知水平。

3. 行为治疗 行为治疗是根据学习心理学和实验心理学的理论和原理对个体进行反复训练,以达到矫正适应不良行为的一种治疗。通过行为治疗,可训练患者的各种技能,如正确决策和解决问题,处理好人际关系,正确应对应激和不良情绪等。

4. 认知行为治疗 认知行为治疗是一组通过改变思维或信念和行为的方法来改变不良认知,达到消除不良情绪和行为的短程心理治疗方法。它不再仅用于治疗抑郁或焦虑症,现在更多地用于解决一些具体的精神病性症状及由此继发的影响,如羞耻和丧失感。即通过一个具体的技术积极地减少由精神疾病的一些核心症状而引起的痛苦和残疾。

Note

197

5. 个人治疗和集体治疗　个人心理治疗有利于建立良好的医患关系,详细了解病情,针对性地给予咨询,找出解决问题的具体措施;集体治疗有小组治疗和心理学习班等形式,患者与患者之间可以互相借鉴成功经验,取长补短,利于提高战胜疾病的信心,提高治疗效果。

6. 家庭治疗　家庭成员的态度对精神疾病的患者是直接影响的,如果是以爱护、关心的态度,支持、启发的方式,积极处理患者日常生活中出现的问题,正确引导患者,培养患者参加社会活动的能力,预后就好,复发率就低;与此相反,若一味指责、隔离、埋怨,忽视社会功能康复等就会使其病情加重,复发率就高,预后就差。家庭治疗要求患者家属积极参与,正确认识疾病,正确对待患者,及早发现复发前兆,及时求治;在患者集中的地方,可以建立多个家庭的网络,通过网络相互支持,减少病耻感,鼓励恢复期患者走向社会,为患者的家属提供更多学习交流的机会。

二、精神疾病的三级预防

1. 一级预防　一级预防即病因预防,通过消除或减少病因或致病因素来防止或减少精神障碍发生,属于最积极、最主动的预防措施。其主要内容如下。

(1) 增进精神健康的保健工作,充分加强精神卫生知识的普及和宣教,及时提供正确的心理咨询服务,提高人们对精神健康的自我保健,是减少与各种应激因素有关的心理障碍发生的有效途径。

(2) 加强遗传咨询,防止近亲结婚,减少精神障碍发生率。

(3) 对一些具有易患精神障碍的"高危人群",包括具有特殊心理素质者和从事高心理压力职业者,应采取特殊的心理干预措施,提供心理宣泄的途径,预防和减少精神障碍的出现。

(4) 定期进行精神障碍的流行病学调查,研究精神障碍在人群的发生率、发病规律、影响因素和分布情况,结合地区人口构成的变化,为相关部门制订规划、进行决策,从宏观上预防精神障碍的发生提供依据。

2. 二级预防　二级预防的重点是早期发现、早期诊断、早期治疗,并争取疾病缓解后有良好的预后,防止复发。由于许多精神障碍具有慢性或亚急性起病、症状隐匿、临床表现缺乏明确特征性等特点,往往失去及时干预的机会。因此,二级预防是精神障碍防治工作中极为重要的环节。其主要内容如下。

(1) 积极、深入并有计划地向群众宣传精神障碍的有关知识,提高人们早期识别精神障碍的能力,尽早发现精神异常者。同时,要改善人们对精神障碍以及精神疾病患者的偏见,及时就医,把疾病控制在萌芽状态。

(2) 对确认可疑的精神障碍者,指导患者及其家属及时就诊,明确诊断,积极治疗争取使疾病达到完全缓解。同时,积极进行随访与巩固治疗,减少复发。

(3) 在综合医院内设立精神科和心理咨询科,做好会诊-联络和咨询及培训工作,帮助非精神科医师早期发现、早期治疗精神障碍患者。

3. 三级预防　三级预防的要点是做好精神残疾者的康复训练,最大限度地促进患者社会功能的恢复,减少功能残疾,延缓疾病衰退的进程,提高患者的生活质量。其主要内容如下。

(1) 积极谋求各级政府部门对精神疾病患者的重视和支持,协调各相关部门工作,构成精神障碍防治康复体系,为减少精神残疾、提高精神障碍患者的生活质量和生活保障提供帮助。

(2) 对经过治疗,病情趋于稳定的患者,进行多种形式的心理治疗和康复训练。让患者正确认识疾患,进一步正确认识自己,克服性格弱点,正确应对现实生活中的各种心理社会问题和矛盾。同时,督促患者按时按量服药,防止疾病恶化,努力减少残疾,使患者最大限度地恢复心理和社会功能。

(3) 建立各种工娱治疗站、作业站、娱乐站,对患者进行各种康复训练,同时进行健康教育和疾病咨询,使患者早日恢复家庭生活和社会功能。

（4）做好出院者的定期随访工作,使患者能够接受及时而有针对性的医疗指导和服务。调整出院患者的生活环境,动员家庭成员支持和参与患者的康复活动,指导家庭成员为患者制订生活计划,努力解决患者的心理健康问题和日常生活中的实际困难。

（5）关心和满足精神障碍患者的合理要求,重视心理、社会环境对疾病预后、复发的影响。想方设法,妥善解决精神障碍患者以及精神残疾者恢复工作或重新就业,对支持其心理状态与投身于社会大环境接受锻炼有着相当重要的作用。

（陆建霞　曾　姝）

目标检测

一、单选题(请从以下每一道题下面 A、B、C、D、E 五个备选答案中选择一个最佳答案)

1. 脑血管意外患者发生心理障碍的原因中不包括(　　)。

A. 神经内分泌的改变　　　　B. 患者的文化程度较高　　　　C. A 型行为

D. 既往有抑郁或焦虑病史　　　E. 医源性因素

2. 脑血管意外患者心理障碍多为(　　)。

A. 情感性障碍或心境障碍　　　B. 器质性精神障碍　　　　C. 精神分裂

D. 人格障碍　　　　　　　　E. 行为障碍

3. 下列关于卒中后抑郁临床特点的描述不正确的是(　　)。

A. 患者一般多以失眠、疼痛、消化道症状、流泪、遗忘等躯体症状为主诉

B. 有些患者表现为依从性差,导致卒中症状加重或经久不愈

C. 可表现为执行功能减退、记忆力下降、注意力不集中等

D. 患者的抑郁症状多为轻中度抑郁,常伴发焦虑或者躯体化症状

E. 患者一般会主动叙述或掩饰自己情绪的不良体验

4. 下列关于卒中后焦虑的描述不正确的是(　　)。

A. 多为广泛性焦虑障碍,且常伴随抑郁,影响抑郁的恢复

B. 与右半球损伤相关

C. 女性或年轻患者更容易出现焦虑

D. 与原发性焦虑障碍相似,其总体程度较轻,且躯体化相对明显

E. 有些患者会出现惊恐发作、强迫观念或强迫行为以及广场恐怖等症状

5. 下列关于卒中后淡漠的描述不正确的是(　　)。

A. 主要表现为中性心境,一般无情绪反应　　　B. 其核心特征为动机的缺乏或丧失

C. 与右半球损伤有关　　　　　　　　　　　D. 认知损害和抑郁是其重要危险因素

E. 患者自述心情为悲伤、低落、郁闷

6. 脊髓损伤患者患病或身体功能出现障碍后,对自己的真实病情不了解,没有认识到病情的严重性,心理上没有长期应对病情和残障的准备。该阶段为(　　)。

A. 震惊期　　　B. 无知期　　　C. 否认期　　　D. 反对独立期　E. 抑郁期

7. 脊髓损伤患者当了解自己的病情时,其心理反应首先可能表现为(　　)。

A. 接纳　　　B. 依赖　　　C. 否认　　　D. 愤怒　　　E. 无助感

8. 脊髓损伤患者出现反对独立行为主要是因为(　　)。

A. 情绪冲动　　　B. 可能瘫痪　　　C. 发病突然　　　D. 创伤严重

E. 对生活缺乏自信心而产生的依赖性心理反应

9. 当脊髓损伤患者出现冲动行为时,康复治疗师的态度应该是(　　)。

A. 严厉训斥　　B. 药物治疗　　C. 不予理睬　　D. 同情接纳　　E. 顺其自然

10. 周围神经损伤患者手术后效果不理想时,其心理表现易出现(　　)。

A. 抑郁　　　　B. 焦虑　　　　C. 孤独　　　　D. 依赖　　　　E. 急躁

11. 帕金森病患者在疾病晚期已成为残疾者时,心理康复的主要措施下列哪项除外?
(　　)

A. 让患者相信疾病是可以治愈的　　　　　　B. 让患者适应疾病

C. 建立良好的治疗关系　　　　　　　　　　D. 对患者进行认知行为治疗

E. 社会支持

12. 下列关于帕金森病患者情绪障碍的说法错误的是(　　)。

A. 运动障碍加重会导致和加重患者的抑郁

B. 抑郁不会加重患者的运动障碍

C. 抑郁可以出现在帕金森病病程各期,甚至可认为是帕金森病的先兆

D. 焦虑症状与姿势平衡障碍相关

E. 震颤为主者焦虑少见

13. 截肢患者发生心理障碍的影响因素中不包括(　　)。

A. 截肢部位　　B. 年龄　　　　C. 性别　　　　D. 截肢原因　　E. 遗传因素

14. 针对截肢患者幻肢痛常用方法是(　　)。

A. 认知疗法　　　　　　　　B. 行为疗法　　　　　　　　C. 支持性心理治疗

D. 生物反馈疗法　　　　　　E. 药物治疗

15. 截肢患者的心理特征不包括(　　)。

A. 自我概念的改变　　　　　B. 悲观失望　　　　　　　　C. 敏感性降低

D. 行为改变　　　　　　　　E. 焦虑、恐惧

16. 下列关于截肢患者的心理康复的描述哪项是错误的?(　　)

A. 截肢患者的心理康复只是专业心理学工作者的任务

B. 应主动关心陪伴患者,尊重、同情、理解患者

C. 注重患者的认知重建,使其重新适应自我概念

D. 让患者了解康复的含义主要是指能力的恢复,而不是健康的恢复

E. 鼓励患者寻求社会支持

17. 关于截肢患者的描述正确的是(　　)。

A. 敏感多疑,易曲解他人的意思

B. 原本喜欢热闹的截肢患者可能变得沉默寡言

C. 自我概念降低

D. 有些患者失业失去信心,对生活缺乏兴趣

E. 能对躯体出现的细微变化主观做出准确的判断

18. 截肢患者"敏感性增高"的主要表现为(　　)。

A. 更加关注自己的躯体　　　　　　　　B. 能正确理解他人的意思

C. 不关心医务人员的议论　　　　　　　D. 相信治疗措施是正确的

E. 不关心躯体出现的细微变化

19. 下列关于骨折后患者心理障碍原因的描述错误的是(　　)。

A. 常因突如其来的病情,产生心理应激

B. 骨折部位不同,对患者心理的影响不同

C. 受伤的程度不同,对患者心理的影响不同

D.手术治疗的骨折患者,心理更放松

E.骨折的预后和病程会影响患者心理

20.下列关于骨折患者"病态性依赖"的描述哪项是错误的?(　　)

A.情感脆弱,甚至带有幼稚色彩　　　　　　B.不愿接受帮助

C.患者不做主动努力　　　　　　　　　　　D.工伤患者最容易出现

E.严重者可发展成为终身的社会"残疾"

21.与原发性高血压相关的心理、社会因素不包括(　　)。

A.肥胖　　　　B.人格特征　　　C.情绪因素　　　D.工作压力大　　E.生活紧张

22.下列哪类群体有较低的原发性高血压发病率?(　　)

A.工作无压力　　B.责任重大　　　C.工作压力高　　D.精神紧张　　　E.生活环境差

23.下列哪项关于原发性高血压的描述是错误的?(　　)

A.与高血压关系最密切的情绪因素是焦虑、愤怒和仇视

B.高血压多见于应激、冲突明显的社会

C.原发性高血压患者不具有 A 型性格特征

D.高血压发病率的总趋势是发达国家高于发展中国家

E.凡以高血压为主要临床表现而病因不明者称为原发性高血压

24.下列哪项不是高血压流行病学特征?(　　)

A.发达国家低于发展中国家　　　　　　　　B.城市高于农村

C.老年组高于其他年龄组　　　　　　　　　D.知识阶层高于非知识阶层

E.工作压力大的群体高于工作压力小的群体

25.下列关于冠心病描述不正确的是(　　)。

A.脑力劳动强度大是促使冠心病高发的病因之一

B.大多数冠心病患者是 A 型行为类型

C.时间紧迫感、竞争和敌意是冠心病患者一种特征性的行为模式

D.长期处于敌对、抑郁或焦虑情绪中的个体更容易罹患冠心病

E.应激性生活事件不是诱发冠心病发病的原因之一

26.下列关于冠心病患者心理障碍主要表现的描述不正确的是(　　)。

A.紧张焦虑多见于初次发病患者

B.冠心病病情反复发作,患者易产生抑郁症状

C.冠心病患者在发病 1～2 天后,常表现为失眠、承认患病、产生抑郁等反应

D.比较年轻的初发冠心病患者常表现否认心理

E.有些冠心病患者坚信自己有病且很严重

27.冠心病患者 A 型行为矫正的措施错误的是(　　)。

A.首先要评估患者是否属于 A 型行为类型

B.康复治疗师单独制订训练计划,不必考虑患者

C.以循序渐进的原则确定矫正目标

D.确定符合患者实际情况的评价标准

E.教会患者自我控制技术,以控制 A 型行为

28.针对冠心病患者的健康教育,下列哪项不正确?(　　)

A.指导患者合理安排工作和休息,保证充足的睡眠

B.指导患者减轻体重,合理饮食,戒烟限酒,适量运动

C.指导患者控制情绪,避免激动、紧张等可能诱发疾病发作的因素

D.鼓励患者适当参加娱乐活动、有氧锻炼等,缓解压力,调整心身

E.鼓励患者多参加竞技性运动

29.神经性厌食最具特征性的症状是（　　）。

A.无故意控制进食量的愿望　　　　　　　　B.比平时体重减轻30％以上

C.不伴有间发性暴饮暴食　　　　　　　　　D.包括躯体疾病所致厌食

E.患者有采用各种方法减轻体重的行为

30.神经性厌食患者因担心发胖，常采用下面哪些措施？（　　）

A.间歇禁食和滥用泻药　　　　　　　　　　B.自我诱发呕吐

C.使用厌食剂或利尿剂　　　　　　　　　　D.糖尿病患者可能会放弃胰岛素的使用

E.以上都可以出现

31.患者，女，56岁，自诉"难以入睡且睡眠不深、易醒8年"。服用安眠药效果不佳。对其最可能的诊断是（　　）。

A.睡眠困难　　　B.失眠症　　　　C.睡惊症　　　　D.梦魇　　　　E.药物依赖

32.下列哪项是正确的？（　　）

A.睡前1～2 h锻炼能使睡眠加深　　　　　　B.对失眠者不要对其睡眠进行限制

C.睡行症发作期间被人唤醒会造成很大的伤害　D.早醒是健康的行为

E.减少白天睡眠的时间能有助于失眠的治疗

33.失眠患者最常见的形式是下面中的哪一项？（　　）

A.睡眠缺失　　B.入睡困难　　　C.睡眠表浅　　　D.早醒　　　　E.维持睡眠困难

34.关于精神疾病第三级预防，下列说法哪项不对？（　　）

A.第三级预防的目标是做好精神疾病患者的康复，减少功能残疾，延缓疾病衰退的进程，减轻患者的痛苦，提高生活质量等

B.对患者给予及时的治疗和护理，缩短住院时间，使患者早日返回家庭和社区

C.其内容包括防止疾病恶化，防止病残等

D.调整出院患者的生活环境，做好出院后的康复工作，是第三级预防的重要内容

E.在社区内建立康复之家、工娱治疗站等，减轻医院及家庭负担，是三级预防的重要内容

35.关于精神康复的主要内容，下列说法错误的是（　　）。

A.生活技能训练，包括人际交往技能、解决问题技能、应付应激技能等

B.使患者了解药物对预防与治疗的重要意义，自觉接受药物治疗

C.使患者学习有关精神药物的知识，学会自己用药，从而做到自己管理自己，不需要向医生求助

D.使患者了解精神药物的作用和不良反应，能进行简单处理

E.学会自我管理技能后，必要时仍需向医生寻求帮助

二、多选题（请从以下每一道题下面 A、B、C、D、E 五个备选答案中选择正确答案）

1.脑血管意外患者心理康复措施主要包括（　　）。

A.建立良好的治疗关系　　　B.认知行为治疗　　　　　　C.支持性心理治疗

D.对患者家属的心理干预　　E.药物治疗

2.对脑血管意外患者的支持性心理治疗主要内容包括（　　）。

A.倾听和解释　　　　　　　B.指导　　　　　　　　　　C.鼓励

D.保证　　　　　　　　　　E.促进环境的改善

3.脊髓损伤患者反对独立期的心理康复措施多采用（　　）。

A.认知心理治疗　　　　　　B.行为矫正治疗　　　　　　C.精神分析治疗

D.催眠治疗　　　　　　　　E.抗抑郁药物治疗

4.脊髓损伤患者无知期的心理康复措施多采用（　　）。

A. 支持性心理治疗　　　　　　B. 情绪疏导疗法　　　　　　C. 系统脱敏治疗

D. 放松训练治疗　　　　　　　E. 催眠治疗

5. 周围神经损伤患者心理障碍的表现有（　　）。

A. 急躁　　　　　　　　　　　B. 焦虑　　　　　　　　　　C. 抑郁

D. 躁狂　　　　　　　　　　　E. 精神病性障碍

6. 周围神经损伤患者的心理暗示技术主要有（　　）。

A. 放松疗法　　　　　　　　　　　　　　　B. 良好的治疗关系

C. 告诉患者是部分神经损伤　　　　　　　　D. 看到已成功康复的患者

E. 行为干预

7. 帕金森病患者的认知功能会出现损害，主要包括（　　）。

A. 记忆减退、学习能力下降　　　　　　　　B. 思维迟钝、情感改变

C. 注意力和执行功能障碍　　　　　　　　　D. 视空间知觉障碍

E. 语言流畅性下降

8. 帕金森病患者的精神异常表现有（　　）。

A. 幻觉　　　　B. 意识模糊　　　C. 妄想　　　D. 动作较慢　　　E. 烦躁不安

9. 截肢患者常见心理障碍表现有（　　）。

A. 急性期心理应激反应　　　　B. 幻肢痛　　　　　　　　　C. 焦虑

D. 抑郁　　　　　　　　　　　E. 认知功能损害

10. 截肢患者的心理康复遵循以下原则（　　）。

A. 建立良好信任关系是心理康复的前提　　　B. 稳定患者情绪是心理康复的首要任务

C. 无条件的尊重与理解　　　　　　　　　　D. 保密原则

E. 灵活应对敏感问题

11. 截肢患者心理康复的措施主要包括（　　）。

A. 支持性心理治疗　　　　　　B. 认知重建　　　　　　　　C. 放松疗法

D. 家属的心理干预　　　　　　E. 康复指导

12. 截肢患者康复指导的措施主要包括（　　）。

A. 介绍现代康复医学的成功经验　　　　　　B. 对于患者已有的康复成果及时给予鼓励

C. 鼓励患者积极参加物理治疗　　　　　　　D. 安装临时性假肢越晚越好

E. 可采用积极的自我暗示法，充分调动患者的主观能动性，培养积极情绪

13. 骨折后心理障碍的主要表现包括（　　）。

A. 急性应激障碍　　　　　　　B. 紧张和恐惧　　　　　　　C. 焦虑

D. 忧郁　　　　　　　　　　　E. 病态性依赖

14. 骨折患者出现急性应激障碍的主要表现为（　　）。

A. 反复出现创伤性体验　　　　B. 不由自主地回想事故经历　　C. 睡眠混乱

D. 情感麻木或激惹反应　　　　E. 自控能力下降

15. 骨折患者"病态性依赖"特征的主要表现为（　　）。

A. 情感脆弱　　　　　　　　　B. 愿意接受指导和帮助　　　C. 失去支持，表现自怜

D. 容易激惹，无故发怒　　　　E. 患者积极努力，功能恢复期缩短

16. 关于骨折后期患者心理康复的描述正确的是（　　）。

A. 为避免影响骨折愈合，不应早期功能锻炼　　B. 耐心讲解功能锻炼的重要性

C. 认真倾听患者的问题，耐心做好解答　　　　D. 对心理负担重的患者做好心理疏导

E. 对患者不切实际的想法加以疏导

17. 与高血压发病有关的心理社会因素包括（　　）。

A. 生活方式　　　　　　　　B. 人格特征和应对方式　　　　　C. 情绪因素

D. 精神应激　　　　　　　　E. 遗传

18. 与原发性高血压相关的个性特征包括（　　）。

A. 多为内倾情绪不稳定型

B. 个性常具有较明显的精神质倾向

C. 行为孤独、内心焦虑、忧心忡忡、对外界刺激有强烈的情绪反应

D. 自我控制力差、难以适应外界环境变化

E. 高血压病可能与 A 型行为模式有关

19. 下列哪些是高血压病患者心理障碍的主要表现？（　　）

A. 抑郁、焦虑　　　　　　　B. 角色缺如或角色强化　　　　　C. 药物依赖心理

D. 不遵医行为　　　　　　　E. 偏执

20. 下列有关高血压病心理障碍表现的表述哪项不正确？（　　）

A. 高血压病患者常见抑郁的心理障碍，且多有自杀倾向

B. 高血压病患者的不良情绪，会使患者身体产生应激反应，会影响药物疗效，甚至可诱发或加重病情

C. 知识分子或具有一定医学知识的高血压病患者更易出现偏执

D. 高血压病患者有的表现为满不在乎，不注重饮食，不严格用药，有的表现为过于小心，谈病色变、焦虑等

E. 有些患者服用药物后，若症状减轻，则认定药物有效，服用一段时间后会自动停药，而不遵医嘱服药

21. 与冠心病相关的心理社会因素为（　　）。

A. A 型行为类型　　　　　　B. B 型行为类型　　　　　　　　C. 应激性生活事件

D. 负性情绪　　　　　　　　E. 生活方式

22. A 型行为类型的特征包括（　　）。

A. 时间紧迫感　B. 竞争　　　C. 从容不迫　　　D. 敌意　　　E. 放松

23. 关于冠心病心理康复描述正确的是（　　）。

A. 指导患者合理的起居　　　　　　　　B. 不必纠结嗜烟、过食等行为方式

C. 对 A 型行为类型患者实施行为矫正　　D. 指导患者进行有氧锻炼和运动

E. 情绪发泄可随心所欲

24. 与冠心病发生关系密切的行为危险因素主要有（　　）。

A. 吸烟　　　　　　　　　　B. 缺乏运动　　　　　　　　　　C. 高脂饮食

D. 对社会压力适应不良　　　E. 高盐饮食

25. 常见的心身疾病有（　　）。

A. 进食障碍　　　　　　　　B. 睡眠障碍　　　　　　　　　　C. 性功能障碍

D. 支气管哮喘　　　　　　　E. 消化性溃疡

26. 失眠症患者心理康复措施包括（　　）。

A. 刺激控制疗法　　　　　　B. 认知行为治疗　　　　　　　　C. 睡眠限制疗法

D. 松弛疗法　　　　　　　　E. 睡眠卫生教育

27. 精神康复的主要任务有（　　）。

A. 训练心理社会功能　　　　B. 改善生活环境条件　　　　　　C. 实施支持性心理治疗

D. 开展家庭和社会干预　　　E. 改善患者的生活自理能力

三、问答题

1. 请描述脑血管意外患者常见心理障碍的表现。

2. 请简述脑血管意外患者的心理康复措施。

3. 请描述脊髓损伤患者的心理过程及不同阶段的心理特征。

4. 请简述脊髓损伤患者不同阶段的心理康复措施。

5. 请简述周围神经损伤患者常见心理障碍的表现及心理康复方法。

6. 请简述帕金森病患者常见心理障碍的表现及心理康复方法。

7. 请描述截肢患者常见心理障碍的表现。

8. 请简述截肢患者的心理康复措施。

9. 请描述骨折患者常见心理障碍的表现。

10. 请简述骨折患者的心理康复措施。

11. 请描述原发性高血压患者常见心理障碍的表现。

12. 请简述原发性高血压患者的心理康复措施。

13. 请描述冠心病患者常见心理障碍的表现。

14. 请简述冠心病患者的心理康复措施。

15. 请简述如何对患者 A 型行为进行矫正。

16. 请简述进食障碍患者的心理康复措施。

17. 请简述失眠症的可能原因。

18. 请简述精神康复的内容。

子项目二　特殊人群的心理康复

学习目标

1. 掌握：儿童患者心理障碍的临床表现；老年患者的心理特征及心理康复措施；残疾后的心理过程、心理特征和心理康复方法。

2. 熟悉：儿童患者心理康复的方法，能根据儿童的心理特点开展相应的治疗；熟悉老年人的生理心理特征。

3. 了解：儿童心理问题产生的影响因素；影响老年患者和残疾患者的心理因素。

4. 能运用各种心理康复方法对儿童患者、老年患者、残疾人的心理障碍实施干预。

任务一　儿童患者的心理康复

案例引导

　　患儿，男，7 岁，母亲在孕期时有轻微的铅中毒，剖宫产。2 岁才学会说话，说话时喜欢刻板重复，分不清"你、我、他"。喜欢一个人玩游戏，不主动与人交流，我行我素，自我管理能力差，常伴有焦虑情绪。4 岁被诊断为阿斯伯格综合征，曾在康复机构训练 2 年。目前在普通小学随班就读。上课时经常会莫名其妙发出怪声，要不就是发呆或做

Note

机械式的撕纸动作。情绪非常不稳定,经常会发脾气,甚至自伤。不愿与同学说话或交流,喜欢一人独处。在家里,情绪更是难以控制,稍不满足他的要求就大哭大闹。请问:针对这个患儿出现的问题该如何处理?

一、儿童的心理发展

儿童时期是指一个人从出生(新生儿)到成熟(青年初期)这个时期。儿童心理与成人存在很大的差别。儿童心理发展有着独特的规律。

(一)遗传和环境的作用

儿童心理的发展既不是简单地由遗传决定,也不是由环境和教育决定,是由三者相互渗透又相互转化的结果。遗传因素为心理发展提供物质前提,环境和教育在心理发展过程中起决定作用。

遗传为人的发展提供必要的生物基础。如果儿童某个遗传因素出现问题,就决定了其身心不能得到正常的发展。比如小儿脑性瘫痪是指从出生后一个月内脑发育成熟阶段,由于非进行性脑损伤所致的一种中枢神经障碍综合征,病变部位在脑部,累及四肢。这些孩子在运动、智力和语言等方面发展严重受限。遗传素质的个别差异也为儿童发展的个别差异提供了最初的可能性。有研究显示,神经过程灵活性高的人比神经过程不灵活的人,在解决问题速度上可快 2~3 倍;在注意力分配方面,神经过程平衡的人较快,而神经过程兴奋的人比较困难。遗传也可以决定一个儿童是否能形成某种能力的潜能。儿童由于受到父母的遗传基因的影响,他们会继承父母的某些优势智能。比如儿童的父母都是篮球运动员,那儿童在身高、弹跳素质等方面一般会比较有优势,将来成为运动员的可能性比较高。但并不是说儿童一定会成为运动员,因为遗传所决定的仅仅是儿童具有潜能。实现与否还要涉及环境、教育、儿童意愿等因素。

遗传提供儿童心理发展的可能性,而环境和教育是具有决定性作用的。比如印度狼孩卡玛拉和阿玛拉,从小在狼群中长大,即使拥有人的遗传基因,但是到了 3~4 岁仍不会直立行走和说话,没有人类的行为和情感。儿童心理是在一定的社会环境的影响下发展起来的,剥夺儿童生活的社会环境,其心理难以正常发展。社会环境因素包括家庭、学校、社区、公共场所等。其中家庭对儿童心理特征的形成起着不可估量的作用。家庭是儿童心理素质形成的最重要场所。家庭结构、生活方式、资源分配、家庭氛围、教养方式等都对儿童心理成长有影响。有研究指出,父母严厉的教育方式与儿童的攻击性、学习问题有着显著的正相关,与儿童的害羞等有显著的负相关;父亲严厉的教育方式与儿童的社交能力有显著的负相关,母亲民主的教育方式与儿童的社交能力有显著的正相关。

(二)教育和儿童心理发展的关系

教育决定儿童心理的发展,尤其是早期教育对儿童的影响更为深远。赫布等人通过神经生理学的研究提出:个体发展早期所受到的刺激丰富与否,乃是以后学习与适应的发展因素。我国儿童心理学家陈鹤琴也曾在《家庭教育》一书中提到,从出生到 7 岁是人生最重要的一个时期,习惯、言语、技能、思想、态度、情绪都在此打下基础。若基础不稳固,则健全的人格就不容易形成。家长的教育理念和方法影响着儿童人格和价值观的形成;学校教育则为儿童智力和人际交往能力提供了发展平台。

教育作为心理发展的决定性条件,制约着儿童心理发展的去向和速度,但是教育对心理发展的影响作用并不是唯一的,也不是单向的。教育与心理发展之间存在着比较复杂的相互依存的关系。教育本身必须从儿童的实际出发,从儿童心理的水平或状态出发,才能实现它的决定作用。无论是家庭教育,还是学校教育,家长和教师都要从儿童的具体情况出发,通过儿童的内因,促成儿童内部矛盾的转化。只有适合儿童心理内因的教育条件才能促进儿童心理的发展。相反,如果只是一味地以家长和教师的期望为出发点的教育,忽视儿童内在的心理需求,那么儿童的心理发展会受到阻碍,产生心理问题。家长和教师的任务就是创造条件,使教育的内容更加适合儿童心理的内部矛盾,在儿童已有的心理水平上引起新的学习需要。只有将教育和心理发展辩证统一起来,才能健康地引领儿童的心理发展。

（三）儿童心理发展的年龄阶段性

儿童心理发展既有连续性又有阶段性,阶段与阶段之间不是截然分开的。每一阶段都是前一阶段发展的继续,同时又是下一阶段发展的基础。正确地、科学地划分儿童心理发展的年龄阶段一直是发展心理学家研究的课题。研究者们以不同的本质特征为划分标准,将儿童心理发展分为不同的阶段。如以柏曼为代表的生理发展为划分标准,以内分泌腺作为分期标准,将儿童心理发展分为胸腺时期(幼年时期)、松果腺时期(童年时期)、性腺时期(青年时期)。皮亚杰以儿童认知发展为划分标准,以智力或思维水平作为分期标准,把儿童心理发展分为四个阶段:①感知运动阶段(0～2岁),儿童主要在探索感知觉与运动之间的关系时获得动作经验;②前运算阶段(3～7岁),儿童具备了符号言语功能,词汇得到发展,自我中心主义明显;③具体运算阶段(8～11岁),儿童已经发展出思维的完整性、逻辑性体系;④形式运算阶段(12～18岁),儿童能根据逻辑推理、归纳或者演绎方式来解决问题,思维发展水平已接近成人。埃里克森从自我矛盾划分标准,他把18岁以下儿童的心理发展分为五个阶段:第一阶段(0～2岁)获得基本信任感,克服基本不信任感;第二阶段(3～4岁)获得自主感而避免怀疑感和羞耻感;第三阶段(5～7岁)获得主动感而克服内疚感;第四阶段(8～12岁)获得勤奋感而避免自卑感;第五阶段(13～18岁)获得同一感而克服同一性混乱。

一般来说,儿童心理年龄特征具有一定的普遍性和稳定性。其主要原因在于儿童心理发展是在掌握人类经验和行为规范的活动中,心理机能不断经过量变、质变而实现改造和提高的过程。儿童在关键年龄阶段时某些能力的发展会比较突出,错过了该时期发展效果就会差些。有研究显示,2～3岁是儿童学习口头语言的关键期,在此期间儿童的词汇、语音、语用等能力都大幅度提高。如果到了7～8岁才学习口头语言儿童是很难学会的。因此抓住心理发展的"敏感期",将有助于帮助儿童提高心理水平。儿童心理年龄特征的稳定性都是相对的,而不是绝对的。这是因为儿童心理发展受社会和教育条件所限制。家长和教师必须根据儿童心理发展的可能性,对儿童提出适当的要求,从而促进儿童心理的积极发展;相反忽视儿童心理发展水平,向儿童提出不适当的要求或是不积极引导儿童向前发展,都会阻碍儿童心理成长进而产生心理问题。

二、儿童患者的心理特征

儿童心理行为问题通常是指在严重程度和持续时间上都超过了相应年龄所允许的正常范围的异常行为,主要包括认知、情感、躯体、行为等方面的表现。

（一）情绪障碍

儿童的情绪问题是比较多见的,主要有以下几种。

1. 经常焦虑　他们对不能掌控的时间和人表示出担心和害怕,常常沉浸在焦虑的愁云里难以自拔。表现为不想吃饭、睡不好、烦躁、什么都不想做等普遍性的、非特异性反应。不同年龄的患儿表现各异。学龄前儿童容易有分离焦虑,可表现为惶恐不安、哭泣,可伴食欲不振、呕吐、睡眠障碍及尿床等;学龄儿童则容易出现过度焦虑反应和社交性焦虑。过度焦虑反应常表现为担心学习成绩差,常为一些小事烦恼不安、焦虑、对事物过度敏感。社交性焦虑表现为不愿与同学及老师交往,或由于焦虑、烦躁情绪与同学发生冲突,继而拒绝上学、离家出走等。

2. 恐惧情绪 对陌生的环境或者某些事物容易产生惊恐反应,常常以躯体化反应表现出来。比如学校恐惧症。他们一到学校就表现为腹痛、呕吐,一离开学校症状就会缓解。久而久之就会产生厌学情绪。他们恐惧的对象常会泛化,难以搞清楚他们恐惧的根源。比如孩子因在坐过山车穿山洞时受到惊吓,导致后来对关灯、黑色的衣服等任何与黑色有关事物的恐惧,甚至怕一个人待在任何一个空间里。

3. 抑郁情绪 各个年龄阶段儿童抑郁情绪表现不同。学龄前儿童表现为脸上没有笑容,对游戏等一切活动没有热情,容易哭泣,甚至出现自伤、伤人和毁物的行为。学龄儿童表现为学习成绩下降,回避同伴关系,易激惹,好争吵和斗殴,并可伴有焦虑症状。青少年期重型抑郁多见,全面的兴趣缺乏,思维迟滞,严重的会出现听幻觉或妄想。

（二）注意缺陷多动障碍

1. 定义 注意缺陷多动障碍(简称 ADHD)是一种常见的儿童行为异常问题。这类患儿的智力正常或接近正常,主要表现为与年龄和发育水平不相称的注意力不集中和注意时间短暂、活动过度和冲动。一般以男孩为多,女孩较少。

2. 表现

（1）多动现象:儿童表现为活动过多,安坐的时间较短。过于频繁地跑、跳、爬,活动量大;上课坐在座位上,也是扭来扭去,手上的小动作较多,很难去克制自己多动的行为。即使在晚上睡觉也会翻来翻去,终日忙忙碌碌。

（2）注意力不集中:对事物的观察时间比较短,注意力保持的时间明显少于同龄正常儿童,自我控制力差,在相对安静的情况下,活动量和活动内容明显增加。儿童上课时常常不听讲,注意力很容易分散,不能使注意力长时间地集中在任何事物上,经常不断地由一个客体转移到另一个客体。写作业不能全神贯注、粗心大意,做事情有头无尾,常半途而废。

（3）情绪不稳,行为冲动:患儿情绪不稳定,常发脾气,易哭易怒。个性固执急躁,不辨是非,做事不顾后果,往往想到什么就做什么,常和同伴发生打斗或纠纷,造成不良后果。上课时常会大喊大叫,和别人玩游戏时不能耐心地等待轮替,在和别人讲话时喜欢插嘴或是打断别人的话。

（4）学习困难:患儿虽然智力属于正常范围,但他们却存在学习困难。记忆辨别能力差,经常把一些相似的数字、拼音或词组写错;认知上也存在障碍,对于需要理解逻辑关系的知识掌握起来非常费力。

（三）学习障碍

1. 定义 学习障碍是学龄儿童较常见的问题之一。这类患儿不存在智力低下和视觉、听觉障碍,也没有环境和教育剥夺及原发性情绪障碍,而出现阅读、书写、计算、拼写等特殊学习技能获得障碍的一组综合征。学习障碍患儿最明显的特征就是一般性学习落后,学习成绩明显低于同龄儿童。这类患儿往往学习用功,但成绩不佳,完成作业困难,对老师的指导不易理解。

2. 具体表现

（1）感知障碍:这类患儿在听觉、视觉等方面存在明显的障碍。比如有些儿童空间定向困难,不能分辨上下、左右、里外等,因此在做算术或是几何题时容易犯各种错误;有些儿童听觉记忆能力差,对于长于 5～6 个词的句子不能重复,对声音的记忆也存在障碍。

（2）语言障碍:这是学习障碍患者最容易出现的问题。无论是书面语还是口语都存在接收和加工方面的障碍。阅读理解或是写作文是这类患儿较难完成的任务。他们对于语言内涵或是中心意思的把握能力差,尤其是要组织语言进行书面叙述,这种连续性的文字转换能力严重缺乏。

（3）思维障碍：思维与语言发展息息相关，语言障碍也影响思维的发展。患儿逻辑推理能力弱，对概念、对象、空间关系的理解有困难，缺乏良好的判断和选择能力，算术学习能力差。

（4）缺乏学习动机：儿童对学习不感兴趣或兴趣狭窄，没有持久或明确的学习动机。一般学习的目标只停留在口头或是表面，缺乏学习的行动力。

（5）自我评价低：由于学习成绩差，导致在群体中无法获得认同感，因此容易产生焦虑、自卑等情绪。这些负面情绪导致他们在社交上受阻，遇到困难不愿意向教师和同学请教，怕遭人嘲笑。对自己缺乏信心，认为自己怎么学习也是不如人的，因此会出现厌学等现象。

（四）品行障碍

1. 定义 品行障碍是指儿童的异常行为严重违反了相应年龄的社会规范，这些行为反复出现，持续 6 个月以上，这与正常儿童的调皮和青少年的逆反行为相比更为严重。品行障碍患者多为男孩，患病高峰年龄为 13 岁。

2. 主要表现

（1）攻击性行为：儿童经常参与斗殴；经常故意攻击、威胁或恐吓他人；虐待小动物；破坏公物，甚至偷窃、抢劫。儿童早期表现为打人、冲撞、咬人、咬物、摔东西等。学龄期主要表现为与同学争吵、打架。男孩的攻击性行为多为躯体进行攻击，在女孩则表现为言语性攻击。

（2）违抗：儿童对家长或老师采取明显的不服从或挑衅行为。他们脾气暴躁，常怨恨他人；对自己的错误拒不承认，还要赖在别人身上；自己要求得不到满足就会大喊大叫，做出摔东西甚至伤害自己的过激行为。

（3）违纪行为：儿童常常做一些不符合道德规范和社会准则的行为。经常说谎，目的是获益。如欺骗家长说学校要交钱，而拿钱去买零食或是打游戏；常常无故逃学、擅自离家出走；偷同学或是家里人的钱，用于自己挥霍；勒索或抢劫他人钱财；对他人进行躯体虐待，持械故意伤害他人等；参与社会上不良团体，故意破坏公共财物。大约 40% 的品行障碍儿童可发展成为成人期反社会人格障碍，在其成长过程中还伴有不同程度的抑郁和焦虑障碍。

（五）精神发育迟滞

1. 定义 这是儿童常见的一种发育障碍，主要表现为智力低下及社会适应不当。智力高低一般用智力测验测定，社会适应能力的衡量标准较为复杂，包括交流、生活自理、家庭生活、社会交流、工作、休闲、健康等领域。智力低下程度与社会适应能力程度并不经常一致。有些智商较低的孩子社会适应能力还可以，所以不宜单纯根据智力水平来诊断精神发育迟滞。

2. 程度分类及表现

（1）轻度精神发育迟滞：智商在 55～69。临床表现为：在婴儿期可能有语言和运动功能发育较迟。上学后逐步出现学习困难，对知识的接收和理解能力明显落后于正常儿童。机械类记忆的内容尚可以勉强完成，数学尤为困难。情绪发育不成熟，对善恶等道德观念的区分能力较低。

（2）中度精神发育迟滞：智商在 40～54。临床表现为：词汇量比较少，语言表达和理解能力较弱，阅读与计算能力较差，仅能进行个位数加减法运算。动作不灵活，但是可以学会生活自理，也能从事非常简单的家务劳动。

（3）重度精神发育迟滞：智商在 25～39。临床表现为：语言、运动功能、社会适应等能力均受到明显的损害。不能进行语言交流，无社会行为能力，只能在监护下生活，常伴有先天性疾病。

（4）极重度精神发育迟滞：智商在 25 以下。临床表现为：完全丧失了生活自理能力和社会生活的功能，不会说话、不会行走、也无法接受训练，离开他人的照料无法生存。

（六）广泛性发育障碍

1. 定义 广泛性发育障碍是一组发病于儿童早期的心理发育障碍性疾病的统称。这类患儿随着年龄的增长,在人际交往、言语沟通、行为和情绪等方面存在缺陷。包括自闭症、雷特综合征、儿童瓦解性精神障碍、阿斯伯格综合征等。该类患儿以男孩多见,起病于婴幼儿期。

2. 常见的心理问题

(1) 社会交往障碍:儿童缺乏社会交往的能力,比如在共同注意、情绪理解和控制、游戏技能、心智理论、同伴交往等方面都存在着缺陷。他们缺乏与他人的眼神交流,不关注他人的表情和行为;他们识别表情的能力较弱,相反对人的头发、嘴巴、项链等细节非常关注;游戏能力明显低于普通儿童,只愿意操作简单重复的玩具,而忽略用玩具与人游戏;对他人的意图和感受难以理解,以自我为中心,从自己的角度去做事,完全不顾及他人的感受,缺乏同理心;缺乏朋友,无法与同伴建立持久的关系。他们更多时间是独自玩耍。

(2) 行为障碍:患儿常做出一些异常的行为。如刻板行为,他们的兴趣非常狭窄,恪守着他们固有的行为方式或生活规律,并作为一种仪式动作,拒绝接受新的方式。一旦刻板方式遭到阻挠或是改变,就会引发患儿剧烈的情绪反应。除了刻板行为外,患儿还会出现自我刺激行为和攻击性的行为。他们自我刺激行为很多,旋转、晃动手部、大喊大叫、口咬物品等都是他们经常做的刺激行为,涵盖视觉、味觉、听觉、前庭等感官刺激;由于患儿缺乏交流能力,常常拽别人头发、搂抱别人、拍打或咬同学,这些攻击行为不同于反社会行为,它往往是患儿表达沟通的方式。

(3) 沟通障碍:这类患儿在语言的表达和接收方面多少存在障碍。他们无法掌握沟通规则,不善于察言观色,不懂得在不同场合根据交谈内容而不断转换话题。他们甚至会用一些不恰当的行为来表示自己的不满,如攻击、自伤或是哭闹等。

(七) 其他行为问题

1. 抽动症 其起病于儿童时期,以多发性运动性抽动伴有不自主发声为主要临床症状。疾病初期以复合性运动抽动为主,到后期会出现发声抽动,不自主地骂人、大叫。抽动行为导致明显的不适感,或者显著的社会、职业功能损害。

2. 顽固性不良习惯 这些习惯包括啃咬指甲、吮指、功能性遗尿、口吃、偏食等。这些问题行为都与日常的生活习惯有关,行为出现周期长,纠正起来易复发。儿童把这些习惯作为一种自我安慰和仪式动作,当儿童紧张、孤独或是缺少关注的时候容易频发这些动作。

3. 儿童神经性厌食 这是由心理因素引起的一种饮食障碍。表现为儿童长期对食物不感兴趣,缺乏食欲,吃得很少,而且只吃几样喜欢的食物。如果强迫进食,即刻会引起呕吐。

三、儿童患者心理影响因素

儿童心理的发展是动态的、复杂的过程,因而造成儿童心理偏差或障碍的因素也是复杂多样的。包括外部和内部因素。

(一) 本体因素

1. 基因与遗传 据美国一项统计,儿童的神经精神疾病中肯定与遗传有关的疾病占56.9%。个体的遗传特征决定其体验外界环境的方法。个体与个体之间的基因组 DNA 有千分之几的差别,这种差别部分决定了人类心理特征和行为的个体差异。有研究发现,双生子儿童心理行为问题检出率略高于普通儿童群体所显示的检出率 13.97%~19.57%。气质是一种先天素质,婴儿自出生就存在气质的个体差异,这种差异由遗传所决定。气质是儿童对环境应对过程中的行为方式,是衡量个体行为差异的心理指标。有大量的研究显示,儿童气质与心理问题有一定的关系。婴儿气质类型可以分为温顺型、难养型、启动缓慢型、中间近易养型和中间近难养型。难养型和启动缓慢型气质特点容易使儿童产生多种行为问题。气质具有一定稳定性,但气质并不是永久的受生物学因素决定,而是由基因与环境综合作用的结果。比如难养型儿童的父母就有情绪消极、社会退缩、适应不良等特点。

2. 孕期和围产期因素　母亲孕期情绪及营养不良、新生儿缺氧等均可导致儿童神经系统，特别是脑的发育迟缓或异常。其中母亲孕期暴露于有害因素及新生儿疾病是儿童行为问题最重要的危险因素。如在怀孕期间，夫妻关系不和，经常吵闹，孕妇经常处于情绪的应激状态，这对后代的情感或认知发展产生消极影响，在婴儿期极容易出现激惹、儿童期会出现注意力不集中和情绪不稳定等行为。有研究还发现母亲文化程度、孕妇用药、妊娠合并高血压、妊娠合并心脏病等因素显著影响学龄前儿童行为的健康发展。与普通人群相比，早期患有高热惊厥、头颅外伤的儿童和患有慢性疾病（如哮喘、癫痫、糖尿病）的儿童更容易具有行为、情绪问题和精神障碍。

（二）家庭因素

1. 教养方式　家庭教养因素对儿童行为的不良影响包括父母养育技能缺失、父母角色能力不足及父母不良的人格特征和行为模式等。有研究表明，采用心理控制与高情感的教养方式使儿童出现更多的内向性及外向性行为问题；行为控制加上低水平的心理控制的教养方式可以减少儿童的外向性行为。

2. 家庭结构　不同家庭结构对儿童心理发展有不同影响。由父母与子女组成的核心家庭中的子女在认知方面具有优势，但任性、怯弱等不良习性较严重；与包括祖辈同住的主干家庭中的子女受爱抚和成人教育时间多，但易产生隔代溺爱，使儿童无所适从，出现恐惧、焦虑等情绪；离异、不良婚姻家庭、单亲家庭中的子女性格敏感，容易产生情绪和行为的障碍。

3. 家庭氛围　家庭氛围是指家庭成员之间所构建的家庭环境。父母关系、婆媳关系、兄妹关系不和谐都会导致家庭气氛紧张，容易造成儿童心理异常。有文献研究显示，双亲关系差、家庭关系失调的家庭，儿童青少年心理问题的发生率明显增加。而融合的家庭环境如空闲时间聚在一起进行娱乐活动，一起进餐，定期交流在学校的活动或朋友间的故事，能促进青少年的身心发展。

4. 经济状况　经济贫困的父母可能面对更多的精神压力，因此与子女的相处方式更常用权威、严厉的管教方式，这使得儿童的行为问题凸显。不良的经济状况家庭的儿童更容易受到虐待或家庭暴力。贫困儿童比非贫困儿童更容易出现早期的学校适应问题。一直处于贫困的家庭面临更多的物质匮乏和经济压力，父母抑郁和家庭不和睦的可能性高，儿童容易形成自卑、孤独和倔强等不良性格特点。

（三）学校因素

儿童到了六七岁，他们进入学校开始新的环境适应。儿童社会角色转变，承受环境压力的变化，都会对儿童的心理产生质的影响。

1. 教师素质　教师是儿童心理发展中的"重要他人"。学龄期的儿童在心理上还不成熟，他们的自我控制和调适能力都比较差，易受外界环境的影响，尤其对权威教师盲目地听从和模仿，因此教师的个人心理健康状态、教学方式及师生关系等对儿童具有深远的影响。美国全国教育联合会在《各级学校的健康问题报告》中指出，一个不能克制脾气，严重抑郁，极度偏见、凶恶、不能容人，讽刺刻薄或习惯性谩骂的教师，对于儿童心理健康的威胁，犹如肺结核或其他危险传染病对儿童身体健康的威胁一样严重。教师的教育方式太过严厉，要求过高，对儿童采用不正确的评判、训斥或体罚，也会使儿童产生恐惧、焦虑，甚至厌学的心理。另外当师生关系不和谐或是发生冲突时，儿童就会心存压力，心情抑郁，长此以往必然导致儿童的身心受损。

2. 同伴关系　学龄期儿童已经把关注点由家长转向了外部。儿童对社会行为和如何与其他人相处的许多认识，并不是由父母传递的，而是由同伴传递的。因此同伴关系是儿童社会化的动因。儿童在与同学交往过程中，能够通过相互模仿学习获得一定的社会技能，也是"社会化"的过程。但不良的同伴关系对儿童心理行为所造成的影响也很大。研究显示，同伴欺辱，特别是严重的、长期的同伴欺辱与青年早期的心理障碍密切相关,童年时期的被欺负者在成年后更容易出现情绪焦虑症、抑郁症,甚至会导致自杀和反社会行为,而经常欺负他人的儿童在成年后较正常人的反社会行为和暴力犯罪率则更高。没有伙伴,就缺少对他人的主动表达进行反应的方式,缺乏交友和保持相互交往的知识,缺少学习和实施社会技巧的机会。没有这些技巧,他们就会变得孤独和无助。

3. 学校氛围　学校的文化氛围、学校校风等都会影响儿童的心理发展。在应试教育大背景下,在学校以成绩为基调建立的氛围下高强度的学习要求、高频率的考试、公开的考试排名等都强烈地刺激着学龄期儿童敏感、脆弱的幼小心灵。高负荷的紧张状态容易使儿童记忆力减退、注意力涣散等。学校校风不振,纪律不严明,校园暴力、校园无序等都会使儿童终日沉浸在恐惧、焦虑之中。加之学龄期儿童自我评价系统还不够完善,很容易受周遭环境的影响,缺乏好的校风和纪律管理,将导致儿童习得很多问题行为。

（四）社会因素

1. 社区环境　社区物质环境容易使儿童产生软弱和压抑的感觉,出现焦虑和紧张。繁忙的交通,嘈杂的声响,密集高耸的住宅,公共空间的狭小等都可能使儿童出现情感闭塞、紧张担忧的心理倾向。研究发现,好的社区环境与儿童青少年的学业成就呈正相关,差的社区环境与其情绪和社会适应呈负相关。除了外部环境外,恶劣的社区精神也给儿童心理发展产生负性影响。有研究表明,儿童对邻里的信任感和安全感与儿童精神问题,尤其是情绪问题有着显著相关性。目睹社区暴力与儿童内化性问题和外化性问题有密切关系。

2. 文化影响　不同文化传统对儿童心理发展也有影响。例如我国传统文化熏陶下保护和管制儿童容易养成儿童的依赖性和顺从性,这样当与父母分离时儿童就会有更多的焦虑反应。过分依赖父母则不利于与同龄人相处,从而影响儿童的社会适应功能。多媒体文化泛滥也冲击着正在快速成长的儿童。儿童面对形式多样的电子媒介,人机之间的互动容易造成儿童社会性和想象力的缺少。加之多媒体文化平台的不规范,暴力、色情等元素夹杂其中,易对儿童的价值观和行为产生不良的影响。

四、儿童患者的心理康复

由于儿童患者的心理发展水平处于未成熟状态,因此对儿童患者进行心理康复时要根据他们的心理发展特点来选择适合的心理康复方法。

（一）儿童患者心理康复的特征

1. 儿童深受父母的影响,重视家庭的作用　儿童心理发展中家庭是重要的影响因素之一。儿童的部分行为问题与家庭结构、父母教养方式、父母行为习惯及情绪表达方式直接相关。儿童在家庭压力产生时,没有足够的力量去消除压力,只能是被动的承受者。因此在干预儿童问题时,要让家庭介入治疗。帮助父母或是其他的养育者改变与儿童的相处方式,重建家庭动力。如果家庭环境缺乏改变,儿童的心理问题极易复发或是转化成其他障碍。

2. 儿童沟通能力不成熟,采用非言语治疗　儿童的语言发展水平较成年人相比是比较弱的。无论是语言的表达还是理解都未成熟,特别是用语言表达内心感受能力水平较低,因此用言语为媒介的心理治疗是不适合儿童的。作为康复治疗师要善于观察儿童的非言语的表达,从中了解儿童的真实体验。同时采用儿童能够理解及参与的治疗方式进行干预。比如可以采用游戏治疗、绘画治疗、舞动治疗等非言语方式,用儿童理解的方式与之沟通方能取到治疗效果。

3. 儿童个性的非固定性,治疗方式需适合　儿童是一个发展中的个体,他们的个性还没固定。每个发展阶段都会出现不同的问题,呈现多样化的趋势。因此要解决儿童的心理问题,就要认清其所处的发展阶段,对不同阶段的儿童采用不同的心理治疗形式。比如学龄前儿童比较适合用游戏治疗方式去激发孩子的天性,但对初高中学生来说游戏治疗显得不合适,可以采用绘画等表达性治疗来干预。另外个性的非固定性也使儿童在治疗过程中容易受外在环境变化的影响,因此康复治疗师要在与儿童关系的建立上下功夫。

4. 儿童心理问题躯体化,注意身心相互影响　儿童的心理问题与他们的躯体反应是密切联系在一起的。尤其是年幼的儿童,躯体反应往往是心理问题的提示信号。比如有的孩子会有遗尿现象,这可能是一些生理上原因,也可能反映了儿童的某种潜在需求。除了关注儿童的躯体问题,也要留意父母是否患有某种慢性疾病,比如神经衰弱等,这可能也预示父母与儿童行为障碍的关系。因此对儿童进行心理干预时,要注意询问和检查躯体情况,关注身心的相互影响。

(二)儿童患者心理康复的原则

1. 以发展为目标　在给儿童制订康复目标时,要充分考虑到儿童是在不断发展中的个体,要以他们的健康成长为最终目标。康复治疗师要着眼于儿童可利用的有效资源,创设条件挖掘他们的潜能,帮助他们扫除一些障碍,促进其行为改进和心理素质的提高。发展性康复要求以儿童的需要为出发点,重视儿童自身的特点,了解儿童发展的优势和不足,强化优势,增强儿童的自觉性和主动性,协助儿童学会接纳、适应、交往、承受等等,给他们以心理支持和心理治疗,促进儿童知情意行的协调发展。

2. 以关系为前提　良好的治疗关系是进行儿童心理康复的最基本的前提条件。在治疗的开始阶段,康复治疗师就要与儿童之间创设并维持一种合作和相互尊重的关系。儿童看待世界的方式和成人不同,康复治疗师要想与儿童建立这种亲密的治疗关系,就要以儿童的模式来工作。在宽松、温暖的氛围下,儿童感受到安全,他们会主动地表露自己的心理世界。康复治疗师要倾听和专注于儿童言语和非言语的表达,理解并真诚对待儿童的价值观和态度,让儿童觉得自己是被接纳、有价值的,充分调动儿童的创造性和积极性,从而收到好的康复效果。

3. 以个体为关注　儿童的个别差异性很大,他们自身条件、生活环境、经历等都不一样。即使是相同的心理问题,其背后的成因也是大相径庭的。因此儿童心理康复时,一定要以关注个体,了解个体的心理特点为出发点,了解个体主要问题与特殊表现,以及心理特征的一般与特殊情况,结合个体的内部要素(气质、性格、生理状况等)和外部因素(家长的教养方式、学校环境等),制订针对性的康复方案,做到具体情况个别处理。

4. 以多元为核心　儿童心理活动的个体性和复杂性决定了心理康复技术的多元性。单一的、传统的心理康复技术不能满足儿童心理疗愈的需要。要采用科学的、合理的、针对性的多元化心理康复技术,关注儿童的差异及发展的不同需求,为儿童量身定制各种心理康复方法,并且灵活使用多种方法的组合,才能切合儿童的个人特点。比如自闭症儿童出现情绪或行为问题时,除对儿童开展适合的个体心理治疗外,还需要开展家庭治疗,让儿童在家庭系统中获取到支持的力量,保证治疗效果。

(三)儿童患者心理康复的方法

1. 游戏治疗　儿童与成人不同,他们不能完全通过言语沟通来表达自己的心声,倾诉自己的问题。因此必须使用儿童擅长的沟通方式与之交流,游戏就是其中的一种。因为玩是儿童的天性,在游戏的世界里儿童可以更自如地表现自己。只要能和儿童一同游戏,康复治疗师就能了解儿童的问题,并且帮助儿童缓解心理问题。

游戏治疗(play therapy)是指一种通过理论模式的系统使用而建立起来的人际交往过程。在这个过程中,游戏治疗师使用游戏这种治疗方式来帮助来访者,使他们获得成长和发展。儿童平时玩的游戏与游戏治疗是两个概念。游戏治疗的重点并不是"游戏"本身而是"治疗",治疗师不是教儿童如何玩游戏,而是以游戏为媒介以达到治疗目标的一种心理服务。游戏治疗是要在理论模式指导下开展,由于理论取向不同,发展出心理动力游戏治疗、个人中心游戏治疗、关系游戏治疗等。各流派游戏治疗的侧重点不一样,但通过儿童熟悉且没有威胁性的游戏来帮助他们释放情绪、接纳自我、发挥潜能,促进成长的目标是一致的。

游戏治疗有四个功能:一是生物性功能。游戏提供了一个让儿童练习控制身体,掌握各种基本技能的机会。通过反复的练习和尝试,儿童能够在游戏中促进感知觉的发展。二是个体内功能。儿童通过游戏体验到自我的存在感,体验到自己的能力所在。游戏的过程中儿童探索自己和环境的关系,同时在模拟的游戏情境中体验冲突。三是人际间功能。儿童通过游戏可以与同龄人或者其他成人沟通和交流,并且从这个过程中掌握人际交往的基本技能,学会理解自己之外的他人的行为和想法。四是社会文化功能。儿童通过游戏可以学会其所在社会的文化和习俗,以及他们将要在社会中承担的角色和责任。

游戏治疗的准备:①物理环境的准备。游戏室对儿童而言应当是一处安全、舒适的场所,治疗师要在空间环境的设置上充分考虑到儿童的心理需求,把握每一个能够使儿童从游戏治疗中获益的机会。游戏治疗室的面积宜为 30 m² 左右,太大容易让儿童产生不安;太小可能使儿童的活动被束缚;地面最好用地板或是地毯,以便让儿童可以在地面上开展一些活动;游戏室的色彩不宜太复杂,墙壁上的装饰物不宜过多,以免分散儿童的注意力,影响游戏治疗的开展;室内可以摆放儿童桌椅和玩具架,也可以酌情安装录像设备;游戏室布置要考虑到安全因素,例如窗户最好要有安全栏、家具要安装防护角、电源安装儿童安全装置、摆放安全电器、保证地面和墙面没有突出物,以免伤害儿童。②玩具的准备。玩具是游戏治疗的重要组成部分,每一种放在游戏室中的玩具,本身是没有意义的,是玩"玩具"的儿童赋予了其生命和价值。而选择玩具的治疗师,也将自己的情感投射到了玩具上,玩具无形中架起了治疗师与儿童之间沟通的桥梁。所选玩具应具有以下特点:有助于治疗关系的建立;有助于引发和鼓励宣泄;促进领悟;提供现实检验的机会;是情感升华的媒介。玩具种类可以根据儿童的情况进行配备,要考虑到材质环保、不易破损、容易携带、能够激发儿童表现力等特性。包含发泄情绪类的玩具:玩具枪、玩具匕首、玩具剑或刀、锤子、飞镖、不倒翁等攻击类玩具,让儿童在玩玩具的过程中得到释放的机会并再次投入能量;投射类玩具:画笔、沙、水、泥土、剪刀、油泥等,让儿童在不知不觉中把隐藏的情感显现出来,从投射中更多了解自己;模拟实物类玩具:娃娃、电话机、收音机、厨房用品等,这类玩具的仿真程度越与实物相似,就越能让儿童投入游戏;创造力类玩具:不同的石头、积木等,这些玩具通过它们特有的本质,可以鼓励儿童创造性的发挥。

游戏治疗遵循连续的心理治疗过程,游戏治疗的过程一般包括开始阶段、治疗阶段和结束阶段。

(1)开始阶段:此阶段是治疗的前奏,治疗师在此阶段应尽量多得搜集儿童有关的信息,并与儿童的父母或是监护人建立关系,以便为后期的治疗做好铺垫。首先要与儿童的父母进行面谈。治疗师利用面谈详细了解关于儿童及其家庭的情况,还应了解家长对治疗结果的期望。治疗师要向家长介绍游戏治疗的目的、特点以及所采用的治疗技术,与家长做充分的沟通,明确治疗中双方的权利和义务,治疗所能达成的效果,需要家长予以何种形式的合作等事项。然后与儿童单独进入游戏室,向儿童介绍自己,并解释自己的工作,以及游戏室、玩具的使用等。在此阶段,治疗师与儿童初次会面,治疗师要尽可能消除儿童的焦虑和戒备心。对于年纪小或是不愿意配合的儿童,治疗师要从儿童喜欢的游戏或是话题介入,耐心真诚地等待儿童的加入。与儿童的初次面谈非常重要,这是今后治疗的前奏,如果在这个阶段治疗师没有与儿童建立良好的关系,那么很难达成后期的治疗目标。所以治疗师要以维持关系为重点在此阶段做好工作。

(2)治疗阶段:这一段是治疗师与儿童面对面进行治疗的阶段。首先治疗师应根据儿童的具体情况,制订游戏治疗的计划,其中包括游戏治疗的类型、治疗时间的长短、每次游戏治疗的详细安排等。治疗计划应尽可能详细和有针对性，要考虑到治疗的模式，是采用个体游戏治疗还是团体治疗；治疗采用结构化、半结构化、还是全开放式的治疗结构；治疗的内容，是以游戏为主，还是游戏与对话配合使用等。其次开展治疗，这是游戏治疗的核心。Gumaer(1984)提出了5R的游戏治疗步骤，具体内容如下。

Relating——建立关系：与儿童建立彼此信任和友善的关系是治疗的基石。儿童只有在接纳治疗师的基础上，才能自由地表达自己的感受，宣泄负性的情绪，这些自我表露可以帮助治疗师了解儿童自身世界，更好地认识儿童。

Releasing feelings——释放情感：在游戏自由与保护的空间里，儿童可以表达那些被压抑的，或者隐藏的想法和情感。他们通过扔飞镖、藏起娃娃、捶打不倒翁等游戏来释放情感。游戏本身让他们通过玩具发泄了紧张、焦虑，起到了很好的治疗效果。

Recreating significant events——再现重要事件：随着治疗关系的推进，治疗师与儿童的关系进一步加深。在治疗过程中，可以通过游戏一起探讨引发儿童情绪或是行为的重要事件，引导儿童将这些感受与当前的问题冲突联系起来。

Re-experiencing events——重新体验事情：这个阶段儿童开始明白过去的事情并将它们和自己现在的想法、感受和行为联系起来。治疗师如果能同理儿童游戏中反映出来的潜意识，并反馈给儿童，儿童就会释然，感到自己被理解了。

Resolving——解决问题：在游戏治疗后期，儿童对问题有了更好的认识，并尝试用自己的方法去解决问题，而不是再被问题所带来的负面情绪所淹没。治疗师给儿童带来的信任感和安全感，让儿童相信自己有能力去解决问题，并开始尝试解决问题的实践途径。

(3) 结束阶段：这个阶段需要治疗师有技巧的完成。在治疗师觉得治疗目标已经达成，或是治疗即将结束时，需要提前告诉儿童结束的日期及剩余的治疗次数。在这个阶段，治疗师要和儿童一起回顾治疗的整个过程，用线索提示的方式，加深儿童对治疗经历的记忆，巩固治疗的效果。

游戏治疗的技巧：①玩偶游戏治疗：主要是借助布偶、仿真玩偶等为媒介开展的游戏治疗。在自由、和谐的游戏氛围下，儿童会将自己的冲突、感受投射到与玩偶的互动中。玩偶游戏常作为治疗师评估儿童的一种方式，从中可以观察和体会儿童真实的想法、感受和行为。同时也给儿童提供了一个自我表现和创造的机会。②玩具与物件治疗：利用儿童手边任意的玩具或是物件展开的治疗活动。这种治疗比较灵活，儿童可以选择喜欢的玩具开展游戏。在儿童玩游戏的过程中，治疗师可以从儿童表情、行为、语言等进行评估，了解儿童的内心世界，帮助儿童释放情绪、解决冲突。用于玩具与物件治疗的材料包括：如心情盒子等表达类的物件，在每个盒子里放上不同颜色的弹珠，让儿童根据彩色弹珠来表达与色彩相近的事情或人物；气球等释放类的物件，让儿童发泄自己的负性情绪，让儿童知道情绪不是压抑，而是要合理的释放出来，把气球吹大然后把气放掉，体验释放的感觉；放松类的物件，如吹泡泡，让儿童体验平静和轻松的感觉，用以抵抗焦虑或紧张。③规则游戏治疗：使用具有一定规则的媒介开展治疗，其主要作用是提高孩子控制能力，增强竞争意识，学会分享与等待，以及在玩规则游戏的过程中学会如何与人合作和遵守规则。规则游戏治疗可以一人、两人或多人玩。这一类游戏治疗技术比较适用于控制力差、具有攻击性的儿童。用于规则游戏治疗的材料包括：棋牌类，游戏中要求儿童完全按照规则进行，而且游戏结果有胜负之分，让孩子形成竞争意识。需要注意不要用电脑来玩此类的棋盘游戏，让儿童用真实的棋子、牌与治疗师或家长玩面对面的游戏。活动类，利用生活中的用品或是玩具与多人玩规则性游戏。比如拍洋画、跳格子、丢手帕等。儿童在游戏中不仅可以提高规则感，同时对社交技巧的学习有很大帮助。

2. 艺术治疗　儿童是天生的艺术家，艺术这种自然而然、符合天性的表达方式更加适合儿童。美国艺术治疗协会(AATA,1977)提出，艺术治疗是"在专业关系中，面对疾病、创伤和生活挑战而寻求自我成长的人对艺术所进行的治疗性运用。通过艺术品的创造及对艺术品和整个创作过程的反思,人们可以提高对自我的觉察力,克服症状、压力与创伤体验;提高认知能力;享受制造艺术品对生活带来的快乐体验"。艺术治疗是艺术与心理治疗联姻的产物。

在艺术治疗中,关于艺术与治疗的关系有两大倾向:一是艺术创作即是治疗,艺术创作的过程就是一个治疗的过程;二是艺术心理治疗取向。艺术创作的治疗性不只是在于它的过程,更在于对作品的诠释与探讨。艺术治疗是以艺术形式为媒介,主要探索的是个体的内心经验,创作治疗的过程、方式、内容和联想每一部分都反映出儿童的人格特质和潜意识的内容。

艺术治疗对儿童心理治疗的价值体现在以下四个方面。一是为儿童提供释放情绪的渠道。儿童在自然的艺术和玩耍中宣泄负性心理能量,用创造性的方式接近真实自我。如儿童透过各类的敲击乐器如鼓等,配合身体机能的运动,可使音乐成为情绪发泄的工具。二是提高身体运动协调能力,促进身心统一。艺术媒材的使用,如绘画涂鸦、黏土雕刻、舞蹈运动、乐器演奏等,都能锻炼儿童手指的灵活性,手眼的协调能力,促进大小肌肉的控制、视觉和触觉的整合等。三是加强自我概念或自尊的改善。艺术治疗活动中,儿童的个人表达,常运用想象思考,易于启发丰富的想象及灵感,促进治疗中创造性及领悟力的产生。四是促进儿童交流能力。当艺术治疗团体中的团员在陈述、表演、弹奏其作品,和团体分享时,能促进团队成员之间的交流与互动,增强归属感。

艺术治疗的准备:①物理环境的准备。艺术治疗最好在独立的房间开展,要对空间面积做功能上的划分。绘画治疗室空间上面积不宜过大,光线要充足。里面要设置容易清洗的桌子、能移动的椅子、画架、洗涤槽、摆放画具的柜子、围裙等。其中画桌的面积一定要够大,这样儿童不会感到受限和压力。音乐治疗室空间面积要大一些,要能摆放各式各样的音乐器材和音响,放置一些可以移动的桌椅和垫子。舞动治疗室除了需要大面积空间外,还需要在墙面上安装大镜子和舞蹈扶手,以及摆放舞蹈用品的架子。②选择创作材料。各式材料是开始艺术治疗的必要条件。一般情况下要有充足的材料才能让儿童自由的选择。绘画材料如纸、笔和颜料等,音乐材料如各种乐器,舞动材料如跳舞彩带等。

艺术治疗的过程包括初始阶段、探索阶段和行动阶段,这三个阶段既可能在一次治疗中全部经历,也可能需要多次治疗,需因人而异。

(1)初始阶段。这个阶段的主要任务有两个:一是要与儿童建立良好的治疗关系。要尊重儿童的兴趣和个性,对儿童的行为做到不打断、不过分干预,给儿童创造一个被接纳、不做评价的环境。二是要引导儿童开始艺术活动,启发和调动儿童的积极性和创造性。用一些开放式的语言来鼓励儿童通过艺术形式表达自己。比如"用画讲一个故事",或是"你可以画画你心目中的老师"等。有的孩子不愿意或是不知道如何画有意义的图形的画时,治疗师也不要勉强或是评价,可以建议儿童从涂鸦开始。要明确传达给儿童画画无好坏之分,怎么画都是可以的。让儿童在自由、轻松的状态下与治疗师通过艺术创作分享体验和收获。

(2)探索阶段。当儿童经过初始阶段后,他(她)就会逐步与治疗师建立一种信任、安全的关系,在治疗师的带领下,儿童开始做情感上深层次的探索,将问题的呈现与解决思考夹杂在艺术表达中。治疗师在此阶段要有耐心,要给儿童足够的时间以表达他们自己的看法。常用技术就是询问和分享。比如:"你画的这个人在想什么?做什么?她有什么感受?"儿童在此阶段则经历了"冒险""交流""面对"几个过程。他们勇敢地揭露自己压抑的东西,与治疗师分享讨论,并在治疗师的包容、理解和尊重下逐步脱掉防御系统,面对自己的冲突。

(3)行动阶段。这是儿童发生改变的阶段。治疗师在该阶段除了继续共情以外,还要帮助儿童树立改变的目标并建立达到目标的行为模式。比如:"画一画你希望发生的也确实发生了的改变。"儿童在此阶段也经历"理解""接受"和"应对"过程。他们从自己难以接受的冲突到理解和接受内心的矛盾,积极思考找寻新的解决策略来应对,用全新的行为方式来调整自我和环境的关系。

艺术治疗的技巧如下。

（1）绘画治疗。绘画者在绘画的创作过程中，通过绘画工具，将潜意识内压抑的感情和冲动呈现出来，并且在绘画的过程中获得疏解与满足，从而达到诊断与治疗的良好效果。绘画治疗具有评估和诊断的价值。儿童通过绘画的方式告诉治疗师一个关于自己的故事，这个故事通过线条、图形、色彩、主题等方式呈现给治疗师，这些独特的、个人的内心经验表达能够为治疗和评估提供有用的线索。目前常用的标准化绘画评价工具：画人测验（D-A-P），要求儿童画一个人，画出的这个人就代表儿童自己，而画纸则代表了环境。通过人像的结构、形态、儿童的联想和陈述来做评估；房树人测验（H-T-P），要求儿童在纸上画一间房子、一棵树、一个完整的人和这个人要做的一件事。通过所画的形象进行定量和定性分析，得到儿童人格特点及人际关系方面的信息；动态家庭画（K-F-D），要求儿童画出家中的每一个成员，包括自己，并画出每个人正在做的某件事情。从空间划分、线条等做分析，了解儿童如何看待在家庭中的位置，以及在家庭互动中的情况。同时，绘画的过程就是一个情绪宣泄的途径，它让儿童用画笔把内心的世界向外表达，这是一种无伤害性、无冲突的、安全的表达方式。而且它也为治疗师了解儿童提供了机会。通过倾听欣赏儿童的创作过程和最后的画作，治疗师可以解读儿童的潜意识，帮助儿童修复受伤的感受。不仅如此，绘画还可以促进儿童各方面能力的提高。

（2）音乐治疗。音乐治疗是一个系统的干预过程，在这个过程中，治疗师运用听、唱、器乐表演、音乐创作等一切与音乐有关的形式和体验，以及在治疗过程中发展起来的治疗关系来帮助治疗对象达到健康的目的。音乐治疗就是通过音乐的人际/社会作用、生理/物理作用、心情/情绪作用以及审美的作用来达到治疗的目的。少了任何一个因素，都不能称为音乐治疗。音乐治疗的方法大致可以分为三类：接受式、再创造式和即兴演奏式。接受式音乐治疗的方法是通过聆听音乐的过程来达到治疗的目的。再创造式音乐治疗的方法要求患者不仅仅是被动的聆听者，还要成为主动的参与者。患者通过对乐器的演奏、歌曲的吟唱等方式，得到行为的改善。即兴演奏式音乐治疗：选择简单的打击乐器，包括能演奏旋律的音乐乐器，治疗师引导患者随心所欲地演奏，以对一些心理疾患进行治疗的一种方法。这种方法的运用是很普遍的。在每次演奏之后，治疗师都要与患者进行讨论，让患者说出自己演奏的感受（在团体中同时说出对他人演奏的感受），帮助患者澄清所表现出的情感，以及改善患者的不良行为。

在音乐治疗中，音乐本身的干预作用和治疗师的干预作用可能是共同起作用的。Bruscia（1989）提出，音乐治疗干预的方法可以分为10类：共情，在治疗过程中，音乐或治疗师与治疗对象的体验同步或产生共鸣；调整，通过对音乐体验或治疗师的语言或非语言的反应来矫正治疗对象的生理、情绪、精神、行为、社会的需要；联系，音乐或音乐治疗师帮助患者对自己的内部和外部的体验进行对比、联想或联系；表达，音乐和音乐治疗师帮助治疗对象对自己内部体验进行外化、表达、宣泄、投射或记录；沟通，音乐和音乐治疗师帮助治疗对象与其他人分享和交换思想和情感；反应，音乐和音乐治疗师帮助治疗对象对周围的环境，包括人物和事物给予适当的作为；探究，音乐或音乐治疗师帮助治疗对象对自己的问题进行审视，发现自己的资源，对可能的选择进行评价，或选择解决方法；影响，音乐或音乐治疗师直接的影响或引发任何治疗对象健康状态的改变；动机，音乐或音乐治疗师激发治疗对象参与治疗过程的积极性；肯定，音乐或音乐治疗师支持、表彰、接受和鼓励治疗对象。

（3）舞动治疗。这是以舞蹈-运动为主要交流媒介和表达手段，让人通过舞蹈或者运动这一媒介进行非言语性表达，在治疗关系中促进当事人健康和成长的心理治疗方式。舞蹈-运动治疗的基本理念是身体反映心理状态，透过对身体的察觉以及探索，激发潜意识被压抑的心理状态，达到宣泄或顿悟的治疗效果。舞动治疗与舞蹈艺术、体育运动是不一样的。一般所谓的舞蹈，不论何种形式，都有一定的规则或形态，必须先经过技巧学习的过程，然后才能通过身体去表达情感、表现艺术美；而体育运动也要先掌握运动的技巧，力求在身体力量、速度或耐力上有所提高。

而舞动治疗则希望参与者让身体回到自然的原貌,用最自然、原发性的动作来表现,不用在意任何所谓的动作技巧。

舞动治疗活动实施主要包括四个阶段:一是暖身阶段,主要是应用简单的肢体活动,让参与者通过身体的放松,达到心理感觉舒适安全的目的。二是融入阶段,沉浸在舞蹈-运动或者音乐的结构中,融入团体活动的节奏和气氛。儿童选择音乐、主题、道具等表演用具,自己设计舞蹈或者动作,做即兴舞动表现,所有的行为都不会被以好坏来评价,而是被接纳。三是发现阶段,儿童形成新颖的看法和洞见,看清了以前未能看到的东西。四是评价阶段,儿童对自己、他人、关系做出评价,是主体性力量发展的标准之一。在这个阶段治疗师要鼓励儿童勇敢地面对自己的情感,用身体能量的流动来舒缓自己的压力,改变应对的方式。

3. 行为治疗 行为治疗是建立在行为学理论基础上的一种心理治疗方法。其理论依据来自行为是通过学习获得的,适应性行为和不良适应行为都是学习后的结果。因此可以通过矫正技术,让儿童消退和改正不良行为,习得适应性行为。无论是正常还是异常行为,之所以存在,很大程度上是被它们所带来的结果所维持的。

行为治疗的特征:一是行为治疗更强调来访者当前的问题,而不过分追究其过去的经验。它不像心理动力学流派强调过去的经历或是潜意识的探究。二是行为治疗的技术都是以实验为基础的,通常都有明确系统的操作步骤和测量方法。三是行为治疗以行为原理为理论基础,以行为为导向,治疗的目的是改变行为,这种行为可以是外显的也可以是内在的。确定干预的靶行为,对靶行为进行量化和矫正。四是行为治疗强调来访者的积极性和主动性。来访者的配合与否将影响治疗的效果,因此治疗师要与来访者建立关系以及针对性选择治疗方法。

行为治疗的过程:①了解患儿的基本情况。在确定治疗方案之前,首先要了解儿童的基本情况,搞清楚问题形成的原因。掌握儿童起强化作用的独特活动或是刺激,以便制订相应的方案。②界定靶行为。对问题行为做分析,主要有从一些问题行为中找出主要症状行为作为靶行为,比如说儿童在学校打人、破坏公物、上课不听讲,不做作业等不良行为。当有多个目标行为时,要确定治疗的先后顺序,确定好干预的靶行为。同时要弄清楚有问题的究竟是儿童的行为,还是家长或是老师的评价标准。靶行为必须是可观察、可量化、评估的行为。③收集与靶行为有关的信息。治疗师可通过直接观察或是间接观察收集儿童靶行为发生的频率、持续时间;也可通过儿童的主观评定问题行为的强度,包括:目标行为通常发生的时间(是否为某特殊时间,早上、上午、下午或晚上,是否有持续的时间点等)、目标行为发生的频率(一节课、一天或者一周发生几次,每次连续发生几周等)、目标行为发生的持续时间(持续 1 s 以上,持续 1 min 以上等)、目标行为通常发生的地点(家里、教室或操场等)、目标行为出现之前通常发生过什么(父母发生矛盾、打铃或者被要求写作业等)、目标行为出现之后通常发生过什么(父母妥协、教师呵斥或同伴赞赏等)。要设定靶行为的基线值,分析靶行为是过度还是不足,以及行为反应的类型,分析靶行为的先行刺激(环境刺激)和后果,分析患儿的动机需要和自我控制能力。④与儿童或家长协商,确定治疗目标。治疗目标必须是量化而且具体的,同时需要考虑到客观、主观、情感、社会及认知等方面。⑤根据前面的评估结果和治疗目标,治疗师要选择适合儿童的治疗方法并开展治疗。这个阶段非常重要,只有量身设计的方法才能起到好的作用。比如恐惧症的儿童比较适合用系统脱敏方法;儿童的课堂行为问题用行为塑造法。⑥治疗效果的保持和巩固。治疗师对干预过程进行监控,定期收集相关的定量数据,并根据情况及时调整治疗目标和方法。治疗师要制订一些好的策略使已经形成的良好行为保持下来,并能将治疗室内的治疗成效泛化到生活中去。

行为治疗的技术主要包括:放松训练、系统脱敏法、厌恶疗法、行为塑造法、满灌法(又称冲击疗法)等。

任务二　老年患者的心理康复

案例引导

患者,男,75 岁,半年前出现幻觉,说有人要杀他。其在家时把门反锁,用菜刀将自己的双手和头部砍了几刀,等孩子下班回家后发现急忙送往医院,经抢救后,伤口已痊愈。一月前他开始丢三忘四,不知饥饱,经常张冠李戴,无中生有,经常因琐事与家人争吵,老说一些胡话,晚上不睡觉,在床上玩自己的衣服和被子等,白天狂躁不安,但他生活比较正常。不听家人劝告,深更半夜也要出门,出门后常不认识曾走过的路,而留宿在外面,家人感到心力交瘁。请问:该患者存在的主要心理问题是什么? 如何对患者及家属进行心理健康教育和心理支持?

随着人类社会的进步和医学科学的发展,人类的寿命不断延长,但是老年人机体的内环境平衡失调,免疫功能和内分泌功能等生理上出现了退行性变化,老年人易患各种疾病且程度严重。同时,老年人的心理功能也出现衰退,如感觉迟钝、反应比较慢;记忆力下降、重复唠叨;口齿不清、动作迟缓;思维固化、情绪易产生消极体验等心身变化的过程。所以,在临床工作中,应根据老年人的心理活动特点,采取有效的心理康复措施,以促进心身康复。

一、老年人生理心理特征

1. 智力变化　智力是一种综合的心理特征,由众多因素相互交织构成。研究表明,作为人脑主要机能的智力,并非像有些人想象的那样迅速衰退,人的智力发展在不同时期液态智力与晶态智力发展趋势不同,呈现出不同的智力水平。老年时期,液态智力逐渐衰退,晶态智力并不随增龄而减退,有的甚至还有所提高到老年晚期才出现减退,且减退速度较缓慢。总之,老年智力整体下降。

2. 睡眠障碍　睡眠障碍是老年人普遍突出的特点,其主要表现在睡眠时间缩短,睡眠质量下降,睡眠频率增多,深睡眠和快速眼动期睡眠出现不同程度缩减,即睡眠时相提前等变化。临床表现为:早睡早起,入睡困难;白天无精打采,精力不充沛,常出现打盹、嗜睡现象;夜间敏感性高,易受外界因素干扰,觉醒次数频繁,出现分离性睡眠。同时,睡眠障碍还常与心脑血管系统、呼吸系统、神经系统等其他躯体疾病相互交织、相互影响,共同存在,从而增加了老年人的死亡率。

3. 性生活的改变　随着年龄的增长,生理功能的退化,机体功能逐渐衰落,可老年人的性欲并没消失,而是存在个人差别,有些老年人更需要性生活,性活动需求剧增。对于老年人来说,性生活是广义的,如拥抱、亲吻、爱抚、亲密交流等,而并非仅仅局限于性器官的接触。

4. 感知能力的变化　随着人类在衰老过程中,人的感觉、知觉、记忆、思维、注意等方面出现不同程度的变化。感知功能将呈现出增龄性减退,具体表现为视觉下降、视物不清;听觉反应迟钝、定位功能减退;痛知觉阈值增高以及空间、时间、移动等知觉都会发生异常改变;近期记忆减退、远期记忆保持得很好,影响不大;在概念、逻辑推理和问题解决方面的能力有所减退,常以自

Note

我为中心,难以结合客观实际及他人的观点来全面分析问题;注意力下降、感觉迟钝。

5. 情绪改变　老年人由于心、脑、肾等组织器官的老化,性激素分泌失调、应激与免疫功能下降和新陈代谢水平下降等机体生理功能丧失衰退,社会身份地位、事业发展、心身健康、配偶、体力等降低与分离的改变,使他们产生焦虑、恐惧、抑郁、愤怒等情绪体验,常带有起伏波动性增强和不稳定的特点。

老年人还具有"怀旧的情绪"特点,主要是对过去时光和美好时代的神往之情。思想开始退化变为固执,不再像年轻时的豪迈和憧憬,失去对未来生活奋斗的目标,为了维护自我心理平衡就不断地回忆,谈论自己曾有的事迹、成就和荣誉,带着浓厚的怀念之情。

6. 行为变化　古曰:"树老根多,人老话多。"老年人上了年纪后,说话就开始唠叨,对所知事情不停重复自己的想法和观点,深信不疑,决不屈从别人的意见;做事时稳扎稳打,小心谨慎,不轻易冒险,非常重视结果,避免过程中犯错误,所以对所做事情花费的时间从不关心。由于老年人感知觉功能逐渐退化,对刺激反应迟钝,动作缓慢,应变能力下降,容易发生意外事故。

7. 人格改变　人格是一个人生理、心理和社会行为等诸方面综合的整体概念,是内在品质和外在行为的总和,是社会化过程中形成的特有的自我。进入老年期后,各种组织器官和机体的退化或降低,导致老年人心理发生一系列变化,如人格的变化大体趋势表现为:不安全感,孤独感,失落感,适应性差;好猜疑且有嫉妒心理;怨天尤人,满腹牢骚;缺乏坚韧性和灵活性;比较执拗,拘泥刻板;趋于保守、顽固、内向;好回忆往事、沉稳、谨慎;依赖性强等。虽然思维较缓慢、反应慢不灵活,但经验比较丰富,对事物的判断准确。因此,老年人经常出现沉默寡言或多言。由于以自我为中心,经常影响人际关系,甚至夫妻感情。

8. 生死观的变化　生死问题是与人类共存亡的千古问题,生老病死是自然界不可抗拒的规律,求生惧死是人类的本能。生老病死是人一生的四部曲,老与病常常连在一起的,绝大多数老年人都畏惧疾病、畏怯死亡。当真面对临死的时刻时,他们立即采取拒食、抱怨、沉默等行动,具有较强的求生欲望。

9. 消极悲观无价值感　随着年龄的增长,老年人身体各器官趋于老化,各种功能逐渐减弱,心理活动也在变化,易产生颓废、消极悲观和无价值感,不利于身心健康,一旦存在消极悲观、无价值感将会严重威胁老年人的生命与健康。若老年人失去价值感、责任感,会产生严重沮丧、忧郁情绪,甚至无动力起床,认为自己做任何事情都没有意义,对自己解决问题的能力感到非常绝望。无价值感常产生于年迈、疾病晚期、经济拮据的患者,此时常带来消极认识,如我不能为社会做贡献,我不能完成个人分内事情,我不能积极参加有趣的事情或活动,我不能……成为家人的累赘。

二、老年患者的心理特征

1. 精神抑郁心理　老年人身体的免疫力、抵抗力等都不如自身年轻状况,一旦染病病程长、康复慢、恢复难,甚至终身伴随。常年伴随疾病袭击的老年患者常表现出焦虑、恐惧、烦躁等负面情绪,长期的多愁善感最终将会形成精神抑郁,但是这种精神抑郁不同于情感性精神障碍的抑郁发作。情感性精神障碍的抑郁发作是一种比较严重的精神障碍,伴随着情绪低落、思维迟缓和意志减退,甚至出现自杀行为等基本特征。而所指的精神抑郁主要是老年患者的一种心态,其主要特征表现为:①伤悲、冷漠的心境;②消极的自我概念、自我责备、自我谴责等;③回避他人的看望、寄托、期望等;④对疾病恢复、康复失去信心,绝望所带来的消极情绪;⑤饮食、睡眠、性欲等丧失;⑥对有兴趣的事或活动行为上减少,虽有激动形式,但总认为不行了、力不从心,因此经常呈现出嗜睡症、睡行症的样子。

2. 焦虑急躁心理　老年人虽然对自身的疾病有所了解,但对疾病常年缠身乃至面临死亡时,他们急于求生,希望早日康复,缺乏足够的耐心和信心,常对治疗效果不理想,或没有达到自身所预料效果而感到焦虑、急躁,情绪波动大、易冲动,甚至产生敌对心态。在治疗过程中怀疑医生的技术、医院的水平,难以配合,这样的心态状况不仅阻碍了疾病治疗进程,还会使自己身体变得更虚弱,进而引起并发症或其他疾病。面对这种恶性循环,致使其陷入更深的烦躁、苦恼、绝望之中。

3. 好强恐惧心理　老年人自尊心较强,既不愿意承认自己衰老,也不愿意他人认为自己衰老,这类老年患者患病后不愿到附近社区或医院就诊,常隐瞒病情,假装无事,展示健康人的神态,做力不从心的工作以示健康状况良好,避免家人担心,而对自己身体疾病误解、延治以致失眠、抵抗力越来越低。也有患者明知自己有病但又怕别人提及自己的病痛,而在他人面前故作谈笑自如以掩盖自己的焦虑、担心、害怕、恐惧的情绪。这种心理状态常会耽误老年患者疾病的诊疗,不利于其身心健康。

4. 猜疑孤独心理　由于生理衰老,人体器官及机体功能的退化或老化,老年人常出现精力不足,反应迟钝、健忘等感知觉功能降低;易出现误听、误解,因而出现对事物的过于猜疑,尤其是久病不愈或病情危重的患者,自以为是不治之症,产生悲观、失望,甚至绝望的心理;担心家人或他人远离自己,受到冷落或别人鄙视,从而使悲观、失望、疑心加重,当见到别人低声谈话或听到别人议论事情时总认为是议论自己,因而易怒、流泪,产生猜疑,孤独寂寞感也随之加重,将自己封锁起来,甚至产生自杀念头。其实他们也总希望常常有人看望自己,希望周围人关心关注自己,尽管医务人员悉心照顾,但总觉得不如亲人了解自己,更希望家人或好友的陪伴。这种心理状态不仅不利于患者的诊疗,反而会给他们带来极大的恐慌和精神痛苦,甚至会诱发精神障碍。

5. 伤感自怜心理　老年患者对自己的疾病有时认识不到位或向坏的方面猜测,一想到以后生活不能像病前一样行动自如,需要在孩子、亲人及他人帮助下才能生活,自尊心受挫,而表现出自卑、自怜、颓废、忧郁、沮丧等消极情绪,无缘无故发脾气,向家人、医护人员,甚至同病房患者及家属发泄内心的怨恨、不满。这种心理状态不仅贻误疾病的诊治,长期下去还会加速病情的恶化,甚至使自身人格发生改变。

6. 固执否认心理　固执与否认这两种心理在患者身上常相伴而生。主要表现为固执己见,坚信自己的感觉,否认医生的诊疗,甚至将会出现不承认患病的事实,拒绝治疗等。这种心态的患者常会延误疾病的治疗时机,是病患心理中较难对待的一种。如有些老年人怕遭到儿女们的嫌弃而不承认患病,尤其是老年女性患者,她们在病前一直操持家务,患病后为表明自己无病,仍勉强干活。

7. 敏感自尊心理　有些老年患者曾身居要职,有一定社会地位,离退休后曾有的一切全部破裂,于是内心非常脆弱,易产生虚荣心理,有意无意地透露自己的身份,甚至夸大自己曾有的成就和才能,让他人知道自己的重要性。有时沉湎于无限成功及权力的幻想之中,觉得自己理应受到晚辈和人们的尊敬,喜欢别人恭维顺从,喜欢别人对自己百依百顺和无微不至的照顾,希望得到别人的尊重及认可等,甚至表现为自满、傲慢、自负的态度和行为,因而听不得相反意见,若得不到重视或稍不如意则会大发脾气,感到自尊心受挫,自我价值感丧失,因而变得心情沮丧。

8. 自卑恐慌心理　老年人的心、脑及其他器官趋于衰退,机体老化,功能逐渐衰弱,导致生活能力下降,觉得很简单的生活小事都料理不好,感到悲观、无价值。由于老年病病程长、病种多、病性杂、病情反复等特点,诊疗效果不明显,易引发焦虑、不安、恐慌等情绪;因疾病引起生活自理和适应环境能力的丧失,觉得拖累身边的家人和朋友,产生无用感、老朽感、无价值感等,极易出现自卑心理。其主要表现为意志消沉、精神忧郁、束手无策,常暗自伤心流泪,不愿与人交往,封锁自己等,进而增加老年患者对自身健康状况的恐慌感。即使自身病情不严重,也认为是不治之症,随时都有死亡的可能,对疾病产生恐惧感,甚至丧失生活的信心,对治疗及疾病的转归表现出漠然、不愿接受诊断、治疗、护理及康复,希望自己能尽快地离开这个世界,消极地等待着"最后的归宿"。

9. 抱怨排斥心理 老年患者需要面对疾病的诊疗疑难复杂,康复周期长,治愈性渺茫等特点。长久以来,子女们还需工作、学习、生活等使老年患者感到不顺心,牢骚满腹,抱怨医务者技术水平、医疗设备及环境差,护工照顾不够悉心,单位不够关心,子女不孝等,怨恨自己命运不济,对所有的人与事不理不睬,采取排斥态度,把自己封锁起来进入"世外桃源"。这种心理状态直接影响到疾病的治疗,对老年患者的身心健康不利。

10. 被动依赖心理 一旦生了病,自然就会受到家人或周围同志的关心照顾,即使往常在家中或单位地位不高的成员,突然患病也被升为关照的中心。在关照中,变得软绵绵的不像以往那样生气勃勃;变得被动、顺从、娇嗔、依赖;变得情感脆弱,甚至带点幼稚的色彩。只要亲人在场,本来可以自己干的事也让别人做;本来能吃下去的东西也吃不下去;一向意志独立性很强的人变得没有主见;一向自负好胜的人变得没有信心;即使做惯了领导工作或处于支配地位的人,现在对医务人员的嘱咐也百依百顺。这时他们的爱和归属感增加,希望得到更多亲友的探望,希望得到更多的关心和温暖,否则就会感到孤独、自怜。这种被动接受治疗的心态打乱了治疗计划,影响了治疗效果,延长了病程,不利于老年患者的康复。

11. 适应能力低下 由于全身各系统发生退行性变化,视力、听力、注意力、记忆力、反应力、肌力等下降,使生活活动及社会活动受限,老年人一旦疾病发生将会住院诊疗或到子女身边等进入一个新环境,适应起来就有困难。老年人由于反应性低下,对冷热、疼痛反应性差,体温调节能力也低,因此对各种致病因素的抵抗力及对环境的适应能力均减弱,易发病,病情易恶化。

三、影响老年患者的因素

(一) 生理因素

1. 生理功能衰退 随着年龄的增长,人体器官开始逐渐衰退,生理功能下降、体弱多病、行动不便,必然对老年患者心理健康有所影响,常表现为消极情绪、性格改变、精力不足、记忆力下降和思维反应变慢等心理特征。

2. 老年疾病损害 躯体疾病对心理将造成直接或间接地影响,引起神经、精神症状及异常的心理变化。如:脑动脉硬化、脑缺血可导致大脑功能减退,早期表现为记忆力下降,晚期发展为脑萎缩而导致痴呆。糖尿病患者的情绪障碍与病情波动有关,早期情绪不稳,注意力、记忆力与思维能力下降,中晚期可引起神经系统并发症而导致智力减退、丧失生活乐趣、失去自信心。冠心病患者据报道有80%存在不同程度的焦虑,58%出现抑郁情绪,22%有敌对情绪,16%表现为烦躁不安。

3. 饮食营养缺乏 人体正常功能的发挥与营养物质的供给密切相关。如脑细胞对糖及蛋白质的需求量就明显高于其他组织细胞;维生素B族缺乏时,会影响脑脊髓及外周神经而出现精神症状。因此,保证各种营养的供给,也是增进老年人心理健康的重要措施。

(二) 家庭因素

1. 自我效能感 由于老年人的各组织器官系统衰退、感知器官的老化、机体功能的退化,疾病的增多,死亡的威胁等身体因素、环境因素、经济因素、心理因素诸多因素,老年人退休后仍然不甘于清闲,渴望有生之年多做点事等,然而明知自己身心状况不乐观还是施压造成孤独、寂寞、焦虑、抑郁、自卑、失落等消极状态使他们的人生观、世界观、价值观发生变化。在经济上无能为力缩小开支,生活变得拮据;交际上人走茶凉和精神空虚,需求减少;角色上年轻时有自身固定的工作、稳定的收入、人际关系广、教育指导子女等处于主角的位置,现在却成了配角;适应能力下降、消极、悲观、无价值感等使幸福指数下降,自我效能下降。

2. 亲人去世 如突然遭遇子女的过早去世,这种突如其来的噩耗令老年人震惊和悲痛,刺激着老年人脆弱的心理。然而到了晚年机体系统功能的老化使日常生活和老年疾病呈现,处处需要他人的帮助、关注,却没有子女的照顾,孤苦伶仃,其悲痛境遇可想而知,心理上过度依赖过去易造成不敢面对现实生活,习惯性沉溺于幻想。生活自闭,内心脆弱,没有有效的精神支撑,长期下去,身体疾病将会恶化。另外,突然失去配偶,孑然一身,无法倾诉内心的感受,对生活失去乐趣,对未来丧失信心,使其陷入孤独、无望、抑郁之中。丧偶后,健在的一方由于心理上难以承受巨大的打击,健康状况会出现暂时或持续的恶化,特别是老年丧偶的男性,其死亡率显著高于配偶健在的老年男性。

3. 家庭矛盾　家庭成员之间在缺乏沟通和理解的基础上,因价值观、人生观、世界观、伦理道德观、时代背景所造就的生活习惯及生活方式等不同,有时因琐事就会导致家庭争执,产生矛盾。主要表现在以下几个方面。

(1)与孩子间的矛盾:对于老年人和孩子们生活在一起造成家庭矛盾的根源多来自思想观念不同、代际效应因素、视野开阔差异、理解方法互异等。特别对于已婚子女与老人生活在一起的时候,由于媳妇或女婿等新家庭成员的加入,会有很不同的性格、习惯及生活的理解方式,使得生活在一起的老人和孩子们的关系容易紧张。

(2)与配偶间的矛盾:有些老年夫妻,相处越久感情越深,越如影随形,亲密无间;有的人却是年纪越大性情越怪异,夫妻间的隔阂也越深,以致老伴成了争执拌嘴吵架的"老拌"。夫妻间有矛盾实属正常,偶尔拌嘴吵架也情有可原。可有些老年人随着生理心理的退化,自我意识越来越强,什么事都由着自己的性子,夫妻间相处不愉快,闹得分房而居,甚至分道扬镳,影响了老年夫妻关系,不利于老年人的心理健康。

4. 家庭结构的变故　随着我国城市化进程的大力推进,已处于传统向现代变迁的转型时期。中国传统的大家庭已经退落,代际分居已是新的趋势,家庭结构的简单化、家庭规模小型化和家庭模式的多样化成为现代家庭的主要特征。"空巢家庭"和老龄化孤寡鳏独家庭剧增,子女给父母留下了空虚与孤独。老人在生活上、经济上、精神上面临着巨大的压力,极易出现孤独、焦虑、抑郁等心理问题,危害着老年人的身心健康,影响老年人的生活质量。

5. 家庭不和睦　由于历史背景、生活方式、价值观、道德观等诸方面综合因素的观点不同,老年人与子女、晚辈等年轻人在思维、处事、工作、语言上存在代沟,缺乏理解和了解,导致了家庭的不和谐,产生家庭矛盾,使老年人的晚年生活产生了心理阴影,不利于老年人心身健康。

6. 老年再婚　随着人们思想的开放认识,经济生活水平的提高,家庭结构的变化,子女们的诸多因素及观念转变多方位角度的审视关注,老年再婚已是生活普遍现象。丧偶多年的老人内心孤独、寂寞,希望有个老伴陪同自己走完剩余的人生路。他们真心希望自己安稳、顺利、幸福地度过晚年生活,使自己在精神上获取安慰,促进心身健康。但是,如老年再婚后生活习俗、文化理念、价值观等相互磨合问题,与原家庭和新家庭的子女相互关系的处理所产生家庭纠纷等问题,老年再婚后赡养、财产分配等问题;老年人自身的思想和社会的舆论等面临的诸多压力、误区和障碍,不利于家庭的和睦,也会对老年人产生不良影响,使老年患者病情进一步恶化。

(三)社会因素

1. 告别过去　老年期是人生的丧失期,不仅仅是离退休工资失掉,而且人际圈逐渐减少,随着配偶、亲人、朋友等相继逝世,各种关系也会逐渐断裂,甚至消失,这就意味着地位、工作能力将发生改变,所扮演角色产生重构,使他们不得不对过去的生活、工作、能力、经历等进行告别或永别。这种告别和永别给老年人生活造成极大的压力,增强其心理承受能力的韧度,如果不能及时调节或消化将会产生隔绝、孤独、寂寞、绝望,甚至为心身障碍和疾病提供宿主环境。

2."职业死亡"　职业生活的中止也对老年人构成了危害。国外有学者曾提出"退休崩溃"和"退休死亡"的概念,在退休的第一年,像支气管炎这样的轻微疾病甚至有可能导致老年人的死亡。假如退休者将人生希望投放在职业生活上,那么"职业死亡"后将出现"心理死亡",那些曾忠于职守,恪尽职责和义务的人易出现这种情况。若除工作外无任何感兴趣的事情,那么当职业生涯中止时,人的自我就会受到危害,那么角色和职能的丧失就会导致人生意义的死亡。

3. 社会角色转换　人迈入老年期将经历离退休的变化或主角色退台,角色进行巨大变更。由往日的领导者、决策者、经济支撑者变成接受者;由紧张有序、充实的工作、生活、学习状态转变为清闲、自由、松懈的状态;由生活的内容与节奏的变化,曾较大而复杂的交际圈,退到狭窄的家庭圈,与世隔绝,感到孤独、失落,心理上产生了人走茶凉被抛弃的自卑感,办事阻力增加。再加上经济收入降低、生活负担加重、种种疾病缠身等产生烦躁、抑郁、寡言、易怒等情绪反应。这种情绪和人格的改变,将会出现一系列心理和生理上的不适反应,即"退休综合征"。如果将离退休看成退出社会舞台,走向坟墓,必将会有消极的心理行为反应。

4. 社会关系的改变　人的社会性决定了人际交往的必然性,人际关系是在人们共同生活中建立的。人在迈入老年期前,充当一定的社会角色,接触的人多,生活也较有规律,社会空间较宽。生产关系影响着人际关系,迈入老年期后,由于生活环境、条件场合的改变,人际关系同时也产生新的变化,如交往逐渐减少,丧偶,亲人、朋友的相继去世等都会影响人际关系,给老年人造成心理上巨大的压力。如果不从思想上、感情上、习惯上、心理上进行调节释压,坦然面对现实,则会导致老年人心理反应异常,甚至导致其病情急剧恶化,并发种种疾病。

5. 回避现实　自然界赋予生命的物质都是经历从生到死的发展过程,死亡是赋予生命的势必归宿,人生的最后一站。生老病死是不可抗拒的一个自然阶段,是不以人们的意志为转移的客观规律。绝大多数人都害怕死亡,尤其是老年人,他们更加畏怯疾病、畏惧死亡,所以他们不愿意听到别人说自己老、不行等言语,也不愿意承认自己不行、没有价值,不愿面对现实,有时做一些力不从心的负荷或超负荷工作、事情,这样是不利于他们的身体健康的,甚至将给其身体带来更多的疾病,推进死亡边缘。这也表明,老年人为了保护和稳定人格个性不受侵扰,开始采取保守方式——回避现实。生老病死是人生的四部曲,只有科学、正确认识和了解死亡的过程,才能激发人们思考生命的真谛和价值。

6. 经济与社会保障　随着经济和社会的发展,我国已经迈入老龄化社会。老年人身体功能的衰退、体质的过度透支、疾病的层层呈现已不像年轻时精力充沛、生活充实、经济充足,就靠每月千元的离退休工资来支撑所有的开支。在面临看病难、医药贵、社会保障体系不完善时他们缺乏经济的来源或保障,对未来的生活感到无所依归,而感到抑郁、恐惧,产生自卑、暴躁及心理行为的改变甚至性格的改变。部分老年人会出现对生活丧失信心、绝望而产生自杀的念头。

7. 信息化的加速发展　当今社会信息化已经从生产领域逐渐扩展到了生活领域,日常生活中用到的主要工具都出现了信息化的特征,例如通信、购物、支付、交通等领域的数字化程度越来越高,日常生活也需要操作此类信息化工具。而老年人由于对新生事物的接受能力下降,加之信息化产品在研发过程中忽略了老年消费群体思维特殊需求,使他们难以享用科技发展带来的便利,在生活体验方面产生挫折感。

（四）医源性因素

1. 医务工作者的态度　简单快速的语句、生硬的声音、低语的交谈等可以强化症状,使老年患者焦虑、悲观,滋生疑病观念。

2. 治疗操作的熟练程度　粗暴、草率或不熟练,可能增加可以避免的痛苦,使老年人惧怕,而产生依赖被动等行为,形成在治疗中的心理阻抗。

3. 诊疗的因素　程序复杂、时间长、检查多、费用高、康复工具设计笨重等,都会使患者放弃或中断治疗,以致达不到诊疗效果。

4. 药物副作用的大小　由于药物副作用太大或用药前又未向患者说明,当副作用出现时,患者不能耐受,故不能坚持治疗,从而影响对疾病的诊疗。

（五）文化因素

社会每个成员都在一定的社会文化环境中生活,面对众多的社会文化因素,要求社会每个成员做出应对和选择,适应者健康,反之则有损于健康。尤其是老年人,随着个体生活环境的转化,时代的变迁,从而面临大量社会文化因素的挑战。

1. 教育水平因素　文化程度可直接影响一个人对社会环境的适应性。文化程度较高的老年人能够经常避免和减少不良的生活方式;而文化程度较低者除缺少良好的自我保健意识外,还呈现出较多的不良心理反应,恶性肿瘤的发生率也高。

2. 社会道德因素　良好的社会道德品行既有益于自己的身心健康,又促进周围人群的健康;有害的社会道德品行则是"损人害己",危害人类健康。老年人有时会因与家庭成员、亲戚朋友发生争吵,精神受到意外刺激,生活挫折后意志消沉,或配偶突然去世、受虐待等,变得越来越衰老,失去自控能力,甚至会出现如吸毒、酗酒、自杀等行为。

（六）生活因素

良好的生活习惯、有意义的身心活动有益于人的心理健康,如离退休后从事棋艺、舞蹈、摄影等活动,养成运动规律、合理饮食、劳逸结合的习惯,既能丰富自身的老年生活,又有利于身心健康的发展;反之,则会损害老年人的心身健康。

四、老年患者的心理康复

（一）建立良好的治疗关系

建立良好的医患关系,康复治疗师应认真倾听老年患者的倾诉,做他们的知心朋友,深入了解他们的思想状况,耐心解释他们的疑惑,尊重他们,帮助他们解决困难,提出合理建议。告知患者科学正确的治疗方法,鼓励他们树立战胜疾病的信心;给予老年患者精神上的支持和适时的同情、关心、安慰,鼓励患者或通过一些形体语言如点头、手势、体态等达到心理支持的目的,有利于康复治疗师赢得合作与信任。

（二）情绪宣泄法

面对自身机体功能的日益衰退、疾病的困扰及生活中的其他应激性事件,老年患者会产生焦虑、恐慌、忧郁、沮丧等负性情绪。这些不良情绪不利于老年人心身健康,甚至还会促进其病情的恶化。因此,我们应鼓励老年患者选择合理的途径,把自己内心的消极情绪宣泄出来,使其保持开朗乐观的情绪状态。对老年患者宣泄出的问题能解决的需及时解决,不能解决的要耐心解释与服务,做到"得之淡然,失之泰然"。

（三）支持性心理治疗

支持性心理治疗又称支持疗法、一般性心理治疗,旨在加强患者对精神应激的防御能力,帮助患者控制混乱的思想和情感,重建心理平衡。采用消除疑虑、说服劝慰、启发建议、激励鼓舞及消除应激因素等方式。

1. 家庭支持疗法　家庭是老年人活动的主要场所和享受天伦之乐之地,和睦的家庭氛围、融洽的家庭关系可以消除老年人孤独、寂寞感,使他们感到幸福快乐,并拥有良好的情绪。首先,我们一定要营造父母、子女、祖孙等血缘关系和婆媳非血缘关系的代际关系的和谐环境;其次,要调节好夫妻间的角色、性格等问题,虽然老年夫妻生活经历几十年风雨几乎已经融洽,但还存在生活上琐事摩擦和老年晚期性格的改变,这就要求双方相互尊重、宽容、理解和协商。最后,子女和老年人应客观地、科学地、正确地看待或对待老年再婚问题。

2. 社会支持疗法　为了避免迈入老年后的孤独、寂寞,应为其营造开朗快乐的心境,让老年人走出家门,广交朋友,加强人际交流。条件成熟的区域可开通老年学校、广场舞、书画、棋艺等

Note

场所供其交友,交流思想,促膝谈心,排忧解难。老年人离退休后社会家庭地位和角色发生巨变,所以在营造和谐融洽快乐的心境时也要使老年人重新调整家庭和社会所赋予的新的角色,建立健全社区支持系统,激发老年人活跃的社会关系积极性。健全社会保障系统,特别是老年患者衣食住行和医疗康复保障,从而达到全面康复目标。

(四)转移注意力

人一旦迈入老年期,将会过度地关注自己,尤其是疾病,担心疾病恶化,这种老年患者的心理表现呈现后不但阻碍疾病的康复,还会使病情恶化出现新的病症,带来意想不到的危害。因此,我们要帮助老年患者转移注意力,培养他们的兴趣爱好,引导他们做自己感兴趣的事或活动,从而分散其对疾病的注意力,减轻心理压力。

(五)行为训练

老年人的常见病和多发病主要跟自身的长期不良生活习惯、生活方式和行为有关,如吸烟、酗酒、缺乏适当的运动,性情忧郁、急躁、焦虑,生活无规律、药物滥用等。康复治疗时,一定要采取有效针对性的行为训练,以纠正老年患者不良的行为方式,培养其良好的生活习惯,合理安排饮食起居,适当进行体育锻炼,主动排解自己的不良情绪,勇敢面对现实,热爱生活,以乐观的态度度过每一天。

(六)家庭治疗

家庭治疗是将家庭作为一个整体而进行的心理治疗方法,属于人际关系方面的治疗。康复治疗师通过与家庭中所有成员有规律地接触与交谈,使家庭内部发生某些变化,并使家庭中患病者的临床症状减轻或消失。因此,与一般的心理治疗有所不同,在实施过程中应重视如下原则。

1. 忽视"理由与道理",重视"感情与行为" 家庭成员关系极为特殊,朝夕相处,一旦家庭成员中某位出现问题,决不能像对待外人一样,仅靠说理来评价原因、成员责任,也不能依靠惩罚来解决配偶、子女、父母等家庭成员间的问题,而应该重视感情和行为,以相互诚恳、关心、理解、尊重及相爱的态度去对待发生的事情。这样有利于问题的全面完善的解决。

2. 摒弃"过去",关注"现在" 过去的事情就让它过去,一个人在过去的生活经历中,总会遇到这样或那样的问题,遇到挫折、失败或不尽人意的地方,但那毕竟是过去的事情,过去的挫折、失败,只能作为经验教训去吸取。如果家庭成员中某位一味地沉浸在过去的痛苦经历之中,就像囚犯走不出监狱一样,永远把自己封锁在过去,应该引导其关注"现在","现在"才是最真实的。"现在"家庭关系中存在问题,我们应脚踏实地,积极配合康复治疗师妥善解决家庭问题,这才是现实的、正确的态度。

3. 淡化缺点,强化优点 日常生活中,我们都有这样的体会,一个人、一对夫妻或一家人,当其心情不佳时,对周围人和事的看法和评价都将是片面的,所想所讲的都是对方的缺点和不足,看不到对方的长处及优点,家庭成员之间关系越恶化,彼此之间怨恨和隔阂越深刻。此时康复治疗师应该帮助家庭成员将同样的事情,换个角度去思考,往好的方向去解释假设,同一件事,不同角度思考,将会出现不同结论。例如妻子埋怨丈夫对自己的不尊不爱、对家的不管不顾,对丈夫意见极大;治疗师就可以协助她换个角度理解,是不是丈夫工作繁忙,工作压力大等,结果很少顾及家中的琐事。

4. 只提供辅导协助,不做决策 在实施家庭治疗时,康复治疗师只提供意见及解决问题的途径和方法,协助家庭成员分析求助问题的利弊及可能的结果,供他们自己选择和做出决定。千万不能包办、代替、替人进行决策,这是治疗的基本原则,应严格执行。正因为有这样的原则,家庭治疗的重点是以整个家庭为单位,重视家庭成员之间的沟通,人际关系及家庭功能的执行情况。所以家庭治疗模式一般可采用结构性家庭治疗、策略性家庭治疗、分析家庭治疗和危机性家庭治疗。

（七）逆转意图疗法

逆转意图疗法，又称矛盾意向疗法，它是康复治疗师故意让患者从事其感到害怕、担心的活动，从而使患者对该行为的发生感到无所谓，达到使害怕反应不再发生之目的的一种心理治疗方法。这种理论假设：患者在有意识进行的某种行为活动中，改变了自己对该行为的态度，这使得原来伴随该行为而出现的不适应的情绪状态与该行为脱离从而达到治疗的目的。此方法可用于恶劣家庭关系的治疗。

（八）药物疗法

在老年病的心理康复过程中，康复治疗师一方面应开展基础疾病的药物治疗，缓解症状，预防并发症；另一方面，对于合并有情感障碍、神经症和精神症状的老年患者，可适当使用镇静剂、抗抑郁、焦虑药物及抗精神病药物治疗，达到稳定患者的情绪，改善认知和控制精神症状的目的。

任务三　残疾人的心理康复

案 例 引 导

患者，男，40岁，建筑工人，家有一儿一女，身体健康。3个月前因不慎从楼上坠落，造成右下肢粉碎性骨折。遂行右下肢截肢术，截肢术后，情绪低落，言语减少，并且拒绝见到妻子、孩子和同事。借酒消愁，用酒精麻醉自己，酒量越来越大。整天独自待在屋里，不与人接触。在诊疗与康复过程中，对医务工作者大发雷霆或迟到、沉默、曲解，拒绝治疗与康复。请问：该患者存在的主要心理问题是什么？患者为何不愿与人接触，拒绝接受治疗与康复？面对以上情况应如何解决？

残疾是指躯体的器官或功能出现失常、不足等先天缺陷或因后天因素导致身体上、精神上的功能异常或缺陷，而不能以正常方式从事生活、学习、工作等活动的能力。有些残疾人对外界刺激敏感，内心抵触，加上经常遭受挫折、取笑等容易产生自卑心理，感到处处不如他人，长此以往其心理问题表现多样而又复杂，使患者出现认知、情绪、行为及人格等方面的问题。心理康复目的就是让残疾患者在进行诊疗康复过程中解除或缓解因认知、情绪、行为等引起的心理问题或心理障碍，从而使其身心极大程度地恢复、重建或代偿。因此，应根据残疾患者的心理过程与特征，采取有效的心理康复措施，减轻或消除身心及社会功能障碍，尽最大努力使其重返社会。

一、残疾后的心理过程

残疾后，患者心理反应错综复杂，先后经历八个过程：心理休克期、否认期、愤怒期、协商期、抑郁期、自卑和自责期、退化期、适应期。根据患者年龄、性格、阅历、经历、环境等不同，每期停留时间不等，每期无明确的界限。

（一）心理休克期

患者的残疾是在毫无征兆的情况下受到严重打击，如遇交通事故需截肢，因疾病引起运动、言语、精神功能异常时，感到惊骇，来不及反应，出现震惊、惊愕、焦虑、抑郁的情绪反应，而不是指

Note

227

临床上那种由于疾病引起的丧失意识的病理性休克。

（二）否认期

患者面临终身残疾而无法接受,其表现出一种拒绝接受事实,极力不承认的心理反应,来减轻焦虑和抑郁的情绪或缓冲突如其来的信息所造成的巨大痛苦,从而暂时维持心理平衡。

（三）愤怒期

患者确认残疾无法改变事实后,表现出焦虑、烦躁,爆发出无缘无故的怨言、争吵、怨恨的心理反应,在诊疗康复过程中出现迟到、失约、沉默、赘述、自动排斥或曲解等阻抗行为,这主要是通过怨恨的情绪以弥补内心的不平衡。

（四）协商期

当患者发现愤怒不能解决现实问题,便会开始到处寻医诊疗,积极主动配合,共同协商。这个时期,有些医生或康复治疗师认为患者想通了,明白了,才治疗,其实不然,这是患者一种急于求成的心态,迫切想法,设法去改变现状,一旦没有达到预期目标或想要的结果,情绪反应瞬息反转。

（五）抑郁期

患者经过一波三折,不得不承认事实,表现出无可奈何的心态,同时也流露出抑郁、悲伤、情绪低落、哭泣等情绪反应,以至出现自杀念头。抑郁的程度往往不是由病残的性质和程度决定,而是由病残者的心思及其特殊意义决定。抑郁反应出现不利患者康复,反而会形成恶性循环导致抑郁症的发生。

（六）自卑和自责期

患者由于病痛的长期折磨,生理功能障碍,生活不能自理,需要家人的照顾,影响他们的学习、工作、生活,拖累家庭成员,使家庭经济负担增长,而感到忏悔、自责和自卑,对生活失去了热情、信心。

（七）退化期

虽经过多角度、全方位了解和深入系统的咨询与诊疗,患者能正确认识自身残疾的情况,但面对挫折或遭遇心理危机冲击时,仍采用幼儿时期的方式来应对,以减轻心理上的压力和痛苦,获取他人的同情和支持,这种防御行为属于正常的适应反应性心理防御反应。其主要表现为成人以自我为中心、要求多、不配合治疗、嗜睡,儿童表现为类似婴儿的行为、不合作、遗尿等。

（八）适应期

此期是心理防御的最后一道防火墙。多数残疾人经过一系列的斗争,消极情绪慢慢平复,患者敢于接纳自我,内心承认自我残疾的事实,最终坦然面对现实。开始重新洗牌认识自我,发挥潜力、挖掘潜能寻找康复机会,积极主动地配合训练、诊疗。从认识、情绪、行为上逐渐适应。

二、残疾人的心理特征

（一）认知方面

1. 否认　即拒绝承认现实,是一种比较原始而简单的常用方法,它把已经发生的但又不能接受的不愉快事件加以否定,具体地讲就是借着曲解个体在创伤情境下的想法、情感及感觉来逃避心理上的痛苦,或将不愉快的事件“否定”,当作未发生,来获得心理上暂时的安慰。因此,过度否认将会使患者不能准确了解和接受现实,情绪上表现为哭泣、轻度抑郁或心境较为平缓,甚至具有使人难以理解的欣快等情绪紊乱现象;行为上表现为敏感、争执、回避事实,在诊疗或康复过程中不配合或阻抗等,从而影响康复计划的实施。

2. 认同延迟　残疾突如其来,患者不但失去原有的工作和地位,同时也会失去许多曾有的快乐行为,相反立刻开始接受不良的刺激或不适行为所带来的痛苦,如躯体疼痛、感觉缺失和功能丧失,心理、行为很不适应。患者将这些不良的刺激、不适的行为等都作为对自身的惩罚,而不愿意参与康复或诊疗,以回避所认为的惩罚的各种活动,这种现象称为认同延迟。认同延迟患者常以回避或逃避的方式拒绝治疗,或总是迟到,也可能表现出愤怒、反抗的行为自动仓促离院。认同延迟患者承认自己残疾的事实,但却要经过一段时间才能接受因残疾所造成的不良后果,影响康复计划的实施。

3. 评价失能　如躯体残疾会使患者丧失行走功能、视听功能、性功能等机体功能,无法从事自己感兴趣的活动,以致需要照顾,乃至需终身陪同。在躯体残疾的急性期过后,患者几乎不能对自身机体机能的丧失程度进行客观地正确地评价,存在偏激、夸大或歪曲的认知,而导致抑郁、失望,乃至自杀,采取拒食、拒治、攻击等行为,将严重影响到病残的适应及对康复计划的执行。

4. 宿命观　病残者在不幸面前往往表现自怜、自责或罪孽感,认为病残是命中注定;有些病残者产生自卑心理,把自己视为等外公民,甚至失去康复的信心与愿望。

5. 其他不合理信念　由于患者自身的学历、职业、经历、阅历及文化背景等差异对病残的认知有所不同,也会造成某些不合理的其他信念。如截肢患者甚至从未想到过性功能的康复,也有报道,大多数并无解剖和生理功能缺陷的病残者也往往有性功能障碍等,其原因是有虚荣心、自卑、自尊心等产生不合理信念所导致严重焦虑、抑郁的不良情绪呈现出不适应行为。从医学上讲运动和感觉同时受损者与仅有运动缺损而保留感觉的截瘫患者其性欲感受是不同的。所以不合理信念继而也会严重影响康复过程,影响病残的生活质量。

（二）情绪方面

1. 焦虑　焦虑是病残者普遍存在的情绪反应,是对不明确的恐惧、担心、害怕的主观体验。从医学上讲,焦虑随垂体-肾上腺轴交感神经功能亢进,出现心悸、多汗、憋气、便秘、血管扩张、潮红等症状,也可因网状上行激动系统激活而出现警觉性升高、敏感、多疑、失眠等心理特征。当焦虑不能忍受时,患者会采用各种防卫机制以减轻痛苦,可表现出强迫观念和行为、癔症症状。患者认为残疾对工作、学习、生活存在潜在的影响和对未来的不良后果甚至死亡的预期,延长了焦虑体验,而消耗大量能量和过度分散注意力,导致康复进程更慢、效果更差,这样不利于患者的康复。

2. 抑郁　抑郁是一种普遍的、衰弱的、长期的情绪反应,表现出悲观、失望乃至绝望、无价值感,对前途失去信心,对生活失去兴趣。从医学上讲,抑郁可激活垂体-肾上腺皮质轴,副交感神经机能亢进,产生一系列哮喘、心搏骤停等生理变化;抑郁也伴随着焦虑表现为失眠、疲乏、便秘、头痛等躯体症状。在心理、行为上,表现安静、不愉快、自我贬低,对周围环境缺乏兴趣,严重者持久性闷闷不乐,甚至自杀。躯体机体或功能的病残者几乎存在不同程度的抑郁,其表现为交谈困难、态度沮丧、整日沉湎于抑郁的反复思考中,动机缺乏、注意力和记忆受损,在康复或诊疗过程中很少坚持训练,效果较差。病残者的抑郁程度不取决于疾病的性质和病程而取决于本身的个性和对个体的特殊意义。

3. 愤怒　患者在得知自己伤残后表现出怨天尤人、烦躁不安,甚至为一些微不足道的小事大发雷霆,还会以敌意或攻击形式出现破坏性行为。当伤残产生的原因与社会因素牵连时,会爆发出反社会、破坏性行为,严重时可达到病态心理;当患者因各种疑虑而不敢向有关人发怒时,其愤怒会转向自己生闷气、压抑。因此,伤残者一旦产生愤怒情绪尤其以敌意和攻击形式出现,诊疗或康复起来更为费时和困难。有的患者把诊疗或康复过程的痛苦作为惩罚,从而对医务工作者实施报复,使医疗计划难以实施。愤怒往往也伴随着认知障碍、自知力下降、注意狭窄、意识狭隘等。

4. 抱怨　当残疾人面对自己不愿意接受现实时,把自己遭受挫折的原因完全归咎于他人,认为是别人给自己造成的困难和障碍,产生强烈的抱怨心理,如抱怨事件、抱怨父母、抱怨妻女、抱怨社会、抱怨命运,认为天地之间,难以容身,人海茫茫,唯其多余。

5. 敏感、多疑　残疾状态导致残疾人注意力过度集中,过度关注自己的缺陷(躯体、生理上残缺、举止、行走等),过度关注别人对自己的评论和态度,尤其是对自己在意或计较他人所带来的贬义的及其不雅绰号相称,"小不点、瘸子、残疾"等,即便是无意也会引起反感,如盲人反对别人称其为"瞎子",聋哑人反对称其为"哑巴",瘫痪患者忌讳称其为"瘫子"。敏感和多疑易导致残疾人对歧视的情绪反应强烈,有的以爆发式情感表现,有的以深刻而持久的内心痛苦隐藏在心,表现出无助与自我否定。

6. 孤独　孤独感是残疾人普遍存在的情感体验,由于生理和心理方面的某些缺陷,如聋哑人语言受到障碍;肢体残疾人和盲人行动都有很大障碍;智力残疾人的智力有明显的障碍;行为或人格偏离者的社会适应能力较差,其行动受到不同程度的限制,行为容易受到挫折,因此,残疾人的活动现场太少,且在许多场合常常受到歧视,使他们不得不经常待在家里,久而久之便产生了孤独感。

7. 自卑　这是残疾人最普遍的一种情感体验。残疾人在生理上及心理上的缺陷造成了他们在学习、生活和就业等方面所遇到的困难比普通人多得多,而且从他人或亲属那里得不到足够的帮助,甚至受到厌弃与歧视,这些都会促使残疾人产生自卑情绪。特别是社会上对残疾人的潜在力量还没有正确的认识和评价,没能采取有效措施帮助残疾人发挥其潜能,成为与普通人一样的社会成员,从而滋生自卑的情感体验。

8. 渴望得到关注和尊重　残疾人身残之后,觉得自己无用,无价值,成年累月,处在消极状态,意志消沉,不愿面对现实,不愿意承认自己的弱点但对改变现状又无能为力,他们害怕被人忽视,渴望得到人们的关注和同情,期盼得到社会的关爱和帮助,哪怕是一点点,也会感激不尽。

9. 富有同情心　残疾人由于自身的疾患,往往对同伴怀有深厚的同情。这种同病相怜的情感使他们容易结为有限的社会支持网络,甚至相互依恋。

10. 情绪反应强且不稳定　这种特点在许多残疾人身上尤其在聋哑人、人格障碍、行为偏离者等身上相当突出。如聋哑人情绪反应强烈,且多表现于外,频率高,持续时间短,易"上火"和发怒、与别人产生冲突争吵,搞得面红耳赤。而盲人情绪反应则多隐藏于内。虽然情感体验可以很激烈,但情绪表现却并不十分明显,而且爆发性的情感较少。

（三）行为方面

人类行为既包括本能行为如饮食行为、性行为、母性行为等,又包括社会行为如社会认知、人际吸引、人际交往等。病残者一旦确认是残疾或心理开始接受残疾事实时,将会有意回避与他人交往、封锁自我、对他人行为粗鲁、不分享自己的生活、思想、信息等尽可能地与健全人保持距离,形成消极回避行为倾向。有些残疾者通过吸烟、酗酒、药物依赖等方式来缓解内心的痛苦,用烟酒同寂寞、孤独、挫折、压力等相伴,似乎通过烟酒麻痹神经即可解决问题;还有残疾者通过暴饮、暴食、厌食等饮食的不平衡,拔毛、拔甲、夜尿等不良行为倾向。这些显然是错误的行为倾向,这种错误条件反射不仅不能解决问题反而会直接损害机体多个器官,影响康复效果和诊疗评估。

（四）性格方面

孤僻和自卑是残疾人性格的普遍特点,每一种不同的残疾又有其特殊的性格特点。如盲人一般都比较内向、温文尔雅,内心世界丰富,情感体验深刻而含蓄,很少爆发式地外露情感,善思考探索;聋哑人则比较外向,情感反应比较强烈,豪爽耿直,看问题容易注意表面现象;肢体残疾人主要表现为倔强和自我克制,他们具有极大的耐心和忍辱精神;智力残疾人由于整个心理水平低下,难以形成较完整的性格特征。

三、影响残疾人的心理因素

（一）生理因素

1. 残疾人的年龄　人所处的年龄阶段不同,对生理功能、心理成熟度及成长任务等要求不同,面临的残疾后的心理状况也不同。

（1）儿童期:儿童残疾因发生时间较早,受社会及教育的影响较大,这就必将会导致其个性、认知、情感及智能方面的发展受到不同程度地阻碍。例如,患者因为同伴的嘲笑、侮辱、不雅的绰号等而不愿沟通交往,不愿或躲避参加集体活动,变得孤独、自闭、自卑,继而再遭受同伴的排斥,加重自卑感,形成恶性循环,封锁自我,进入独自的世界里。

（2）青年期:此期是人生中最重要、发展最快、问题最多、最具有特色、最具影响力的一个时期,也是心态最为矛盾,行为最混乱,人生中最复杂的阶段。此阶段将经历学业、恋爱爱情、成家立业等人生中的最大事件,此期一旦发生残疾将对其学业、恋爱、生活、职业生涯等都产生极大冲击,引发行为改变、人格改变等复杂多样的心理变化。

（3）中年期:该年龄段的人是家庭和社会的中坚力量,担任多种角色身份,同时也是家庭支柱、社会负担、心理压力最大,背负责任、自责、负担最重的年龄阶段。因此,中年期一旦发生残疾将对其家庭经济及生活、婚姻、事业等都产生较大的影响,引发情绪反应不稳定、行为的异常改变、性格的改变等错综复杂的心理变化。

（4）老年期:老年患者因其生理功能明显衰退,退休引起社会职能和地位的变化,以及生活不便、家庭变故、经济困难等各种生活事件的影响,其残疾后也会产生相应的心理问题。

2. 残疾的类型及程度　残疾按照躯体功能类型分为视力残疾、听力残疾、言语残疾、肢体残疾、智力残疾、精神残疾、多重残疾。不同类型的残疾对躯体功能、生活工作能力、社会功能影响程度不同,患者产生的心理反应也不同。同一类型残疾按照社会功能障碍程度又分为重度、中度、轻度。残疾心理状况受所患残疾的类型、躯体功能障碍的程度影响很大,尤其需要重视心理状况复杂、反应强烈、病损预后不良的患者。

3. 残疾的病程　漫长的康复过程是影响患者心理状况的重要因素之一,常伴随出现如下心理障碍。

（1）外向投射:指一些患者面对自己不愿接受的现实时,将遭受的挫折原因完全归咎于他人,认为是他人给其造成的困难和障碍,以此来减轻自己内心的不安。

（2）内向投射:与外向投射相反,这类患者对自身过分指责,将原本不属于自身的因素也归咎于自己,常自我压抑,感到自己给家庭及他人带来了负担。

（3）患者角色强化:在长期患病过程中,患者逐渐习惯于依赖他人的关心和照料,或因病可以解除某些责任或约束,患者原来的社会身份被患者角色所取代,以此获得的同情、关照则更强化了患者心理上对疾病的习惯化,患者角色成为康复的巨大障碍。

（二）心理因素

1. 认知　由于年龄、学历、经历及文化修养等层次不同认知也不同,对残疾的态度和看法不同,层次越高越能相对比较理解,能正确对待;反之则将责怪、嘲笑他人。

2. 情绪　情绪就是心态的调节剂。积极快乐具有正能量的情绪,能调动患者的主观能动性,发挥机体的代偿能力,使其丧失的功能改善或康复,心理创伤愈合、社会再适应能力恢复;反之,将会处于恐惧、焦虑、忧郁、悲伤等负面情绪,改变错误认知,产生异常行为,造就痛苦的结局,恶性循环,不利于患者身心健康。

3. 性格　孤僻和自卑是残疾人性格的普遍特点,但不同类型的残疾人又有其特殊的性格特

231

点。如盲人一般都比较内向、温文尔雅,内心世界丰富,情感体验深刻而含蓄,很少爆发式地外露情感,善思考探索。聋哑人则比较外向,情感反应比较强烈,豪爽耿直,看问题容易注意表面现象。肢体残疾人主要表现为倔强和自我克制,他们具有极大的耐心和忍辱精神。智力残疾人由于整个心理水平低下,难以形成较完整的性格特征。

4. 意志品质　人的意志品质不同,对各种事物的看法和态度不同,对自身残疾的认知也不尽相同。有人因残疾导致心理崩溃,一蹶不振,变得自私自利或自暴自弃;也有人不被残疾和困难所压倒,变得更加坚强,反而成就一番事业。

(三) 社会因素

1. 家庭成员对残疾人的态度　患者的父母、配偶、子女是患者最亲密的人,他们的态度对患者有举足轻重的影响,对患者的康复有决定性的作用。孩童时期伤残后,有些父母恐惧社会舆论的压力,怕别人歧视、嘲笑、没面子等,采取隔离保护的方法,不让孩子接触社会;有些父母认为孩子的残疾是自身的过错,过度的关注、保护,要么百般宠爱,要么放任不管,缺乏塑造培养意识,这样都会使残疾患儿逐步形成孤僻、沉默的心理特征。成人时伤残后,有些家庭缺乏同情、关心、爱护、体贴和帮助,对残疾患者歧视、嘲笑、拒绝接纳,视患者为累赘,甚至把家庭的一切不幸都怪罪于患者,这样就会使患者自尊心、自信心受挫,常常会感到焦虑、抑郁、孤独、悲观、依赖感增强等;有些家庭,认为伤残后工作、生活能力受到了影响,甚至丧失,就不让患者做一些力所能及事,对他们采取了包办操办的方法,这样将会造成患者依赖性强、独立意识差、对生活看不到曙光、对社会充满敌意,同时也会产生伤心、抑郁、悲观、绝望的情绪,对治疗和康复失去信心和耐心,不利于残疾人的健康成长。

2. 学校对残疾人的态度　学校教育是传承文明、促进人类进步、创造美好生活的重要途径,因此人类的个体化发展过程中,学校教育担任重要职责,有着无法代替的重要性。首先,它在较长时间内对学生进行系统教育,而这种系统教育对学生社会行为的塑造是其他机构无可取代的;其次,在于它具有独特的、完整的机构,是社会的雏形,对学生了解社会、发展自我和人格、培养合乎角色的行为模式起着重要的作用。如果学校没有正确引导和教育,学生很容易对残疾人持有歧视和偏见的态度,产生错误的认识,让残疾人信心受挫、倍感孤独加剧其自身自卑心理,从而更加难以融入社会。

3. 工作单位对残疾人的态度　在中国几千年的文化历史中,"残"与"废"一直联系在一起,常常把残疾人当成残废来对待,认为是无用的、不能工作的。职工残疾后,有些单位以经济效益不好、不能给予保障等为由劝退或辞退他们,这样使他们感到自卑、孤独、无助,他们渴望一视同仁、渴望心灵的共鸣,但却找不到自身的一点优势,曾经拥有的强处也成了劣势,对前途丧失信心,对生活失去勇气;还有些单位对残疾职工缺乏同情、关心、关注,视为累赘、负担,对患病而造成的各种困难,尤其是经济上的不予解决,加重残疾职工的生活和康复治疗的困难,使他们难以顺利康复。

4. 社会保障体系对残疾人的影响　由于存在残疾障碍,多数残疾人无法适应社会的激烈竞争,加之社会对残疾人存在歧视和偏见,政府对残疾人优惠政策的支持力度有限,使残疾人在康复、教育、就业等方面处于十分艰难的境地,对未来的前景感到悲观、恐惧、空虚,失去勇气。再者,残疾人的生活、就业能力差,无稳定的收入来源,非常需要社会向他们提供生活必需品和基本的医疗保障等以维持生存。而社会保障的费用低、难以落实、机构间存在问题等,使他们长期处于焦虑、担忧的心理状态,对其基本生活、婚恋和社交等方面均产生不同程度的影响,严重影响了残疾人的生活质量,进而给残疾人带来了沉重的心理压力。

5. 医源性因素　康复过程中各种医源性因素也必然会对伤残患者产生各式各样的心理影响。如医务工作者的态度是否尊重、关注、关心、真诚对待伤残患者,言行是否规范;医疗操作过程中是否认真、沉着、求精、果断、严谨等。医务工作者如果处于积极方面,那么伤残患者将会感到温暖、感到放心、感到喜悦产生积极良好的情绪,有利诊疗康复;反之,伤残患者将会引起焦虑、恐慌、悲观、厌烦、抑郁等消极情绪,增加痛苦和伤害,感到厌烦和疲劳,形成诊疗和康复过程的心理阻力,使他们不愿意坚持治疗,从而中途退出。

(四) 自身因素

1. 个人文化修养　个人文化修养不同,对残疾的理解也不同。一般来说,学历高、阅历深厚、经历丰富、修养境界越高,对残疾较能理解,能正确对待;反之,则会有误解的认知、偏差的理解。当然也有个体文化修养高却对残疾一知半解,甚至提出不合理、不恰当的要求,而文化修养低却对残疾认为只能如此,无所需求的宿主。

2. 人生观和价值观　人生观和价值观是指个人对客观事物及对自己的行为结果的意义、作用、效果和重要性的总体评价,是推动并指引一个人采取决定和行动的原则、标准,是个性心理结构的核心因素之一,它使人的行为带有稳定的倾向性。所以人生观和价值观支配着人的认识和言行,影响着人的精神面貌,使人们对各种事物的看法和态度持有不同,对自身残疾的认识也不尽相同,有人因残疾而心理崩溃,一蹶不振,变得自私自利或自暴自弃;而有人变得更加坚强,干出了一番事业。

四、残疾人的心理康复

(一) 建立心理康复系统

1. 建立个体心理调节机制　心理康复的过程是让残疾人建立个体心理调节机制的过程,让残疾人通过接受系统的心理干预,逐渐适应生活、学习、家庭或者工作等方面发生的变化,主要面对出现的各种困难,并在此基础上形成一种积极的心理调节机制,以应付可能出现的各种心理问题,保持心理的健康。

2. 建立同事或家属等相关人员协助支持系统　残疾人生活在一定的群体之中,相关人员的态度对于其心理状态有着重要的影响,特别是家属、同事、病友等这样一些联系比较密切人员的态度对于其心理状态的调节是十分重要的。因此,心理康复不仅要重视患者本身的心理及其变化,也要注意这些人员的心理辅导工作,让他们理解残疾造成的心理问题,并且要解除由于家庭与小团体中出现残疾患者而造成的心理压力,从而为残疾人的心理康复创造一种良好的心理氛围。

3. 建立专家协助支持机制　心理康复是一个长期的调节过程,残疾人在这个过程中要接受专家的指导与帮助,逐渐摆脱消极心理的影响,建立起积极的人生目标。心理医生是接受专门训练的人员,他们必须掌握心理咨询与治疗的理论与方法,拥有从事心理治疗的技能与临床经验,并且要有极为敏感的观察力、分析问题或解决问题的能力。心理治疗不同于其他临床医疗,有其特殊性的一面,只有经过专门训练的人员才能从事此项工作。

4. 建立社区辅助支持系统　残疾的康复过程常常是伴随残疾人一生的过程,当残疾人回到家庭与社会后,社区辅助系统的支持就显得非常重要了,要发挥社区中有关专家与相关人员的作用,在残疾人出现心理问题的时候,随时给予必要的支持与帮助,从而能够更好地为残疾人的心理康复提供保障。

(二) 运用心理治疗方法

1. 建立良好人际关系　有效的心理康复是通过诚挚的问候、自然的态度、真诚的关怀、接纳的态度、准确的反映和设身处地的同感等与患者建立彼此相互理解和信任的关系,耐心地倾听患者的倾诉,尽可能满足患者合理需求,与患者进行心灵交流。同时我们应该换个角度站在残疾的立场上与患者一起思考、感悟、体验,这样残疾人会放松,减轻紧张、焦虑、沮丧等不良心理反应,有利于进行有效疏导,帮助他们自强、自立、挖掘其潜能,积极康复。

2. 支持疗法 支持疗法,又称支持性心理治疗、一般性心理治疗,旨在加强患者对精神应激的预防能力,帮助患者控制混乱的思想和感情,重建心理平衡。其主要特点是运用医患之间建立的良好信任关系,通过倾听、解释、保证、指导与建议、鼓励、调整关系等治疗原则,积极发挥康复治疗师的权威和知识来支持患者。采用消除疑虑、说服劝慰、启发建议、激励鼓舞及消除应激因素等方式,目的在于发挥残疾人内在的潜力,使其面对现实,协助残疾人渡过难关,避免精神崩溃。

3. 认识领悟疗法 认知领悟疗法是通过解释使患者改变认识、得到领悟,而使症状得以减轻或消失,从而达到治病目的的一种心理治疗方法。由于患者的个人经历、适应能力、文化修养、知识积累等不同,对残疾的认识也不同。对残疾的错误认知将会阻碍康复的进程,必须要加以纠正,在建立良好的信任关系的基础上,通过挖掘,发现错误的认知,加以分析、批判,代之以合理的、现实的认知,就可以解除患者的临床症状的忧苦,对医生引导解释进行领悟,从而使症状消失,面对现实,更好地适应现实环境。

4. 情绪宣泄疗法 残疾最终可能导致患者外观上的改变及家庭经济情况、社会角色的改变,如不能从事某些活动或终身需要他人照顾,所有这一切都将损害患者原有的自尊,最终导致不良情绪。不良情绪将影响康复进程。

(1)帮助患者正确认识伤残程度及经康复治疗后可能的恢复程度,使其积极配合治疗。为患者提供感情支持,争取家庭成员和社会的帮助,消除顾虑,创造良好的环境,消除孤独感。

(2)用安慰、鼓励、保证、积极暗示的语言分析焦虑、愤怒、抑郁等负面情绪产生的原因,帮助患者正确地将自己内心深处的愤怒、焦虑、不满等消极情绪或将疾病的缠绕、追求的失落、奋斗的挫折、家庭的矛盾、经济的困惑等种种困扰宣泄出来,释放心理重负的压力。现实生活里,一个人不在沉默中宣泄,就会在沉没中变态,尤其是竞争激烈的现代社会,无形和有形的压力都大,如果不知道一点心理宣泄方法,那么,人真的会变态。宣泄是自我保护和护养的有效措施。

(3)引导伤残患者学会正确认识、评价自己,帮助患者纠正错误的认知和错误的思维方式,与不合理信念进行辩论,进行挑战和质疑,重建认知,使不良信念所导致的不良情绪和不适行为消除或纠正,改善其社会交往和生活障碍,使之对残疾采取积极的心态以配合康复治疗。

5. 行为治疗

(1)奖罚法:对原有的异常行为不予支持,使用另一正性的增强物予以强化期望的正常反应,最后使新建立的正常反应代替旧有的异常反应。奖励的增强物多种多样,可以是微笑的赞扬,也可以是物质奖励等。治疗过程中不断对其所取得的成绩给予肯定和奖励,使其正常行为不断得到强化。同样地,如果患者保持旧有的异常行为或加强了异常行为就要受到惩罚。

(2)自我调整疗法:即根据一套特定的顺序,以机体的一种反应去改善机体本身的另一种反应,以改变躯体的生理状态和心理状态。其包括放松训练、气功、禅宗等。此法对具有紧张、焦虑症状等对消极情绪患者效果较好。

6. 疏导疗法 疏导疗法又称言语疗法,是对患者的病理心理状态进行疏通引导,使之畅通无阻,从而达到治疗和预防的目的,促进身心健康的一种心理治疗方法。主要是针对患者不同症状和病程、病情,反映出的心理状态或心理活动以准确、鲜明、生动、灵活、亲切的语言,分析疾病发生的原因、病程和临床特点;教给患者战胜疾病的方法和措施;增强战胜疾病的信心;逐步培养激发患者自我领悟、自我认识和自我矫正的能力,从而减轻、缓解、消除症状和负面情绪,提高患者主动应付外界不同应激反应的能力。疏导疗法一般分为三个阶段。

(1)疏通阶段:创造良好的疏导环境,激发患者的求治意识和自信心,让患者真实讲出疾病所形成的异常行为和病态的心理感觉,逐渐认识自我,注意运动情感变化,深化认识,使变态的心理转向正常。

(2)矫正阶段:利用奖惩法、生物反馈法、厌恶法等方法,破坏习得的病态心理行为模式,并进行言语疏导,直到患者能自我控制病态行为,消除病态意念为止。

(3)引导阶段:建立正常的心理与行为的良好条件反射,巩固正常的健康心理动力定型,注意防止外界不良刺激,取得社会支持与配合。

(万　谊　娄书伟)

目标检测

一、单选题(请从以下每一道题下面 A、B、C、D、E 五个备选答案中选择一个最佳答案)

1. 皮亚杰划分儿童心理发展四阶段的标准是(　　　)。
　A.认知发展　　B.情感发展　　C.动作发展　　D.性欲　　E.交往技能

2. 患儿住院治疗,离开父母或亲人,会引起极大的情绪反应,首先表现为(　　　)。
　A.分离性焦虑　B.恐惧　　C.皮肤饥饿　　D.行为异常　　E.思念亲人

3. 下面对 ADHD 儿童表述不正确的是(　　　)。
　A.多见于男孩　B.注意力差　　C.情绪稳定　　D.多动明显　　E.行为冲动

4. 下面对学习障碍儿童表述不正确的是(　　　)。
　A.感知障碍　　　　　B.语言障碍　　　　　C.学习动机不强
　D.智商低下　　　　　E.思维障碍

5. 儿童患者心理康复的原则不包括(　　　)。
　A.以发展为目标　　　B.以关系为前提　　　C.以个体为关注
　D.以多元为核心　　　E.以家长为中心

6. 关于5R的游戏治疗步骤下列哪项不对?(　　　)
　A.建立关系　　　　　B.释放情感　　　　　C.记录过程
　D.重新体验事情　　　E.解决问题

7. 恐惧症儿童的行为治疗适合采用(　　　)。
　A.厌恶疗法　　　　　B.行为塑造法　　　　C.满灌法
　D.系统脱敏疗法　　　E.放松训练

8. 儿童的课堂行为问题比较适合采用(　　　)。
　A.厌恶疗法　　　　　B.行为塑造法　　　　C.满灌法
　D.系统脱敏疗法　　　E.放松训练

9. 下列哪项是老年期的心理发展特点?(　　　)
　A.情绪变化　　　　　　　　　B.情绪与情感的两极矛盾
　C.高级的社会情感有了较大的发展　　D.个性成熟、特点鲜明
　E.意志坚定、自我意识明确

10. 影响老年人心理健康的因素中,通常情况下对其影响最大的是(　　　)。
　A.经济状况不佳　　　B.专业发展缺失　　　C.容颜变老
　D.老年丧偶、早年丧子　E.社会地位丧失

11. 老年患者自尊心较强,不愿意承认自己衰老,也不愿意他人认为自己衰老,这一心理特征是(　　　)。
　A.猜疑孤独心理　　　B.自卑恐慌心理　　　C.忧郁沮丧心理
　D.焦虑急躁心理　　　E.好强固执心理

12. 关于老年人的记忆特点,下列不正确的表述是(　　　)。
　A.理解记忆尚好　　　　　　　B.机械记忆衰退明显

C. 初级记忆的减退程度大于次级记忆　　　　　D. 记忆的保持能力下降

E. 对远事记忆的保持比对近事记忆的保持好

13. 老年人情绪最佳的时期是（　　）。

A. 清晨　　　　B. 上午　　　　C. 中午　　　　D. 下午　　　　E. 晚上

14. 下列影响老年人心理健康的因素中，通常情况下对其影响最大的是（　　）。

A. 经济状况不佳　　　　　　B. 专业发展缺失　　　　　　C. 容颜变老

D. 老年丧偶　　　　　　　　E. 社会地位丧失

15. 患者，男，65岁，家中独子，有两个妹妹。1个月前因动脉硬化性脑梗死入院，右侧肢体偏瘫，伴运动性失语。患者刚退休，退休前为某钢铁厂厂长，自恃劳苦功高，处事果断，说一不二，大男子主义明显。住院后，患者感觉"门庭冷落"，性情暴躁，顺从性较差，好挑剔，不时用左手挥拳打击悉心照料他的妹妹。患者出现了什么心理问题？（　　）

A. 失落和孤独　　　　　　　B. 焦虑和恐惧　　　　　　C. 敏感和猜疑

D. 疑虑和悲观　　　　　　　E. 沮丧和抑郁

16. 患者，男，70岁，2天前因急性心肌梗死入院，患者心前区刀割样疼痛，表现为烦躁不安、恶心、呕吐、心悸、头晕、呼吸困难、极度乏力、濒死感。患者十分担心，精神状态不佳，特别关心预后情况。患者出现了什么心理问题？（　　）

A. 失落和孤独　　　　　　　B. 焦虑和恐惧　　　　　　C. 敏感和猜疑

D. 疑虑和悲观　　　　　　　E. 沮丧和抑郁

17. 面对自身的老化问题，老年人不应有的态度是（　　）。

A. 得知淡然，失之坦然　　　B. 知足常乐　　　　　　　C. 保持年轻的心理年龄

D. 想做什么就做什么　　　　E. 衰退是不可抗拒的自然规律

18. 下列行为中，哪项是老年人必须纠正的不良行为？（　　）

A. 坚持散步　　　　　　　　B. 常饮少量红酒　　　　　C. 常享受大餐

D. 不吸烟　　　　　　　　　E. 不熬夜

19. 残疾人最普遍最突出的情感体验是（　　）。

A. 孤独　　　　B. 自卑　　　　C. 富有同情心　　　D. 依赖　　　　E. 抱怨

20. 患者，女，16岁，因车祸中流血过多导致昏迷，清醒后发觉右手臂缺失。面对突然发生的伤残，患者毫无心理准备，表情淡漠，答语简短，出人意料地镇静。患者处于残疾后心理过程的哪一个阶段？（　　）

A. 心理休克　　B. 否认　　　　C. 抑郁　　　　D. 自责　　　　E. 退化

21. 患者，女，25岁，舞蹈演员，1周前不慎从舞台上摔下来，导致胸部以下高位截瘫。面对残酷的现实，患者焦虑烦躁，无端迁怒于亲友和医护人员，扔手机、摔水杯等物品，难以控制自己的情绪。患者处于残疾后心理过程的哪一个阶段？（　　）

A. 心理休克　　B. 否认　　　　C. 抑郁　　　　D. 自责　　　　E. 退化

22. 患者，女，45岁，全职家庭主妇，1个月前因脑出血入院，目前日常生活不能自理，需要别人照顾，感觉自己是家庭的累赘，对生活失去热情。患者处于残疾后心理过程的哪一个阶段？（　　）

A. 心理休克　　B. 否认　　　　C. 抑郁　　　　D. 自责　　　　E. 退化

23. 关于残疾后的抑郁心理，下列表述不正确的是（　　）。

A. 凡躯体病残者均存在抑郁

B. 抑郁心理可导致抑郁症

C. 抑郁的程度往往取决于病残的程度

D. 抑郁的程度往往取决于病残者的个性

E.抑郁的程度可从轻度悲观至自杀

24.残疾人最易出现自杀行为的时期是(　　　)。

A.无知期　　　B.震惊期　　　C.否认期　　　D.抑郁期　　　E.反对独立期

25.残疾适应心理应付技术模式的特点是(　　　)。

A.只强调认知因素　　　　　B.只强调行为因素　　　　　C.只强调社会因素

D.只强调环境因素　　　　　E.既强调认知因素又强调行为因素

26.残疾人的心理过程否认期的主要表现是(　　　)。

A.认为自己的病情不重,不关心临床治疗的具体细节

B.对周围的人和事无感觉和反应

C.不相信自己的病情不能痊愈,坚信自己的病一定能好

D.对外界事物失去兴趣,说话很少,不愿与人交往

E.被动接受自己的疾病和残障,生活上依赖他人

27.影响残疾人心理状态的主要因素不包括(　　　)。

A.残疾的类型与程度　　　　　　　　B.残疾者的年龄与病程

C.残疾者的个性与文化修养　　　　　D.残疾者的家庭和社会支持

E.残疾者的性别

28.残疾人最易出现易激惹、骂人、毁物的时期是(　　　)。

A.无知期　　　B.震惊期　　　C.否认期　　　D.抑郁期　　　E.退化期

29.残疾人常见的认知方面心理特征不包括(　　　)。

A.否认　　　B.认同延迟　　　C.评价失能　　　D.宿命观　　　E.抑郁

30.患者,女,36岁,因遭遇抢劫,被殴打导致左眼睑下垂,视物模糊。患者十分关注别人对自己的态度,致使他人不敢在患者面前提及"眼睛看不见"或"眼睛看不清"这样的话。患者的心理特征是(　　　)。

A.自卑和孤独　B.敏感和多疑　C.自尊心强　　D.依赖　　　E.富有同情心

二、多选题(请从以下每一道题下面 A、B、C、D、E 五个备选答案中选择正确答案)

1.儿童患者的心理特征包括(　　　)。

A.分离性焦虑　B.恐惧　　　C.皮肤饥饿　　D.行为异常　　E.思念亲人

2.儿童品行障碍的主要表现包括(　　　)。

A.攻击性行为　B.违抗　　　C.违纪行为　　D.自我评价低　E.思维障碍

3.属于广泛性发育障碍的患儿有(　　　)。

A.自闭症　　　　　　　B.多动症　　　　　　　C.阿斯伯格综合征

D.抽动症　　　　　　　E.口吃

4.儿童患者心理康复的特征有(　　　)。

A.重视家庭的作用

B.儿童沟通能力不成熟,采用非言语治疗

C.儿童个性的非固定性,治疗方式需适合

D.儿童心理问题躯体化,注意身心相互影响

E.以上都是

5.儿童患者心理康复的方法主要有(　　　)。

A.游戏治疗　　B.音乐治疗　　C.绘画治疗　　D.行为治疗　　E.药物治疗

6.行为塑造法使用的主要核心技术是(　　　)。

A.催眠　　　　B.惩罚　　　C.强化　　　　D.释梦　　　　E.积极关注

7.音乐治疗的方式大概分为(　　　)。

Note

A. 表演式　　　　B. 即兴演奏式　C. 戏剧式　　　　D. 再创造式　　　E. 接受式

8. 行为治疗的过程包括(　　)。

A. 了解患儿基本情况

B. 界定靶行为,收集有关信息

C. 与儿童或家长协商,确定治疗目标

D. 根据评估结果和治疗目标,选择适合儿童的治疗方法,开展治疗

E. 治疗效果的保持和巩固

9. 老年期的心理生理特征包括(　　)。

A. 情绪体验深刻而持久

B. 有着强烈的求生欲望

C. 以自我为中心

D. 晶态智力并不随年龄的增加而减退

E. 对近事记忆的保持比对远事记忆的保持好

10. 老年人睡眠障碍的特点是(　　)。

A. 早睡早起

B. 睡眠时间缩短,觉醒频率增加

C. 常与躯体疾病共存

D. 因夜间睡眠质量差,引起白天无精打采,呈现阵阵小睡现象

E. 与老年人情绪有关

11. 影响老年期心理的家庭因素包括(　　)。

A. 亲人去世　　　　　　　　　　　　　B. 社会关系的改变

C. 长辈与晚辈之间的矛盾　　　　　　　D. 老年再婚

E. 夫妻间的矛盾

12. 老年患者的心理问题包括(　　)。

A. 失落和孤独　　　　　　B. 焦虑和恐惧　　　　　　C. 敏感和猜疑

D. 疑虑和悲观　　　　　　E. 沮丧和抑郁

13. 老年患者的心理康复措施包括(　　)。

A. 建立良好的治疗关系是开展心理康复的前提条件

B. 家庭支持是老年患者拥有良好情绪的重要保证

C. 对于离退休问题,老年人在离退休前要有充分的心理准备

D. 健全的社会保障系统可以为老年人提供医疗康复的保证

E. 老年人应走出家门,广交朋友最重要,有无知己不重要

14. 对老年患者的社会支持包括(　　)。

A. 加强人际交流　　　　　　　　　　　B. 调适社会角色

C. 营造融洽代际关系　　　　　　　　　D. 社会舆论应理解、支持老年人再婚

E. 健全社会支持和保障体系

15. 应用认知疗法促进老年患者的心理康复,可采用的具体方法包括(　　)。

A. 学会更新观念　　　　B. 适当调控情绪　　　　C. 保持年轻心态

D. 纠正不良行为　　　　E. 学习谈吐幽默

16. 支持性心理治疗的原则是(　　)。

A. 倾听　　　B. 解释　　　C. 保证　　　D. 指导与建议　E. 鼓励

17. 影响残疾后的心理因素有(　　)。

A. 认知　　　B. 情绪　　　C. 性格　　　D. 行为　　　E. 意志品质

18. 残疾人的心理康复中,建立心理康复系统包括( )。

A. 建立个体心理调节机制

B. 建立同事或家属等相关人员协助支持系统

C. 建立专家协助支持机制

D. 建立社区辅助支持系统

E. 以上都是

19. 残疾人的心理康复中运用的心理治疗方法主要包括( )。

A. 建立良好人际关系　　　　　　B. 支持疗法　　　　　　　　　C. 认识领悟疗法

D. 情绪宣泄疗法　　　　　　　　E. 行为疗法

20. 影响残疾儿童心理的自身因素包括( )。

A. 年龄因素　　　　　　　　　　B. 人格因素　　　　　　　　　C. 残疾治疗状况

D. 父母关系不合　　　　　　　　E. 教育方法不当

三、问答题

1. 请简述儿童心理障碍的表现。

2. 请简述儿童心理障碍的影响因素。

3. 请简述老年期心理的影响因素。

4. 如何针对老年患者的不同心理特点对其实施心理康复?

5. 请简述残疾人应采取的心理康复措施。

6. 请试述如何增强残疾人的适应能力。

Note

主要参考文献

[1] 周郁秋,张渝成.康复心理学[M].2 版.北京:人民卫生出版社,2014.

[2] 贺丹军.康复心理学[M].2 版.北京:华夏出版社,2012.

[3] 朱红华.康复心理学[M].上海:复旦大学出版社,2009.

[4] 马松源.心理医生[M].北京:线装书局,2010.

[5] 孙宏伟,杨小丽.医学心理学[M].2 版.北京:科学出版社,2010.

[6] 王长虹,丛中.临床心理治疗学[M].2 版.北京:人民军医出版社,2012.

[7] 理查德·格里格,菲利普·津巴多.心理学与生活[M].19 版.王垒,译.北京:人民邮电出版社,2014.

[8] 诺斯拉特·佩塞施基安.身心疾患治疗手册:跨文化、跨学科的积极心理疗法[M].张芸,刘楠楠,朱云林,译.北京:社会科学文献出版社,2002.

[9] 张理义,严进,刘超.临床心理学[M].3 版.北京:人民军医出版社,2012.

[10] 江钟立.人体发育学[M].2 版.北京:华夏出版社,2011.

[11] 李晓捷.人体发育学[M].2 版.北京:人民卫生出版社,2013.

[12] 朱从书.心理学[M].杭州:浙江大学出版社,2015.

[13] 朱金富,周军.医学心理与医患沟通[M].北京:人民军医出版社,2010.

[14] 刘世宏,高湘萍,徐欣颖.心理评估与诊断[M].上海:上海教育出版社,2017.

[15] 袁勇贵.心身医学新理念[M].南京:东南大学出版社,2018.

[16] 姚树桥,傅文青.临床心理学[M].2 版.北京:中国人民大学出版社,2018.

[17] 付莉,陈芳芸,张仲兵.康复心理治疗技术[M].武汉:华中科技大学出版社,2012.

[18] 宋为群,高谦.康复心理治疗方案[M].北京:人民卫生出版社,2008.